养 正

——从站桩静坐到藏象平衡养生讲义

王爱品◎著

华龄出版社
HUALING PRESS

图书在版编目（CIP）数据

养正 / 王爱品著 . -- 北京 ：华龄出版社，2025.

4. -- ISBN 978-7-5169-2988-9

Ⅰ. R212

中国国家版本馆 CIP 数据核字第 20255170UE号

| 策划编辑 | 南川一滴 | 责任印制 | 李未圻 |
| 责任编辑 | 梅 剑 | 装帧设计 | 康 林 |

书　　名	养正	作　者	王爱品
出　版	**华龄出版社** HUALING PRESS		
发　行			
社　　址	北京市东城区安定门外大街甲 57 号	邮　编	100011
发　　行	（010）58122255	传　真	（010）84049572
承　　印	运河（唐山）印务有限公司		
版　　次	2025 年 4 月第 1 版	印　次	2025 年 4 月第 1 次印刷
规　　格	787mm×1092mm	开　本	1/16
印　　张	26.25	字　数	240 千字
书　　号	ISBN 978-7-5169-2988-9		
定　　价	78.00 元		

前　言

《周易·同人卦》曰：“文明以健，中正而应，君子正也。”中国之治道，强调并托于君子正，从君子正出发的“中正”，既是德位，又是从德位出发的文明理想。通往这个文明理想就需要君子以健，此“健”，既是“天行健”——天道所在客观世界的法则，赋予君子以自强不息而刚健中正的使命，又是君子德之当位、称位、配位“正”观念下之健康，从使命与健康之健，关乎身、心、德以及国之大体，终究离不开刚健阳气勃发的正能量。以此中正而应，从国之治道而言，可“中正以观天下”，从君子自身而言，可“以中正也”来呼应中国人世俗的凶吉福祸观。

从德之当位、称位、配位的德位法则而言，养中正之气无外乎阳气生发，应阴阳四时法则而“吉无不利”，贯穿它的法则和秘诀正是正德生阳气。所以横说竖说，正德升阳才符合养正之治道。由此，围绕"正"观念下的养生之治道，本书即应运而生。《养正》，从健中正德的养生观，树立积善厚德的正德、藏象精气神平衡的正气、未病先防知行合一的正派之"正"观念，从而形成正德、正气、正派所在的"养正"观念。

本书围绕站桩静坐之养生实践，"从站桩静坐到藏象平衡养生讲义"之七讲，来认识"藏象平衡"视野对于养生原理性之大要，重点讲述影响阳气的因素以及得到阳气的方法，把原理解析和秘诀要点贯穿在站桩静坐的实践中，直陈要害，以期能成为人们日常养生防病的宝典。

之所以采取讲义的方式，就是要突出本书深浅兼顾的特点，从本书的副标题——从站桩静坐到藏象平衡养生讲义来看，"站桩静坐"为当下大众流行且通俗的养生方式，而"藏象平衡"又是中医专业视野，光是"藏象"学说已然是中医较精深的内容了，而且还从藏象学说深入藏象平衡，从中医原理引入道家内证体系，以形成逻辑关联的论述和表达，来言说精气神生命本根的养生意义。

深浅兼顾，浅则以讲义之形式，力求做到通俗易懂，并解决站桩静坐实践中的具体问题，解疑答惑，力求简洁；深则从中医专业和道家学术角度，深入原理，透彻其要，以通透之理破析常规之迷雾与易混淆之视听。有此两者之深浅兼顾，既能从浅处与入手处指导站桩静坐之实践，又能从大原理和视野来引导道家方术养生和内丹养生的学习；既能引领对《周易》、中医、道家养生、内丹学的深入认知，又能以深入学术的态度来"正"养生之杂乱、世俗之功利。同时，也借此来弘扬和呈现中国传统文化精湛之魅力、精髓之养分，以期大家来挖掘传统文化和生命内证深邃无比的宝库。

本书还有一个特点，就是集《天真》《道统》《藏相论》《道医论》之内容大要，相比这几部作品在易、释、道、儒、医的大体系融合和学术深度，本书是针对和"触摸"具体问题，集内容之大要，但并不零散，围绕养正观念下的养生，从通俗易懂的九始桩"粗守形"等方面的实践，来循序渐进地专业解答与学术思考，对深度的问题也采取了抽丝剥茧之法，慢慢展开其根系。

形成以站桩静坐为入手、以养生得阳气止消耗为要点、以藏象平衡贯穿养生不同阶段和层次的认识为视野、以精气神生命本根为思想内核，建立精气神在养生与内证的不同层次上的不同内容，做到分性质、分阶段、分层次、多角度在养生具体问题上解疑答惑，在内证实质上开显正旨，并且以通俗和接地气的形式，从内容体系上和论述方法上，围绕精气神在生命不同层次的生化与转换逻辑关联来建立中国哲学的逻辑形态，让这种哲学原理上的精深内在通过站桩静坐的通俗大众"热"度走向大众的视野，哪怕是让大家知道诸如精气神、藏象平衡、神与气精、金津玉液等概念或词汇，也是功莫大焉。如果能进一步知晓正德升阳的原理，接受以及不断熏习正德、正气、正派的养正观念，则是通过谈养生找到了中国之治道。

在学术理论上，有《道统》《藏相论》《道医论》之理论背靠，以及传统文化本身就无比丰富和完整的内涵体系，从深入原理到开显正旨，再到深入浅出言说站桩静坐蓄养精气神，以得阳气存正气的"纯正"路径，让中国传统文化在当代所迷惑与困扰的很多事情，不再说起来模糊不清，也不再只凭口诀或秘诀似车轱辘话绕个不停，而是通过《养正》并联系《藏相论》《道医论》等，去明了它已经建立起的哲学模型、法则性和结构性的认识逻辑，还丰富了认识以及读取中国传统文化的方法论体系。

本书以站桩静坐之养生方式，步入藏象平衡原理下的精气神视野，在认识论上，知晓生命如何连接先天因缘，以及生理生命背后的藏象系统如何被精气神贯穿，从而目睹精气神在不同界域（层次）流变的实质并成为生命本根的缘由，以此去理解"藏象平衡"对养生的重要意义。在方法论上，通过站桩静坐之外在，理解如何气机瘀滞、气冲病灶、阳气循经、太极官运转等原理，并细致学习诸如呼吸升降调息法、饮刀圭导引金津玉液法、凝神聚气得阳气法等行之有效的方法，达到书中所描绘的逐步深入并依次递进的养生层次。

以此养生之治道，从"正"出发，进德修业，以期"大中而上下应之"，摘取志趣高洁的"天下之志"。

第一讲　养正观念，站桩释义

从"正"说起到养正观念

这里谈论的"正"是在修身养性范畴内所讲的养正内涵，是健中正德的养生观，为积善厚德的正德、藏象精气神平衡的正气、未病先防知行合一的正派所呈现的养"正"观念。

我们知道，正是这个"正"的广大含义，支撑起了中华文明刚健中正的思想天空，凡是跟"正"搭配的词，几乎无一例外地言说着价值正确，它是极富"精气神"的气质图腾，也是中国人赖以薪火相传且志趣高洁的性格基因，它承载并输送了华夏文明源远流长所需的优质养分，是名副其实优秀传统文化的造血器官。

从养正谈养生，并非只关己事，而是君子自强不息到天行健的国之大体。它是"养正"内涵所赋予进德修业的己命，是厚德载物的基石，更是通往大同理想的坦途。

何为正？"正"，从不偏不倚来说，为事物"尺寸"的恰如其分，这个"尺寸"更能让我们懂得合乎规则和普遍道理的重要性，或者说总有一种标尺它曰正，万物总有它的价值标尺。从养正观念来说，它以正德、正气、正派之"正"成为养生的标尺，以"养"的方式和方法来矫枉为正——纠正养生观念的偏差与身体非藏象平衡亚健康偏邪状态。从合乎规则和普遍于道理来说，正对邪，如阳对阴，为事物的两仪属性，以正养之则纠其偏邪，从阴转阳或重新达到平衡，则是师法自然的智慧生活之道。

何为养？"养"，从食，为供养、奉养之义；以供、奉而养，包括自己饮食吃饭，都是一种庄重的仪式，是一套合乎天地法则的礼仪。从食结合正来说，为养不亏（《韩非子·五蠹》）；而亏，为盈亏之亏，盈为存储，亏为消耗，以此存储之盈和消耗之亏，言明了养的尺度，而盈和亏的中间就是正，即要多从消耗之亏中蓄以养正。那么养什么呢？如何养？则是以正德、正气、正派三者为"正"的标尺，深入蓄养精气神而达到藏象平衡的养生要义。

养，从食，食什么呢？为狭义上特指意识情志层面的富足和身体物质营养素层面的供给两大方面。养与正的结合，则给出了养的具体内容，为树立正德、正气、正派三者的养正观念，并在养正观念下，以知行合一来蓄养正气，从而达到藏象精气神平衡。其中藏象精气神平衡，又分为从身而言的藏象精气平衡与从心、识、意而言的精神内守，它们共同的核心要义均为正气所在的蓄养精气神。蓄养精气神提升正气的方法，为以积善厚德来养德和通过站桩静坐来养精气神，从而达到未病先防，涵养本源。

积善厚德养德是以人与社会的活动属性而言说，通过站桩静坐养精气神是以人与自然（自己）的活动属性而言说。前者是建功立业的积极入世状态，后者是衣食住行的起居生活状态，这两者皆是独善其身的两种状态。这两大不同的养生内容体系，是根据不同人的社会活动与生活状态来分角度言说，就是要通晓养生并不在他处，而是在于处处在在、举手投足、起心动念之要义，才能真正做到以正其养生观念，养正之大义才能知行合一。

如果把正德、正气、正派三者的养正观念列入正确养生"知"的层面，那么以积善厚德来养德和通过站桩静坐来养精气神则是指导如何"行"；以正德、正气、正派三者"正"含义下的养生观，用积善厚德来养德和通过站桩静坐来养精气神等行之有效的方法达到"知"的目的与境界，以此知行合一则为养正。此养正观念下的养生方式，既有身体层面的未病先防，又有精神、意识层面的升华和蓄养，是精气神层面的浩然正气。

立于人与社会活动属性的积善厚德养德和立于人与自然（自己）活动属性的通过站桩静坐养精气神，这两大不同的养生内容体系，以其不同的知行层面看似差别很大，尤其是积极入世状态下的积善厚德养德。我们在梳理证德体系的"德"性阴阳法则属性时，以《周易》九卦"履""复""恒""损""益""困""井""巽""谦"所呈的"和孝忠宽、惠廉养顺、谦在其中"内涵，为人积善厚德的外德修养，也是儒家的正统，它和通过站桩静坐养精气神，可以说是人独善其身完全不同的两大体系分支。本讲义并不展开积善厚德养德的外德修养内容，尽管如此，这两大不同的体系分支，却又在"德"阳性属性上统一起来，即积善厚德的根本能提升阳气。述其外德修养的本质，为积善厚德提升阳气的内在正气。况且，从《证德图》所在的"德"的广大内涵体系来说，无论是外、身、内的有为法，还是无为法的综述，皆为养德，而"德"的阴阳法则属性为阳性的正气。

在《道德经》中"是以圣人后其身而身先，外其身而身存"，就是言说通过外德修养的"外其身"，而有先天修德因缘的积累（阴德）的"身先"，然后从阴德性的"后其身"——后天所显现的因缘，来入内证阳德性的"身存"，为阳性德性的正气存，而身存。"后其身"与"身先"的关系恰好就是先天与后天的因果关系，也是透彻了修德的内在因缘，以此来贯穿证德体系的外、身、内三大位域体系的"德"证宝典。积善厚德之外德修养能提升阳气，与通过站桩静坐来养精气神，其本质皆是正气存内之使然，本讲义的核心主旨就是从站桩静坐到藏象平衡来言说如何养生。从人的不同社会活动属性来说，既有两大不同的养生内容体系，又有以正气贯穿、以正德统摄的内在联系。如果把趋于本质的内在联系和两大不同的养生内容体系，统一在养正观念下，则有养正观念下知行合一的养生。

正德，从"自正其德"为端正德行，从"明正德以道之赏"为洞晓并师法自然之法则，此道之赏罚非世间法律的惩罚，而是自然法则、规则的顺逆。前者为善举或教化，后者为无为而治所在的德之内在，是精密规律之呈现，如诸多社会学科和自然学科对世界的了解皆是。

从"知"的层面来说，要从大道法度的规律、规则中洞悉本质，才能"明正德"而入德之深义。德正则气正，积善厚德能提升阳气，阳气升则正气足，所以说德为根本；从"行"的层面来说，以此"德"内涵体系的知来指导"养"的行，其养生方式（含养德）的行就不会出现偏差，而有行正，并且此知与行又在德证体系的整体中。通常来说，德以内、身、外结构来统纳的内外兼备性命双修，无论是德用外相的积善厚德外修德行，以及"行"与"性"结合的身纳仁义礼智信五德，还是德用内相内证德性，皆是以德来贯穿。在"德"的含义中，有德行、身德、德性三大位域体系，这三大位域体系又分别跟内、身、外结构对应，成为《证德图》所在的"德"的广大内涵体系，即内证德性、身纳五德、外修德行之《证德图》位域体系。

在《证德图》内证德性、身纳五德、外修德行之"德"位域体系里，又以"德"的阴阳法则属性贯穿且相互转化，这个内在转化以"升"为正，即以升阳本质将阴性转化为阳性。升，曰上，在《易经》曰"聚而上者谓之升"。可见，除了升在"上"价值"位置"（以上而衬托下，以示升的位置）的判断，还有"聚"成为核心。在道家思想里，气聚则生阳，故以升为正德升阳本质，它是正气之所在，且正气不散、凝而聚升，谓之阳德。它在人身则呈现通往精气神三圆三全的精深内在，而通往精气神三圆三全的精深内在的道路或者基础，便是从站桩静坐来养生达到藏象平衡，以此来养正，则是正派所在的行正。此行正包含了内证德性、身纳五德、外修德行之诸行，它以精气神生命本根内涵统纳了诸养生要义。

所以，养正观念下的正德、正气、正派构成了以正德为风范，以正气为典范。德正则气正，气正则行正，以此正的知，去正确知了德的内涵体系，才能更好地树立正德、正气所在的养生的标尺——确立方式方法，以精气神贯穿"行"的根本。它不是天马行空、盲修瞎练，而是围绕精气神生命本根才有的"行"的依附关系，并以此确立从站桩静坐来养生和达到藏象平衡的基础方法，而藏象平衡又是以阴阳法则属性来贯穿转换，又无不是以气贯穿。从站桩静坐来养生藏象平衡的行，为正德风范和正气典范所赋予的正派行，为行正，行正则养气，气正则养德。德正则生发正气，正气生发则能自纠邪从正。纠邪从正就是纠正非藏象平衡亚健康偏邪状态，这个"偏邪"以"正气存内，邪不可干"的正邪言明了藏象平衡的重要性，它也是为什么要养生并养正之关键所在，它以正德、正气、正派之内涵贯穿，既有德的正知，又贯穿了气的正行，从而让养生行之有效，是实用之道，又是智慧之道。

从纠邪从正——纠正身体非藏象平衡亚健康偏邪状态，如何来理解"正"含义下的合乎规则和普遍于道理所在的师法自然的智慧养生之道呢？关于合乎规则和普遍于道理，很多人认为中医学是模糊或含糊文化，依赖于生活实践总结，是古代经验的产物，相比于西方科学它不是严谨文化和逻辑文化，这恰恰是对中医的误解以及对中国传统文化精髓的肤浅的认知，且不能踏入这种误区。在中医理论体系中，以天人合一思想和五运六气学说为例，就是严谨地言说大道法度的规律文化。

天人合一思想从天、地、人三才以辰次分野、五天五运、斗罡授时周天历法把宇宙的事物全息交易联系在一起，又把宇宙万物统一在四象五行法则下进行取象和比类，形成有机整体，直接透彻其本质，让人洞悉自然之奥秘并知晓如何去师法自然，如何顺应自然去悟道、证道，并以智慧生活之道来养生，此正是纠邪从正，以合乎规则和普遍于道理来言说——正。我们这里谈养生，从宏观天地人视野与精深的理论学说言说"正"的内涵，以此来树立养生的正知，从而指导养生的行，解决为什么养生与如何养生。

从合乎规则和普遍道理来说，以纠邪从正为思想要点而养之，是养生学师法自然的智慧之道。那么什么是不用纠正的藏象平衡的正健康状态呢？在《黄帝内经》中以"平人"给出了藏象平衡的正健康状态的标准。何为平人？为气血平调、气候平和、阴阳匀平、安舒无病的人。"平人"一词，在《黄帝内经》中出现大约15次，以此平人的健康无病来对比非健康与有疾病的非平衡状态。"平人"是能"尽终其天年，度百岁乃去"而尽天年的人。

何为天年？为天赋的年寿，是自然无病状态下的寿命。在古代，人的寿命有"上寿百二十年，中寿百岁，下寿八十"的认知，其中"上寿百二十年"被认为是天年上寿，也叫天寿。在《素问·上古天真论》所言之"度百岁乃去"，王冰注曰："度百岁，谓至一百二十岁也。"

此天寿的一百二十岁是两个六十甲子周期，为两个干支结合的纪年时间长度，标志人顺五运六气之规律、天地人三者同频同化、"顺天时，善天和"的养生状态，它是天人合一观下的师法自然状态，是合乎五运六气法度和节律的必然呈现。所以天年的养生和平人的健康状态，皆是"正"的合乎规则和普遍道理所在的养生法度，在《黄帝内经》七篇大论中以天、地、人运气规律，联系五脏六腑，以生克制化判断该年气候的变化与疾病的发生机理，成为养生理论的典范弘文。"七篇大论"为王冰整理《黄帝内经》补入的七篇关于运气学说的文章，包括《天元纪大论》《五运行大论》《六微旨大论》《气交变大论》《五常政大论》《六元正纪大论》《至真要大论》等，形成后来的运气学说。

其运气学说不仅从大道法度上言说了人如何会病，而且还确立了很多治则治法思想，以及对方剂配伍制定了君臣佐使的法则，设立了大、小、奇、偶、缓、急、复七方的配伍与主治功效；但是要认识到有了病才谈治，我们不能拿着病去验证医者之高明、医术之高超，而人类功利是非的错误就是在此，没有未病观念，不知道如何去防微杜渐做好养生不生病，反而是对养生劝导充耳不闻，而至病急了乱投医，对小病又过度医疗，一副全然无知无畏状态。所以以养正说之，就是要有真正的养生防病的正知，形成养生智慧并带入生活中。

站桩释义，道和医的性命治理

以藏象养生来讲站桩静坐，实际上是立足"医"来谈养生的概念，它已经从传统文化范畴的日常养生深入到中医专业，又以藏象养生上升到道家内丹学和佛家禅修学的认识层面，所以说这是以站桩静坐和藏象等主题，上关于站桩静坐的普及课，学会怎么站桩静坐和如何认识站桩静坐，又可以通过站桩静坐的体悟与认识，形成中国优秀传统文化体系下生命哲学的认知，以养生的智慧把哲学思维带入生活和人生的成长中。

什么是站桩静坐？它应该是站桩和静坐两种不同的养生方式，谓站桩和静坐，而我们从藏象精气神与藏象平衡去深入站桩，又是以动静二相中的"静"为基本尺度。静下来的桩，哪怕是站的方式也要有坐的沉和稳，它是对常规站桩提出的"静"与"坐"的规范。同时，从常规静坐的方式来说，无论是盘腿打坐还是"正襟危坐"式的端坐，它都是"桩"的不同形式，所以说以站桩静坐作为术语，桩是养生范畴，站与坐是方式，静是功态尺度。

"桩"，从木，庄声。《说文·新附》曰："橇（zhuāng），橛杙（jué yì）也。"橛杙，指木桩，本义为桩子，为打入地中以固基础的木橛。桩从木，取象于"木"的不动，有呆、呆板的意思，以木的呆板让我们把站桩做得像个样子，也说明了养生无取巧和机巧的近路可走。庄，是庄稼、庄园、田庄的意思，以此喻福田来说明自身的资源和财富，以站桩静坐养生，身体发肤就是自我的福田，要耕耘的庄稼，也是可以期待的收成。同时，庄还有庄重的意思，开发生命庄园、攫取精气神财富、升华生命的内在与外在，值得你用严肃、庄重的态度去对待。以此，再来看"桩"的本义。桩子，古代盖房子打入地基以固基础的木橛，告诉我们以站桩静坐来养生，既是我们对待人生、管理自我的一个基础，又是认识生命并升华生命为可以广为劳作并有所收获的福田，它是精气神所在的田园。看来古人以"桩"来命名言说养生的时候，把所有的智慧都融入了至简的名相中了。

"桩"还有以桩管和桩积而具有管义和积义，就是存和储的意思。当我们立足于桩的桩子般的基础，认识到有庄稼、庄园般的财富可以耕耘的时候，就需要既把基础逐渐打牢，同时又通过一定的方式方法把它存储与积累起来，这样就形成了可以站立的姿态。至于这个姿态是什么，如同一个填空题，这个空得由每个人自己去填充，它是人生的理想和走过的路程所决定的，也是自然而然形成的人生答案，是脚踏实地走过来的。你说打好这些基础是为了钱和财等这些财富，那你就填上了钱财的理想，你的姿态就是从钱财上站立。你填上名利，就从名利上站立。至于你是否能获得结果，还要看你走得正确与否以及过程如何，在这条路上，它没有高低贵贱之分，只有人生的境界。所以，桩是站的基础，只有深刻理解了桩的从木从庄以及桩管桩积的含义，你才能明白什么叫站和站的态度，以及站出的境界。

"站桩"的"站"，从立，从占。立为站，为什么立为站？它为立身、立礼、立德的站立，它是中国传统优秀文化中最简单又是最精深的文明式站立，它融汇了我们几千年来的方方面面。站桩如果不立身、不立礼、不立德，就站不出态度和境界。我们讲站桩、谈站桩，首先必须要把身、礼、德这三者放在诸事之前，这才是文明传承该有的样式，既要脱离站桩表现在生活的点滴方面去学、参、悟，又要在站桩的每一个姿势和每一个呼吸中不断地去熏习那颗需要立起来的心。立身，一撇一捺的人，立身的"身"意义很大；立礼，孔子曰"不学礼，无以立"；立德，既立福德，又立"道"德，这个"道"是广义的大道。从因缘法上来讲，没有福德的存储与积淀，别说站桩站不起来了，而且听讲义、看书的机缘都不会有。所以说"桩"不容易，想站起来更难；反之，如果立身、立礼、立德地站桩或者做任何一件事情，其存储起来的福德是无边无量的，它才是一切站立起来的根本。

再来看"站"的从占义，占是占据、取得和占卜之义。如果立身、立礼、立德地站桩或者做任何一件事情，你就占据了道义，取得了正途，它曰正，是元亨利贞的，在这条从占的占据、取得的正途上，你知道并做到了立身、立礼、立德，就算你想要的是钱财、名利等世俗之利，它也会随之而来，它是不争而争的真实写照，因为这三者吉无不利。

从占卜之义来说，为什么一个立了身、立了礼、立了德的人还要从占呢？这个占卜，是一个向天地问卦的仪式，它正是站的立身、立礼、立德境界升华之所在，是顶天立地的。在古代有专门的巫师、占验师来做重大决策的礼仪，是高乎天地的礼仪，以严肃而虔诚的方式恩怀天地，感怀自天佑之，吉无不利的"德"相应法，天德、地德、人德都在一个恰如其分的当位、称位、配位的位置，谓德厚而心安。心安则可治国、桑农、出师等，以身、礼、德合乎法度来警醒自己行正道。

我们都知道中国文化发源于《周易》，《周易》是大道之总源，它是哲学与哲学原理的统摄，包括道家思想、儒家思想以及理论学说，都无不追溯《周易》的源流，而真正有系统的占卜之学也是《周易》的象数之理。《周易·系辞上传》曰："凡天地之数五十有五，此所以成变化而行鬼神也。"《周易》除了哲学，在应用学上实际上是一种数理算法，也是立于卦之间错综复杂的关系，是多角度多层面地分析事物问题的方式方法，并且以小明大、以微见著，以微观与宏观的联系为原理。说到《周易》，世人的常规判断就认为是用来算命或以占验预测世间凶吉祸福，还冠以"迷信"之说，实在是谬误很大。《周易》里也言凶吉，实际上很好回答，顺大道规则法度且广为积德者为吉，不顺大道法则法度且积不善者则为凶，一个顺，一个逆，还是归结到合乎规则和普遍于道理，并且还可以算法来衡量象数。

这种用象数逻辑、规律以算法来衡量的合乎规则和普遍于道理的占卜，向天地问卦，从小的方面来说是人间的福祸，从宏观的天地人三才道统视野，则讲的是"气数"，它是精气神生命本根层面的因缘法，更是数学的算法。在《藏相论》里有对"气数"详细的解读，包括定义和概念，但它是深入哲学原理性的。同时，在《道医论》的生命哲学和科学的章节中，从中国本原哲学出发，结合《周易》象数理论，立足诸多量子化科学现象与数理动态的对应关联，来探讨生命哲学与科学的现代结合，以哲学关联义提出学科大融合的观念，这里面物理、化学、生物、数学的对应和联系尽在其中。所以说以数理逻辑和算法来讲"气数"，来解因缘与因果生灭，是非常前沿的，也是真正探索到了象数应用的核心。立于数理逻辑和算法，《周易》呈现了象数的规律和法度，而且是宏大的天地人三才道统视野，不是研究一个小问题的，但它同样可以取象比类对应小事物以及局部的变化。什么叫象数的法度呢？就是不管你是谁，不管是谁来悟道、修道、证道，万变不离其宗，大道本来如是，从解大道的规律、法度，皆是不同名相的语言来说，数学、物理学、化学也是禅宗的一门语言，大家切不可把所谓的"禅"定死在自己的思维尺度里，那是另一种颠倒执着。

在讲了这个"站"字、"桩"字之理后，再来定义什么是站桩。把"站"和"桩"的含义结合起来，就会把一个有基础的东西通过一种特定的有效的方式存储积蓄起来，并以立礼、立德来合乎大道之规范，做到立身的标准。那么站桩要把什么东西储存起来呢？到底是什么关乎到立身、立礼、立德的规范，以及要以庄重虔诚的态度向天地问凶吉祸福呢？那就是要把天、地、人赋予普遍于世间的规律、法度呈现在生命上的气数储存积蓄起来，这个生命法度上的气数表现在哪些方面呢？即在生命的内在和外在的本根上：精气神以及精气神生命本根。气数中的气，我们每个人都渴望有一个好运气，说明它并非时常都有，且稍纵即逝。而数呢？说明它是定量的、动态的。那么生命内在与外在的气数，就成为一个有定量的、容易抓不住马上就跑掉的宝贵的东西，为何会跑掉而且会稍纵即逝呢？这就是消耗，以各种方式的消耗。我们通过站桩静坐的方式，把这些稍纵即逝"黄裳元吉"般的好运气蓄积和存储起来，通过蓄养精气神达到藏象平衡之所在。因此，站桩的定义就成为：把藏象消耗的精气与生理流逝的能量通过站桩养生的基础方法储存起来，通过形神存守的方式，以趋吉避凶的气运，达到颐养自身并修身养性的目的。

站桩起源于上古神仙家和道家方士践行尽性至命的理想，而体现在性命双修内容上的养生方式，它是道家思想孕育出来的养生之术用，它出于道家，贯通于医家，流行于社会传统养生的方方面面。以道家方术结合医与养的思路，站桩的养生方式，是性命思想和内证思想的外用，是道家各种方术修炼以及内丹学的基础，在普及和实用性上，跟中医基础理论结合最为紧密，是依托道家理论与中医理论而盛行的养生方式。它既能从道家体系结合"炼精化炁，炼炁化神，炼神还虚"的内丹学理论，也能从中医体系结合阴阳五行学说、经络气血学说，形成自身的理论体系。

围绕站桩，无论是立于道家还是医家，说医离不开养，谈道家养生也离不开医之命体，都是无法绕开性命之学和围绕性命学在见性、修命、先性后命、先命后性、尽性了命、形神俱妙等的基础实践，尤其是围绕修命而谈的筑基，从外炼筋骨皮，内炼一口气，到炼养精气神而涵养本源，站桩静坐都成为凝神入静召摄天人感应的恰当而流行的方式，并且结合命体，以气血、经络为素材，以精、气、神为修持对象，以动静二相为内外功态，把桩的形式与"静"的内涵结合起来，以更深入的功态，赋予站桩养生与修养心性乃至尽性了命的关系。

我们常说的性命双修为既修性又修命。在常规的归类中，把心、德、义理、神、意等偏向精神与虚性状态的归于性，而气、精、息、形、体等偏向命体活动和常理的归于命，其性与命两者实不可分，而且相互依存。《性命圭旨》曰："性命原不可分，但以其在天则谓之命，在人则谓之性。"又有张三丰云："炁脉静而内蕴元神，则曰真性；神思静而中长元炁，则曰真命。"说真性就在命中，而真命就在性中，为性命互为体用，命由性显、性由命达之本体。在性命修炼中，同性与命两者实不可分一样，性与命二者不可偏废，"神气虽有二用，性命则当双修也哉"，正如吕纯阳真人云："只修性不修命，此是修行第一病；只修祖性不修丹，万劫阴灵难入圣。达命宗，迷祖性，恰似鉴容无宝镜。寿同天地一愚夫，权握家财无主柄。"

修命，以身和形谓之命，"命即气也"，在功法上为炼形与炼气，通过服气、咽津、导引等多种功法的炼气炼形之术来达到修身和炼形之命体目的。其中炼形与炼气，多流行以站桩静坐的方式，而且其服气、咽津、导引等其他功法，也能以站桩静坐的形体作为载体。修性，性即神也，而神者心也，以识、神、心谓之性，通过"心斋""坐忘"之法而识其自性，以自性清静、自性如如、自性不昧、自性坚固来达到自身俱有之境。

以内丹为主的门派中，有内丹北宗、文始派、青城派等主张从入手即讲求修性，南宗则讲求先修命体，后修性神，这个先与后，无非是先性后命还是先命后性。其中先性后命为在性命双修原则下，强调性（心、神）的重要性和优越性，提倡由了性来全命，以全真道北宗为体系；先命后性为在双修性命原则下，强调命（身、精、炁）的重要性和优越性，提倡由命功通达渐而入性，以全真道南宗为体系；尽性了命则是性命双修原则下，强调性命相融且偏重性命的结果圆满，不仅要双修，还要达到性"尽"处、命"了"处的性彻命固之境界。

站桩静坐养生方式的形成并逐渐立于医家从医养角度流行开来，离不开在道家性命思想发源并发展的过程中，道教和道士特殊性的推广，或者是根植于传统道医学而逐渐发展。在《道医论》的道医学术分类中，根据道医学术分类的原则——为立足于道家（含道教诸派系）内证在养生祛病的指导性和前瞻性，着重道教医学的特殊性，然后偏重于向社会医学的推广应用，尤其是在养生祛病上的实用性，遵照内证、身治、外养结构，在不同治疗方法和手段上进行归纳分类，从而分成：内证结构的内丹存思系与服食辟谷系，外养结构的诀法符图系与传统方药系，身治结构的气法导引系。其中身治结构的气法导引系，又因内养外炼，分为内功导引和外功健身。其中，从身向内而有内证修持升华生命、超越自然出世（身心出世或心出世）修行，谓之内证；从身向外而有社会活动属性的遵行教义规则、礼仪规范，积善厚德之世间修行，谓之外养；而结合内证与外养过程中，立足于命功的身和形，在身德上严于律己，在身养上养生祛病，达到世间道德和炼养身形所在的身体发肤皆积极健康之目的，谓之身治。内证、身治、外养结构是融合道教派别在养生祛病上的实用性进行的规律总结。站桩静坐的养生方式不仅是身治结构内养外炼中的外功健身，而且是贯穿在内证、身治、外养结构的方方面面。以何种方式和内容贯穿呢？那就是筑基，尤其是炼形筑基。

从道医学分类原则可知，道医的"角色"既沟通起"道"与"医"的不同体系，又从道→法→术→用层面打通其内在联系，从而分化独立出道医学，在道医学的"道教"和"道士"特殊要素上，就要立于道教发展史和道士的杰出贡献，按照道医学术分类的方法，建立道医学术体系。自《黄帝内经》被奉为医家经典后，"医"就从单纯的"道"信仰的道士个体化走入有经论可发展的体系，尤其是《黄帝内经》明确了治未病，以及贤人者、圣人者、至人者、真人者的不同养生层次，养成为医的主要思想，进而发展成不同的理论学说。在医的层次上，养实际上要高明于治，尤其立足道家内证的生命认识论更是如此，这便催生了医与养的高水平延伸和发展，从而把站桩静坐的方式融入医的学术系统，配合养生法、方、药来综合治理。同时，道医立于道教而流于医家之贯通，把道医的宗教医学的特殊性与传统医学结合起来，让道医学实用的领域从道教延伸到医学所在的社会体系，变成社会医学的范畴，让道家养生和中医交叉在社会层面满足大众百姓的需求。

从着重于"医"的视野来说，既脱离于但又依赖于道教的内证养生体系，并在此内证养生体系寻求出祛病的实用性。为何说要寻求出祛病的实用性呢？那是因为道教的内证养生体系不是以祛病和治疗为目的，它们是在"道"的信仰基础上，通过追求长生久视的理想，在内证过程中达到了养生祛病的"副产品"而已。所以从目的、过程、结果的对比来看，道教内证性命学在层次上要优越于医，"医"只是"道"的追求过程中的一个环节或者过程，在"医"的基础上，"道"还有更高层次的追求；反过来，正是由于"道"的高层次和高境界的追求与实践，才赋予了"医"的丰富性和进步性，也正是由于从"道"的高层面向"医"的境界追求的低层面的转化，才赋予了"道"对于"医"的指导性。如何指导呢？为洞悉原理、提供思想、输出理论学说、指导实践应用、提升临床总结等方面的指导。这样的指导性又更加凸显了"道"对于"医"的前瞻性，这种从指导性而来的前瞻性，让"道"的实践逐步转化到"医"的实践，当道士群体走入社会医学领域，就让医学体系立体化起来。

从内证思想并结合指导实践应用和提升临床总结来说，"道"通过内证直接洞悉了诸如经络的存在，以及精气在经络的子午流注规律，还有经络与精气和脏腑之间的关联，都是"道"的内证成果，从而以此"结果性"的学术贡献，直接应用到医学。从《灵枢》以及后世著作在针灸上的应用可知，针灸对部分疾病具备非常好的疗效，而诸如经络系统、精气理论以及脏腑表里关联等，都不是常规医学可以通过实践而获得的，必须依赖于"道"的内证，这就是"道"的原理理论来指导实践应用的优越性；反之，针灸在医学上的良好应用，就有助于医者认识经络与精气理论，以初学的疑惑和应用生疏，逐步因为临床总结所获得的理论而进步。总之通过内证途径，获得的"道"的生命认识论和理论原理，是"医"在养生祛病方面所需求的指导性和前瞻性的总则，而获得"道"的生命认识论和理论原理的方式以及途径，就是道教的内证体系（含道教教团形成前的道家内证实质）。

道教团体和道士参与社会医学的治疗活动以及学术研究，把自身独特的学术优势带入社会医学，形成了"流"的特性。在"流"的特性上，既有流动也有流传，在流动上体现为道士的广泛参与、各种文化脉络的交汇；在流传上体现为经典、典籍、思想学术、著作、医疗方法、药理药性以及药的功用等，比如伊尹、葛洪、孙思邈的著作广为流传。那么在流动和流传的特性上，就出现了以"医"视野层面的医家之贯通，这个"贯通"的层面，首先是道家和道教关于"道"与"医"的贯通，其次是立于"道"和"医"的实质，实现了道医和社会医学的贯通，前一个贯通主要依赖于有突出贡献的大德道士，而后一个则是围绕在大德道士贡献基础上的医学学术层面的贯通，它依赖于医学思想、学术学说、著作典籍等。"道"对于"医"的指导性和前瞻性，体现在"道"为原理和思想学说层面，而"医"强调实践性和应用性，其原理和思想学说的"道"能对"医"的实践提供指导，并在指导过程中生发前瞻性的思考，从而让"医"的实践更加具备应用性。通过"流"的流动和流传特性，以及各种层面的"贯通"，形成了道家养生与医养交融的独特医学体系，用这种"立""流""贯通"的交融来定义"道医"内涵，让我们认识道医以及研究道医学术的视野、层次和脉络将更加清晰。

立足道医学的实质以及道医学在道教、道士以及在学术上的特点来谈站桩静坐的养生，就有了几千年的优秀传统文化来做背景，并且从让"道"深入浅出而达到"用"来说，站桩静坐的养生方式，就是以"用"背靠术思想、法则原理、道哲学的深刻内涵，从而立足于道家内证在养生祛病的指导性和前瞻性，在偏重社会医学的推广应用上，建立起道→法→术→用的程式视野，这也是在如此深邃的学术背景下，站桩静坐的藏象平衡意义，它既是养生实用的医学事业，又是通往尽性至命坦途的崇高理想。

从动静桩功说站桩静坐内涵

在传统道医学术分类的内证、身治、外养结构中，无论是内证还是外养，必须立足于身，正是立足于身，才从身说内证与外养，从而形成"身"的道医学术特点，为"治"。这个"治"为治理和治疗的含义。在治理义上，为治理身、息、意在专气致柔上的调和功能，用治理更强调主观之"导"，为主导治理，而发挥主导的正是神意；在治疗义上，为通过主导治理把神意的导，同气与息结合，引入病灶或既定循经经络等，从而达到治疗疾病、祛除病灶的目的。

立足身而使身、息、意在主导治理下，柔和相融，并能生发专气致柔的作用。身、息、意这三者在大的身体环境里随生命动态一体，但三者皆是散乱的，身体代谢不停、气息随气血奔腾，而神意不仅散乱在生理生命和气血气息上，更是被眼、耳、鼻、舌、身所主导，这便是立足身所言说的身、息、意散乱的状况。要克服这个身、息、意散乱的状况，就要打"桩"的基础，要像桩子一样楔进地里，这也是谈其他气法导引，如何调伏治理散乱的根基。有了这个牢固的基础后，才能谈导引术的主导治理，以导引术的主导治理，再将散乱并各自驰散的身、息、意，柔和相融，就上升了一个层次。尤其是在谈"柔和相融"之前，其身的驰散、气血的鼎沸是首当其冲的。"桩"就是利用桩的形体、站桩的姿态，先把身调伏下来，这是初浅的治理，当然也是把不能察觉的鼎沸之身的动，带入站桩的身静，这一步的转变虽然初浅却极其难得，它是一个价值观念和知行合一的问题。有了初浅的身的降服，再来立足"桩"的姿态和基础来谈更深层次的气法导引，才有养生的实际意义，而这个实际意义的基础，莫过于站桩的姿态和决心。说柔和相融的柔和融，也是立于身，立于基础之基，要把各自驰散的气血鼎沸状态柔和下来，更要使散乱的三者在柔和状态下交融，从而达到专气致柔的"专"的目的。"专"则摄受散乱和统一各自驰散，此时的身、息、意三者就能出专气，在专气的层面，就能让身、息、意三者按照一定的路线——致气循经。这里谈到站桩基础之基的身时，说到了把鼎沸之动态的身带入站桩的身静，这是一个非常简单的动静之对比，这是身外之动和身的静，从不同层次与阶段的动静二相来说。在站桩的过程中，身静了，可身内还有意念、气血、生理代谢在散乱与奔驰，这又是立足于身来说内在的动静二相。

我们说道医学术分类的身治结构又因内养外炼，分为内功导引和外功健身。其外功健身体系的发展过程，就是以站桩为打基础而发展的实质，形成了立足于道家、医家、方士、武学、军事等各方面的桩功发展历程。由于站桩的桩功是谈养生、治病、强身健体、军事操练等基础之基，故很难形成独立的学术分支，很多明显围绕站桩的桩功而言说的道家、医学经典都省去了站桩初级阶段的传习，而是直入桩功内景所在的"静"或者心性上。尽管如此，它还是在如八段锦、太极拳、易筋经、五禽戏等找到桩功的脉络。另外，武学和武术承载了站桩养生功法的平民化和广泛实用性。武术家不是独立存在的一个群体，它是和政治、军事息息相关的。古代朝代的更替、诸侯的更替、战争的杀戮是离不开武力斗争的。斗争就是强弱关系的一个对比，你想强就要通过一定的方式和方法，这个方式和方法就以武术家、武学和军事把它承担起来。在冷兵器时代，行伍出身，你桩功不行，或许就谈不上上马杀敌、建功立业。伴随着政治利益和军事斗争，站桩以一种最基本、最普遍的方式存在于我们每一个人的观念中，自政治的功利化和军事的利益化之后，站桩逐步发展到一个辉煌的时期，就是把它独立出来，向内发展，形成了一种外、身、内的一个不同层次的结合，开始转向内在修为，而非逞一时刚勇之气。

道医学术的身治结构在外功中，神思专柔而身动，循气柔身；在内功中，身不动而神识动，以存想专至一处，这就是身治结构中立足"身"，使身、息、意柔和相融而致气循经养生术的精髓。我们说诸如八段锦、太极拳、易筋经、五禽戏等以身为基础或者以身来结合的导引术中能找到桩功的脉络，确实如此，如五禽戏所模仿虎、熊、鹿、猿、鸟等五种鸟兽活动形态，实际上就是桩的姿态，或者前提更要有基本桩作为基础，转而进入活动形态的桩的形式，它们都是必然相联系的。

三国时期的华佗把导引术式归纳总结为五种方法，名为"五禽戏"，即归纳虎戏、鹿戏、熊戏、猿戏、鸟戏的导引样式，归纳成五禽导引术，而真正的华佗五禽戏已失传，南朝梁时陶弘景《养性延命录》记有华佗"五禽戏"，模仿虎、熊、鹿、猿、鸟等五种鸟兽活动形态，编制出一套导引程式，在《正统道藏》所收《太上老君养生诀》记载有"五禽戏"，谓华佗授广陵吴普。后来，在五禽戏的基础上，明人周履靖在所著《赤凤髓》和清代曹无极《万寿仙书》中，绘制出程式图谱，后来发展的七禽戏也是以五禽戏进行的延伸和启发。1972—1974 年在长沙马王堆汉墓出土的帛画，是现存全世界最早的导引图谱，有四十四个各种人物的导引图式，图旁注有术式名，涉及动物的有鸟、鹞、鹤、猿、猴、龙、熊等式，与五禽戏相近而仅缺鹿戏与虎戏。除了五禽戏，广为推崇的还有"八段锦"，八段锦有坐八段锦、立八段锦之分，又有北八段锦与南八段锦、文八段锦与武八段锦、少林八段锦与太极八段锦之差别。坐八段锦为坐势的八段锦，首见于臞仙《活人心法》，前有"闭目真心坐，握固静思神"的入静要领，配合咽津、存想、闭气、固握等方法，后有叩齿集神法、撼天柱法、舌搅漱咽法、摩肾堂法、单关辘轳法、双关辘轳法、托天按顶法、钩攀法等八法的具体功法。立八段锦为立势八段锦，首见于南宋曾慥《道枢·众妙篇》，后许逊在《灵剑子引导子午记》将口诀整理为八句；在《修真十书》卷十九的口诀为三十六句，并记载了具体功法内容，还绘制术势图与每段功法相配，称为"钟离八段锦法"，可以看作是八段锦的不同类别或发展。在八段锦的发展中，明代嘉靖年间，托名为河滨丈人撰《摄生要义》，以坐八段锦为基础，编成《导引约法十六势》，后冷谦在其《修龄要指》中又将其改为"十六段锦"。

除此以外，还有《易筋经》与《洗髓经》名气大焉，目前流传的图十二势《易筋经》刻本是清中期"来章氏辑"本《易筋经》。相传，少林寺僧人在修缮达摩大师面壁处时，得一铁盒中藏有《洗髓》《易筋》两本经帖，因此世间认为《易筋经》和《洗髓经》为达摩所创，但源流尚待考究。从经文所记录的"易筋"思想，如搓摩、干沐浴、按眼、按鼻、摸面、旋耳、吐纳等，皆是中国古代生活常用导引术，其"配合阴阳法"有类似于道家房中术的内容，而且易筋、洗髓的术语，在《云笈七签》诸家气法部中就有"一年易气，二年易血，三年易脉，四年易肉，五年易髓，六年易筋，七年易骨，八年易发，九年易形"的导引"易"思想。

在导引术的内功导引和外功健身中，广为流传和体系化发展的当属太极拳。"太极拳，是以中国传统儒、道哲学中的太极、阴阳辨证理念为核心思想，集颐养性情、强身健体、技击对抗等多种功能为一体，结合易学的阴阳五行之变化、中医经络学、古代的导引术和吐纳术，形成的一种内外兼修、柔和、缓慢、轻灵、刚柔相济的中国传统拳术。"在太极拳的定义中，既有道家哲学和太极思想的指导，又综合中医经络学、导引术、吐纳术等文化内容，形成养生理论和演练方法。

太极拳作为内家拳之首，尊称张三丰为祖师是太极界的公认，张三丰创立的"太极十三势"，为太极拳的原型，后发展成为武当太极拳。太极拳流派和门派众多，常见的有陈式、杨式、武式、吴式、孙式、和式等派别。

张三丰，名君宝，又名全一，字玄玄，道号昆阳，号三丰子、玄玄子，元末明初辽东懿州人，道家内丹祖师和道家拳术祖师，是丹道修炼的集大成者，为武当派创立祖师，著有《玄机直讲》《打坐歌》《玄要篇》《无根树》等，被后代收集成集《张三丰先生全集》。其杰作当采用歌诀的体裁、通俗的文字把玄奥的内丹理论转化为脍炙人口的曲词——《无根树》。后世对《无根树》推崇备至，所谓"吐老庄之秘密，续钟吕之心传"，并突破了道学文字艰深玄奥的规束，把内丹精髓如炼形、保精、调神、运气、归真还原等修真理论，以通俗易懂的歌词形式表现出来，为道家内丹平民化和大众化作出了贡献。

张三丰从道家内丹炼养吸收理论与营养，创立了多种拳技，如太极十三式、三丰太极拳。张三丰把儒家倡导的仁义与道家炼丹的铅汞画等号，称"仙家铅汞即仁义的种子"。他说："仁属木也，肝也；义属金也，肺也；礼属火也，心也；智属水也，肾也；信属土也，脾也。"以及"德包乎身，身包乎心，身为心用，心以德明，是身即心，是心即身，是五德即五经，德失经失，德成身成，身成经成，而后可以参赞天地之五行"。史称他"论三教书，则吐辞滚滚，皆本道德忠孝"。张三丰把内丹养生和修真推向了一个崭新的时代，实用明了，他的《丹经秘诀》和《参禅歌》，明确真修实炼，不分别门户，大方而直接地融合佛家与道家的精华，在《参禅歌》里提到心性圆明，悟证大道后，佛道其实都归一体。而太极拳的普及，把养生平民化，使百姓的身体素质提升、修身养性和存养正气迈出了重要的一步。

说到站桩桩功的形式与类别，从五禽戏、八段锦、易筋经、太极拳等不难看出，桩功它一定不是纯粹不动，而是有静态和动态这两种形态。是采取静态还是活动形态，是根据养生以及健体的目的来说。如果纯粹看身的静与动，而不加内在的气法导引以及其他如咽津、咽气、炼气功法的话，谈"桩"就过于单一和枯燥，而实际在道家养生以及医养上，没有固定单一的结构来言说的，都是各种内涵交织，桩功形态和养生功法相互依存，彼此依托，从而形成丰富多样的养生学。也以此看出，人们对生命内在的探索也是丰富多样的，它没有单一的样式，也没有特别固定的结构。无论是静态还是动态，都是姿态优美，感官舒适，一派悦人的气象，这就在于它是颐养精气神，提升了人的气场和内在境界，符合了正派的美学，呈现出祥和之美。

从桩功以身动和静的形态来说，有静态桩功和动态桩功两种形态；以桩功的内容类别来说，它又有行桩、坐桩、卧桩、静桩等。其中卧桩、站桩、坐桩、跪桩以身静为形态，故为静态桩功的范畴。行桩以身动为形态，故为动态桩功的范畴。在各种桩功分支和门类上，多达成百上千种，皆是根据不同的道家门派宗别以及武术派别发展延承而来，尤以浑元桩、矛盾桩、托婴桩和浮云桩广为大家熟知，其中又以站桩膝盖弯曲程度，分高位式、中位式、低位式等，还以双脚着力的不同有双重基本式和单重基本式。总之是各有所长，各有所偏重，也各有其养生的文化内涵，由于都是养生与健身之基础功态，故无高低优劣之分，只有作用目的之差别。

　　动态桩功里最典型的为行桩，以行走、身动、套路等为"动"的显著特点，包括八段锦、易筋经、五禽戏以及太极拳在内的各种拳术皆是行桩的类型，但不排除它们在打基础的初期以静功为主。行桩以身动为特点，多作用外炼筋、骨、皮来最突出健身功效，而随着"行"的深入，再与气、形、意结合后，就从健身而转为养生为主。从"行"的动态来说，行桩对于呼吸清气、吸清吐浊有非常重要的帮助，而筋、骨、皮只是以运动的机理来辅助吸和吐的效果，尤其是清除身体里的横气、邪气、逆气、滞气、浊气，而带来气机的升降，对焕发清气活力有显著作用。其中横气填胸肺，容易造成心肺憋闷以及心气不舒而出现的精神不畅，其邪气、逆气、滞气、浊气久而久之都会成为病气，带来病的转化，以及伤及脏腑和经络，通过"行"的动态，来舒畅和更新气机，是生命焕发活力的重要因素。一般针对以桩功来健身和养生的人群来说，如果不能采用静功来蓄养精气神的话，就要鼓励以适当的动桩来促进脏腑、气血、细胞等气机的活力。

说行桩以"行"的动态特点，当结合了气、形、意后，就由健身转为养生，何意呢？为动中求了静，有了这个"静"，里面就有了大学问，乃至大境界。动中求静的行桩，在佛家有一个法门叫般舟法门，为通过长时间（超过一日一夜）不断精进的行，以"行"来行持、经行等来达三昧境地。以般舟之行，证入三昧谓般舟三昧。般舟是法门，三昧是境地，通常以般舟三昧作为修此法门的初浅要求，以动中求静并以此静态的动中入定，来以示鞭策。昼夜经行念佛方法也叫行般舟，通常以"行"的广义含摄行中念佛，并达念佛三昧等。在这里要说一下，般舟的念佛三昧与非般舟形式的念佛三昧的目的是通过某一方法达到三昧境地，至于"行"般舟过程中的内容，没有一个固定的，念佛也好，观想、调息也罢，要的是动中求静，置心一处，一定要分清这个内在和外在，尤其是行桩的动来说静。三昧就是要静虚极而入定，虽然身还在行般舟，但心已经入了三昧地了，这就是为何要开大悟就是如此，在你面前眼睛都不用眨，就全然明了。

依《般舟三昧经》要求不坐、不卧、不眠、不休，常行故。净宗初祖慧远大师首倡此法，后来天台宗智者大师对《般舟三昧经》加以注疏，编成《般舟三昧行法》，并以常坐三昧、常行三昧、半行半坐三昧和非行非坐三昧等"行"法，把般舟三昧在"行"上的奥义予以开演，后三祖承远大师以"般舟道场"发扬广大。当代日本有位1926年生于大阪的酒井雄哉大阿阇梨（所谓阿阇梨，为以正行教授弟子，使之行为端正合宜，而自身又堪为弟子楷模之师，多为积累了严格修行的"轨范师"），酒井雄哉就是以行般舟方法而"常行三昧"的大修行人，十四年间他连续步行的距离，合计达到了八万千米，有过两次的百日回峰和千日回峰修行。回峰为在规定的日子里走遍日本比叡山一带的山路，合计必须连续走上一千天，而且无论是雨雪还是强风，都必须连续不断地坚持执行，除了吃饭、上厕所，不允许坐下或止步站立。这种精神力量和身体力量的"终极修行"，在十年前看他的故事、照片、视频时，就给了我非常大的启发和教益。

《般舟三昧经》上讲不眠不休，除了面对身体发肤的巨大痛苦，昏沉席卷，还有在修行过程中对境界的应对、觉知等，尤其是面对其受、想、行、识等五十阴魔境，真要做到在境界中应机应对，且还有大的觉知与所悟，这必须有非常深厚的佛学经论基础，可不是挂在嘴上的那几句口头禅，就算只是身体力行的"行"，也要扎非常深的根基，不是一下或一两次，以及短时间就能达到不坐不卧、不眠不休，必须精气神充沛，精足神旺达不思睡之功方可，否则半途而废只会伤身。所谓冰冻三尺非一日之寒，滴水穿石非一日之功，尤其在修正行上，更能体现出修行的智慧。很多高僧在禅堂里修般舟三昧，刚开始就发愿行七七四十九天，没几天就走到腿肿，疼得走不了，只能爬，索性吊一条绳子拉着，还时刻警醒自己不能涣散，神思要定，要入三昧之境界，要在最困难的时刻发大无畏、大勇猛心，这刚好与贪舒坦的人形成对比。还有嘴上那些若干借口和条件，等把钱挣够了，等条件成熟了，等那个事情之后……连人生的境界都没有上去，别谈修行的境界和心性上的悟性。

静态桩功里卧桩、站桩、坐桩、跪桩等以身静为显著特点，强调身的不动和神、思、气的静。从行桩的动和卧桩、站桩、坐桩的身静来说，其实动静是相对的，只是一个初浅的前提而已，都是围绕最显而易见的"身"来言说动静的形态，实际上都是动静二相功态的不同层次与内涵，之所以构成动静二相，就是有很多不同层面的动静来与之对应，也形成鲜明的动静对比，以此来深入功态层次，这不能简单地理解为外动内静。外动内静可以立于"身"来言说内外，这就是视野位域的重要性。当出现言说对象层次有差别、维度有转换的情况下，它就破除了常规的逻辑和思维形态，尤其是妄识在真如心性的观照下，是无有不动的，而且还是无常变迁、变易生灭的，所以说静深入到什么层次、什么境界，会出相对静境的动境，在动境中借妄觉知，灵光独照，则能生妙有。若以真如返照，其动境的任何因缘皆是心性之妙显。

说了不眠不休的行桩，那么还有可以一直沉睡的睡桩。所谓睡桩，是以睡的形态而成为桩的功法，有"曲肱而枕之，乐亦在其中"之深义。丹道大成者陈抟祖师（也作陈抟老祖），练习丹功，经常在华山高卧不起，直至得道，而传有陈抟蛰龙睡功。真正的睡功，是属于内丹学的层次，尤其是在丹道术语上为睡丹功，以此提醒修习者，切不可盲目颠倒，也就是说它和寻常人的"睡"差异甚大。寻常人的睡，多为昏、沉、迷、倒、妄横行，只是生理机能的休息，而内丹学范畴的睡丹功，说的是睡，实际上以睡为外象，从睡中入静，进而应境而行"定"。宋代张紫阳在《青华秘文》中说："静中行火候，定里结还丹。"就是从睡桩的静中入定，而行火候与丹的实质。何为应境而行呢？为看似做梦却做的不是梦，是绝对的清醒且具备觉知能力的，片刻须臾间，"梦"解千万事。思虑神静，定静窈冥，而睡只是外象而已。

说静不易，定更难，所以说睡丹功为内丹功层次，而且是筑基功成，并进入了窈冥功态，以此大定真空，一灵独存，以慧光返照这神思之妄的火候，而入内丹之妙义。我们知道丹道术语里有龙虎之说，一般以龙喻易动之识神，为神思，以虎喻聚之成势的精气，其降龙伏虎即是以精气神交媾，而降服神思之妄。陈抟蛰龙睡功中，蛰为藏，为静，故蛰龙之义，为降服识神之神妄之思，且是以静伏之，而得内丹之妙，这也是单从睡丹功之名就能解其功法秘义。睡丹功秘不示人耳，就在于它是无比甚深的禅，睡在那里就如同拈花一笑的花一样，皆是外象的道具，其内在妙义才是通往禅宗的坦途。

以我的睡功经验，它是悟因缘和行境界非常好的载体。悟因缘，为在静中和定中境里，应境应机而悟，对什么样的境和因缘，就能觉知因缘的关系，但这需要非常高的悟性和深邃的灵性，而且要在梦中不迷，既不参与境的场景，也不是看电影，它在两者之间升起刹那的觉知，在这个时候，就能明了到底谁在睡，又是谁在睡中醒。行境界，为在睡丹功的境界里，身体层面的妄动、气血奔腾、涣散等已经随睡的动静二相的静深入到定的层次，故只有识神层面的识、念在随因缘现行，成为可以看电影的梦境。记住，此刻一定是异常清醒的，比睡觉前的清醒还要明朗，有灵炯炯的意蕴。正是因为这样，常规（世间）见识层面的烦恼会减少束缚与干扰，出现的神思就能随因缘而"行"得很远，这也是如何快速突破常规思维对境地的束缚，故为行境界。但一定要注意，行境界随神思的"行"为妄的一种形态，这非真，不要把这当成真，那和真睡没什么区别，而是借此醒着照见的神思之妄，悟真性，妙解更深层的玄关。所以说何为混沌、何为思虑，在什么层次与境界，皆不可断灭，睡为睡魔也好，动为散乱魔也罢，终归要明心见性，过了这一彻要玄关，才能生妙用，睡也能修，动也能悟，无处不妙。

以静说睡桩，从生理外在的消耗来说，就算是普通寻常人的睡，也是桩的一种形态，也是休养生息、蓄积能量的一种有益方式。在《素问·四气调神大论》就论述了根据四时之气在四季中以生活起居来进行睡桩养生，为春季夜卧早起、夏季夜卧早起、秋季早卧早起、冬季早卧晚起等规律。之所以不谈睡功之实质，或者以睡功来提倡休养生息或补精还脑等，皆因久卧伤气不说，从功法和功态上而言，其基础和起点对比站桩和打坐都要高，而且还必须有精通内丹实质且有深邃内景修为的明师以正确指导，其筑基基础和明师指点两者缺一不可，不然会造成因不明内丹实质以及无心性之参悟见识，就会常见神鬼之说、神叨之论，纵然多有梦中灵异，也多为精怪附体作祟，没什么新奇和高的修为境地，所以要说明白。单从睡功的外象姿态来说，其姿势和身体经络相关，具体采用什么式是根据筑基功态中真阳之炁的发动而言说的，也就是说既无定式，每个人也不一样。但如果把睡式同身体经络结合在一起而启动先天真阳，其睡式的整体就结了一个定"印"，在此定印中全是不示人的内丹秘诀。

静坐可以说是最为广泛应用的静态桩功，它以盘腿打坐和端坐为常见。盘腿分为双盘、单盘、散盘，端坐又称为正坐或"正襟危坐"，为腿以上部位与打坐基本一致，而解决腿盘不盘的问题。跪桩为双膝跪地，身正直而臀部下坐的桩法。这几种静坐的桩法以手支、足支、腰脊支、肩胛支、头颈支、目支、舌支的七支坐为要点，其中不同的便在足与腿支上因姿势而产生差别（具体的七支要点，在养正九始桩的站桩功法中展开来讲）。静坐所在的静态桩功，就是以身静而入内动并调伏内在，而言说藏象内在。从身静而内动来说，生理代谢、气血、神思、意识等一切都在变易，从时空上看，它都是因缘和因果的生灭，唯一不变的就是变，所以说它又无比精深的内在，在心性圆满之前可说永无止境，那么它最简单也是最基本要识别的就是动静二相的内涵。

我们以站桩静坐谈藏象养生，其实都是在行"桩"的功法实质，很多人问这是一法还是唯一法，实际上这是谈"法"之前的基础之基，把基础之基打好了，谈其他的就简单多了，把路修好了、把马车准备好了，才能走上通罗马的条条大路。之所以从行桩、卧桩、站桩、坐桩、跪桩来言说，就是根据不同人的情况分层次、分阶段、有目的、有内容地进行归类，它也是逐渐在一个层次阶段和范围内形成认识论的好契机，这就是我们谈进步、谈提升，到底要身体力行、知行合一地去做。

从分层次、分阶段来提升认知，既要立足，又要迅速看破是非善恶、世间纷扰和独善其身、自在因缘这两个层次，从而找到自己的价值方向。是非善恶、世间纷扰多是入世的，在悟的层面上大多停留在"心灵鸡汤"上，其实这跟所谓的"接地气"并无关联，只是人们习惯的托词罢了，世间的基本道理，多在是非善恶上，而且也都是在一定的常识和供讨论认知的范围内的小善小恶，故也就激发了随处可见的有感而发。从小善小恶的是非观，到"心灵鸡汤"的感悟，便会积累一定的世间纷扰准则，这个准则是心灵层面默然的、自然默守的，它会生发强有力的内心判断，这种内心判断开始脱离是非的层次，孰是孰非好像自然明了，也无需感悟，对事物的兴趣不会像海绵一样，也不会围绕一些热点或话题相谈甚欢，这就叫做慢慢失去了朋友，它是内心提升的写照，因为有些话、有些判断多讲已经没有兴趣，跟聊不上来的朋友交谈也觉得失去了意义，这个时候对自己感兴趣或者说内心牵引的问题，就生发了新的欢喜，这个新欢喜可能就是从"心灵鸡汤"的对照里，深入具体问题的研究、探讨、体悟，这个深入不再停留于常识性的知识上，而是哪怕一个概念或名词都会联系庞大的经典和经论，以深入学问探讨学术来寻找答案。

从打破常识性的知识到深入学问去寻求答案，它不再是一个粗浅的或表面的概述，而是既形成系统又逻辑关联的价值判断，或者叫做见识提升，它是伴随大量深入的思考而产生的，这个过程既是迷茫又是不断获得欣喜的阶段。迷茫是逐渐知道没有任何简单的问题，每一个问题都无比深邃甚至体系庞大，自己无从下手不说，谈论更无从开口，是无所适从的迷茫，但每次跨越或点滴积累，都会收获无法言表的喜悦。这个真正提升见识的过程就是独善其身、自在因缘的阶段，它会很快上升到因果法与生灭法的层面，并且以此来对照世间的是非善恶，从而形成新的价值准则，这个新的价值准则就是对常规判断的"看破"和"出离"。比如说那些流行在每个人嘴边上的上师以及那些"办证"的活佛，很容易就能知晓他们如何耍手段和心思获取自己的贪求，有贪求钱财，有贪求名利，有贪求你给他顶礼……不一而足。

见识和不断提升的见识，是我们对照事物的镜子，我们既依赖见识提升境界，又会被各种层面的见识形成固化思维来妨碍更深入的提升，从而形成新的烦恼。大家最容易犯一个五十步笑百步的错误，比如自己站桩就去轻视或者笑话那些还没有站桩的，自己做了这个就去对照那些还没有做这个的人，经常向"下"看，这都是自卑和盲目的泥潭，也是缺乏其他的识别体系所致，过分依赖自己的"标准"。我们看待和解决世间的万事万物万法的一切问题，都是依赖见识，所以你自己的见识和修养决定了你的是非、善恶、因果观，它是一个不断更新的认识论，它又是一个立足见识打破见识的修行渐进的方法。抛开见识何其之难，唯有通过从本质和本体来观照生灭，只有到能洞悉生灭法的时候才能依因缘生灭抛开见识，因为任何事物都是因缘与因果法所显，只有能洞见其见识束缚之所在，才能拨云见日，一眼看穿那些自作高深的口头禅，才能扎稳自己的禅机。所以要培养自己的悟性，从悟性法到自性法，是一个向境界深处进发的方向，到了开悟见自性，万法归一，唯一之真性能摄万法，这才是"一本而万利"。

从静态桩功和动态桩功的不同形态与内容来说站桩静坐，就要体现在付诸站桩静坐实践的知行合一上，对于站桩静坐的现实利益，有止、除、蓄、养等关键词所在，为止消耗、除病灶、蓄精气、养神思。止消耗和除病灶，是从藏象内在的精气系统来认知病从何来在精气神上的重要关联，而蓄精气、养神思则是通过站桩静坐来进行止消耗、除病灶的有效方法。可以把止消耗、除病灶与蓄精气、养神思看作是互为因果的站桩静坐之利益，因认识到藏象与生理消耗，而带来的病从何来，就要通过蓄精气、养神思来止消耗、除病灶。同时，做好了蓄精气、养神思的站桩静坐，就能从藏象根本上止消耗，从而祛除身体的病症和未病情况，两者相辅相成。

在藏象内在和生理外在的动态平衡上，有生命活动消耗、生理代谢性消耗、思想意识活动消耗三大体系，形成外、身、内为结构的消耗体系。相比思想意识活动的内消耗来说，其外生命活动消耗和身体的生理代谢性消耗都是常识性的，其衣食住行产生的走路、工作、忙碌、交际应酬等外在活动，以及身体内的组织器官、气血水液所在的细胞微观代谢，这些消耗的形态都已经广为人们所知晓，还有内在微观的如一弹指间的因缘生灭量等，是不为人熟知的。在藏象内在与生理外在消耗的关系上，无不是以外消耗为首当其冲，成为外因身，因外在的能量流失而导致藏象内在的支撑，这便是精气系统的能量体消耗。唯识里讲诸因缘的现行和现量，就是际会和合在当下因缘以"气"的形态在生灭流转，恒常变迁，生命气数的流转、变迁、生灭是伴随着高维度的"太素"能量，气数在消耗，能量在流逝，当藏象调节失衡，在命体上就会出现病灶。

站桩静坐是要把耗散和透支的能量、精气神以及变迁流逝的"气数"因缘能量储存起来，往你的福德库里面存点精气神的粮食，从藏象内在升华生命的境界。从身体上说，减少消耗，蓄养精气神，获取养身祛病的切身利益。从基础之基的站桩静坐做起，颐养自身，并以树立家庭的风貌来通达社会，影响他人，形成身体和健康管理学以及生活哲学。

未病观念与养正的标尺

未病观念，为上医治未病之说延伸出来的养生与治病观念。"上医治未病"出自《黄帝内经》"是故圣人不治已病治未病，不治已乱治未乱，此之谓也"，以及"上工治未病，不治已病，此之谓也"。杨上善释"上工治未病"，在《太素》中曰："邪气初客，未病之病，名曰萌芽，上工知之。""未病之病"指的是病未成、未发的萌芽阶段，或者是疾病尚未显露症状的阶段。张介宾《类经》云："未生者治其几也，未盛者治其萌也。"皆是对未病还在未生病萌隐阶段的描述。其中"上工"为古代大医者之称谓，工，《说文·西部》曰：医，"治病工也"。是指医生，而以"上"来谓大医和良医。

从《黄帝内经》和《难经》可知，"上工"所谓的大医，为医理上等与医术精湛的医生标准。医理上等，为《灵枢·邪气脏腑病形》中"能参合而行之者，可以为上工"所指之高明。"参合"是指综合脏腑阴阳、色脉气血等因素，周详诊察，而做到"见色知病，按脉知病，问病知处"，通过上等的医理而准确判断疾病所在，它是诊断学的范畴，也是多诊合参和多症并参之义。医术精湛，为以全面而精准的医理诊断后，要有相匹配的精湛医术来诊治，达到高的疾病治愈率。在《灵枢·邪气脏腑病形》中言"上工十全九；行二者为中工，中工十全七；行一者为下工，下工十全六"，上工要有90%以上的治愈率。

除此以外，上工大医必须能治未病，尤其是如"夫病已成而后药之，乱已成而后治之，譬犹渴而穿井，斗而铸锥，不亦晚乎"所言，不要等病后、乱后再以药石治疗，要治得及时，预防得到位。从治上来说，又有很多衡量上医的标尺，如《灵枢·逆顺》曰："上工刺其未生者也，其次刺其未盛者也。"《素问·八正神明论》："上工救其萌芽，必先见三部九候之气，尽调不败而救之，故曰上工。"《灵枢·官能》："上工之取气，乃救其萌芽。"皆是言说治未病，要治在病之初起、萌芽阶段。

上工大医能治并善治未病，其病之初起与萌芽终究是已经形成了病之势，此病之势，犹如因果一般，此因一起，终有果来，只不过上医能凭借上等的医理和精湛的医术予治之，但并不是所有人都有机缘能够遇到上医，也并不是所有的病都能在病之初起的萌芽阶段得到医治。此时，才能谈论病之初起与病的治。根据病而确立治，孙思邈提出"上医医未病之病，中医医欲病之病，下医医已病之病"，以未病、欲病、已病三个层次，确立上医、中医、下医之能事，言明上医医未病之病，而恰恰未病和欲病，都经常有"若有若无，若亡若存，有形无形，莫知其情"等特征，非真正高明之医而无从着力、无处下手，所以最难的莫过于医未病。《史记·扁鹊仓公列传》记载扁鹊见齐桓侯的典故，广为人知，既记载了扁鹊通过"望色而知病"为齐桓侯诊疾，欲医其未病，又通过齐桓侯反映了人们讳疾忌医的错误心理。

扁鹊的望色而知病就是上医医未病之"治"的本领，其医未病的本领，尤受张仲景"余每览越人入虢之诊，望齐侯之色，未尝不慨然叹其才秀也"之推崇。"望色"是望诊之范畴，通过色在外可望而知脏腑病况，根据"有诸内必形诸外"原理，五色配五行，五行联五脏，可知晓五脏病之与否，以及病之轻重和死候，在《素问·脉要精微论》曰："切脉动静而视精明，察五色，观五脏有余不足，六腑强弱。……夫精明五色者，气之华也。"可知上医之精明在于通过色察气之华，根本是观气。

上医在"治"上的本领，还在于既病防变，就是在既有疾病基础上，病会如何由浅入深、由表入里、由轻到重的发展，以及生克制化规律所反映的其他情况的病变。既要防微杜渐防止病情恶化，又要透彻其病的传变规律，根据五行相乘相克做出判断，是顺传变还是逆传变等，做出正确的诊断和治疗。

上医治未病，大多是立于"病"而言说如何高超和高明的治法，以此贯穿医学理论和生命认识论，那么真正的未病观念，并非立于病言说治，而是立于医言说养，以正养之，从未病和欲病处绝病，如何延续平人的健康状态，所以未病观念的核心为养，以供养、奉养之义，从消耗之亏中蓄以养正，与其对疾病的治理还不如贯彻养生的管理，正如授人以鱼不如授人以渔一样，教导治病医术，还不如大力弘扬如何养生，去教导如何不生病的原理和方法，普及与推广正德、正气、正派所在的养正观念，让"正"的标尺超越任何医术高明的大医，让蓄养精气神而达到藏象平衡的养生要义深入人心。

未病观念，是立于医言说养，以合乎天地法则的奉养，正其精气神，追求天年人寿的平人健康目的，以其养正，来践行未病之理想的养生观念。以"养"的健康态来对比"治"的病态可知，围绕病的诸多治则治法皆是下等法，上等法则是未病先防，不做病之担忧，拥有颐养自身、可度天年的健康自然状态。在未病观念的健康理想状态中，除了皆度百岁的寿命与动作不衰的"活力"，还以"生而神灵，弱而能言，幼而徇齐，长而敦敏，成而登天"成为生命内容的写照。

怎么才能达到有天年之养的上寿呢？在《素问·四气调神大论》曰："故阴阳四时者，万物之终始也，死生之本也，逆之则灾害生，从之则苛疾不起，是谓得道。道者，圣人行之，愚者佩之。从阴阳则生，逆之则死，从之则治，逆之则乱。反顺为逆，是谓内格。"其根本在于师法阴阳四时的得道自然，而且这个"阴阳四时"为万物死生之本，它是天道法则，顺而行之则谓之得道，逆之佩之，把它当做幌子的则乱、则死。那么这个阴阳四时到底是什么呢？它就是天地人三才道统哲学视野下的全宇宙全息交易联系，体现在天地同律、人天同构、人天同类、人天同象、人天同数，宇宙与生命的相互收受、通应，共同遵循"四象五行"的对待协调、生克制化法则，在中医形成五运六气学说。

这就是为什么《黄帝内经》会成为中华文明的宝典、医学的圣经，就源于它透彻其大道法度根本，以其道及道与法的着眼点言说着宇宙与生命的宏大而深邃的认识论。师法自然，不是纯粹的无所作为，而是要洞晓大道法度如何在自然界呈现，以天、地、人的全息交易联系来养生和生活，就能达到平人的健康状态。不仅如此，在《素问·上古天真论》中又从真人者、至人者、圣人者、贤人者来言说养生之绝妙，人的生命理想不仅是拥有皆度百岁而动作不衰的生命内容，它更有诸如"提挈天地，把握阴阳，呼吸精气，独立守神，肌肉若一"的生命境界。

《素问·上古天真论》曰："黄帝曰：余闻上古有真人者，

提挈天地，把握阴阳，呼吸精气，独立守神，肌肉若一，故能寿敝天地，无有终时，此其道生。中古之时，有至人者，淳德全道，和于阴阳，调于四时，去世离俗，积精全神，游行天地之间，视听八达之外，此盖益其寿命而强者也，亦归于真人。其次有圣人者，处天地之和，从八风之理，适嗜欲于世俗之间，无恚嗔之心。行不欲离于世，举不欲观于俗，外不劳形于事，内无思想之患。以恬愉为务，以自得为功，形体不敝，精神不散，亦可以百数。其次有贤人者，法则天地，象似日月，辨列星辰，逆从阴阳，分别四时，将从上古，合同于道，亦可使益寿而有极时。"

从皆度百岁而动作不衰到贤人者、圣人者、至人者、真人者的生命状态，正是为我们树立了关于养生的维度标尺。在这个超越平人生命状态的养生维度标尺里，无外乎立于道、从其度，皆不同程度言说着和大道法度之间的关系，把合乎规则和普遍于道理做到什么样的程度，就能对应什么样的生命状态。

从立于道、从其度的大道本质言说养生的维度标尺，便是以贤人者、圣人者、至人者、真人者的生命状态树立了不同的养生位域，也就是说按照不同的维度标尺分出了养生的层次。那么这个养生位域层次是围绕什么为核心呢？从"呼吸精气，独立守神""去世离俗，积精全神""形体不敝，精神不散"等不难看出，无外乎围绕精、气、神而言生命的不同位域内容和状态，以精气神生命本根在不同位域的呈现，分出了养生位域层次。

从养生的维度标尺，让我们知道就算是"寿敝天地，无有终时，此其道生"的上古真人，也无外乎是以精气神为生命本根，什么是精气神的不同位域内容和状态呢？这就是精气神生命本根的精髓，为精气神三者在不同的位域阶段所呈现的跟位域相匹配的内容与层次，之所以可以有平人、贤人者、圣人者、至人者、真人者的层次划分，一句话言之，就是精气神三者的不同位域内容呈现出不同的生命状态。

从根本上说，精气神之所以成为生命本根，从"阴平阳秘，精神乃治；阴阳离决，精气乃绝"可知，它关于阴阳四时，且"阴阳四时者，万物之终始也，死生之本也"，它就是大道法度呈现在生命上的内容。我们说通过认识藏象生命系统来言说独特的藏象生命，其无外乎精气神生命根本的主旨，我们分阶段分层次分内容以"位域"联系了生命的精髓内容。

生命的位域层次是什么呢？是在藏象平衡的基础上，通过蓄养精气神而不断地积累和升华呈现的不同生命状态，它是"天行健，君子以自强不息"的藏象精气神的蓄养，是生命内容的纵深，非字面意思或平面化的妄动。从平衡而言，正者为"其知道者，法于阴阳，和于术数，食饮有节，起居有常，不妄作劳，故能形与神俱"。亏者或负者为"今时之人不然也，以酒为浆，以妄为常，醉以入房，以欲竭其精，以耗散其真。不知持满，不时御神，务快其心，逆于生乐，起居无节，故半百而衰也"。这一正一负、一蓄养一耗散之对比，就能透析何为生死之本。

从生死之本，从人生如燃烛般的节耗，以藏象平衡视野，就会逐渐明了找到"恬惔虚无，真气从之，精神内守，病安从来"精气神生命本根之于养生的主旨，以正德、正气、正派所在的养正观念，以"正"的标尺，行一本万利的蓄养精气神之法。一本为立于精气神生命本根，万利为身心之利，师法自然自得亨通之利，从而步入"心安而不惧，形劳而不倦。气从以顺，各从其欲，皆得所愿"的健康状态，也以此升华对"生"和"命"的认识论。

中医治身疾，扶正祛邪思想

从"医"说治疗疾病，为依从辨证论治原则，综合道医学和中医学所共同涉及对疾病的认识以及治疗方法统称，此"身"的含义也包括情志与情绪范畴的精神疗法。从"治"的含义上为治疗疾病的原则和治疗方法的两种治则，主要形成了完整而系统的未病先防、标本兼治、扶正祛邪、因地制宜等治则思想；在治疗方法上多为汗、吐、下、和、温、清、消、补之八法。

　　未病先防为在治未病中以预防和防变两方面。《素问·四气调神大论》曰："圣人不治已病治未病，不治已乱治未乱，此之谓也。夫病已成而后药之，乱已成而后治之，譬犹渴而穿井，斗而铸锥，不亦晚乎？"既直言"治未病"与"治未乱"的未病先防的治则思想，又警告要重视"犹渴而穿井，斗而铸锥"病后的危害性。其未病先防主要以"正气存内，邪不可干"为主要思想，加强精气神的养生观念，并且围绕精气神采取提升正气的养生手段。在精神和神志上，要清心寡欲；在生活饮食上要饮食有节，起居有常；在体质上要动静结合地锻炼身体，也不可做过多的消耗；在顺应四时气候上，要根据民族和地域民俗文化，注重节气养生，多注意流行疫病的发生和传播，并且备用必要的防疫消毒药品；等等。在疾病防变上，要防治疾病的恶化发展和其他并发症的传变，如同《金匮要略》所说"夫治未病者，见肝之病，知肝传脾，当先实脾"。

　　标本兼治为治病求本的思想，要根据病情建立标本缓急的辨证论治思路。《素问·阴阳应象大论》曰"治病必求于本"，治病求本就是要在辨证上达其本质，找到疾病的根本所在，然后采取行之有效的治疗手段。在治病求本的过程中会根据病情而有标本缓急的主次之分，做到急则治其标、缓则治其本和标本同治三种思路。求本就是要祛除疾病的表象，它是检验辨证功力的重要指标，任何疾病的发生与发展，总是通过若干症状和体征表现出来，很多表现都是疾病的表象，而非真正的病因和病机所在。如头痛的症状，外感、血虚、肝阳上亢、痰湿、瘀血等多种原因引起，并且可能发生在五脏或六腑上，若外感可解表，若气血不足可补中益气，若肝阳上亢可平肝潜阳，若痰湿可燥湿化痰等。标与本，就是要分清主次来解决疾病的主要矛盾，从正邪两方面说，正气为本，邪气为标；从疾病而说，病因为本，症状为标；从病位内外而分，内脏为本，体表为标；从发病先后来分，原发病（先病）为本，继发病（后病）为标。所以要根据疾病的发展变化，尤其是深病、久病的病情，更需要分清主次缓急。急则治其标，指会危及患者生命的危急标病，需要及时救治。如大出血、剧痛难忍等病，就要先进行止血、止痛等。在《素问·标本病传论》曰："先热而后生中满者，治其标……先病而后生中满者，治其标……小大不利，治其标。"从标病而治，待病情相对稳定后，再进行本病的治疗。缓则治其本，指在标病不急的情况下直接采取治本的思路。《素问·标本病传论》曰："先寒而后生病者，治其本；先病而后生寒者，治其本；先热而后生病者，治其本……先病而后泄者，治其本；先泄而后生他病者，治其本。必且调之，乃治其他病。"标本同治，指可按标病本病同时施治的病症而采取同治之法。

扶正祛邪为扶助正气与祛除邪气的盛衰消长的过程，其扶正以祛邪重要的治则，通常通过益气、滋阴、补中、养血以及攻下、清解、消导等不同方法来达到邪去正复的目的。《素问·通评虚实论》曰："邪气盛则实，精气夺则虚。"是体内阴阳消长的病机，而《素问·三部九候论》曰"实则泻之，虚则补之"则是扶正祛邪的治法。在扶正祛邪的治疗过程中，既要分主次又要分虚实，然后制定扶正的主次或者驱邪的缓急；既要做到若虚多则应以扶正为主兼以祛邪，实多则又以祛邪为主兼以扶正的思路，又要兼顾扶正不留邪，祛邪不伤正为原则。从既要分主次又要分虚实，还有厘清标本，就要适当运用正治与反治的治则。《素问·至真要大论》曰"微者逆之，甚者从之"，"逆者正治，从者反治"。正治也称逆治，为治疗思路与方法与病症相反，《素问·至真要大论》曰"寒者热之，热者寒之，温者清之，清者温之，散者收之，抑者散之，燥者润之，急者缓之，坚者软之，脆者坚之，衰者补之，强者泻之"属于正治之法。反治也称从治，为治疗思路与方法与病症相顺从，具体有热因热用、寒因寒用、塞因塞用、通因通用等用法。其中"热因热用，寒因寒用"为以热治热、以寒治寒，大多为阴寒之极而见热象，真寒假热以及热极而见寒象，真热假寒；"塞因塞用，通因通用"为以填补扶正或通利泻下之法治疗胀满痞塞的证候，也是虚则补之、实则泻之的具体运用。《素问·五常政大论》曰："治热以寒，温而行之；治寒以热，凉而行之。"为温热方药中用寒凉药或寒证药并以冷服法，寒凉方药中用温热药或用热证药并以热服法的反佐法。

因地制宜为重视自然与情志对疾病发生和发展的影响，包含因时、因地、因人制宜的治疗原则。因时制宜，为注重季节节气所变，《素问·六元正纪大论》曰"用热远热，用凉远凉，用温远温，用寒远寒"，以此说明随季节变化的治则变化。因地制宜为重视地理环境对疾病发生和发展的影响，如北方多寒，则慎用寒凉剂；南方多热，则慎用温热剂等。因人制宜为重视年龄、性别、体质、生活习惯等对疾病发生和发展的影响，在治疗思路上要因人而异，尤其是成人与儿童、男子与妇人等，必须在相同的问题上另当别论。

在汗、吐、下、和、温、清、消、补之治疗八法中，汗法为通过发汗来开泄腠理、调和营卫、发汗祛邪，以解除表邪的治法，又称解表法；有内服药物发汗以及用浴法、蒸法、熏法、烧针、推拿、饮食及运动等汗法。吐法为运用催吐作用的药物或方法使停蓄在咽喉、胸膈、胃脘间的痰涎、宿食、毒物等从口而出的治法，尤其是误食毒物而病情急迫者，也常有痰涎壅盛、宿食停积胃脘导致呼吸困难者。下法为运用有泻下、攻逐、润下作用的药物，以通导大便、消除积滞、荡涤实热、攻逐水饮、积聚的治疗方法，通常根据证候有热结、寒结、燥结、水结等的不同，治疗分为寒下、温下、润下、逐水四类。和法为通过和解、调和或缓和等作用治疗邪气，或邪在半表半里、脏腑气血不和、寒热错杂、虚实并见病证的治法，主要有和解少阳、调和肝脾、舒肝和胃、分消上下、调和肠胃等。温法为运用温热药治疗里寒证的治法，又称祛寒法。温法又可分为温中祛寒、回阳救逆、温阳利水、温经散寒四个类型。清法为运用寒凉药通过其泻火、解毒、凉血等作用，以解除热邪的治法，分为清热泻火、清热解毒、清热凉血、清热养阴及清解脏腑诸热的不同，并且常与解表、泻下、化痰、利湿、养阴、开窍、熄风等法配合使用。消法为消散和破削体内有形积滞，如气、血、痰、湿、食等壅滞而形成的积滞痞块，而达到祛除病邪的治法。消散的方法可分为消食导滞、消痞化积、软坚散结、消肿溃坚等。补法为运用具有补益气、血、阴、阳作用的方法，以治疗气虚、血虚、阴虚、阳虚之各种不同虚证的治法，又分为平补法、调补法、清补法、温补法、峻补法等多种补法。

在"治身疾"上要结合道医学术结构的内证、身治、外养的原则，从养气之道、养精之道、养神之道广为融合各种治疗手段和方法，充分吸收宗派门类的精华，并借鉴佛医思想。

还要从民族医学（少数民族如苗医、蒙医、藏医等）等医疗文明的积淀加以探索和发掘，既是寻找医上的不同道理，更要从"医"入"道"，升华生命。

第二讲　九始桩功，金津玉液

养正九始桩，太极官功能

养正九始桩，为以正德、正气、正派的养正观念为思想，以足支、膝支、臀支、腰脊支、肩胛支、头颈支、目支、舌支、手支九个桩功要素为起始基础的站桩桩法。其养正观念中强调正德所在的积善厚德，正气所在的蓄养精气神，正派所在的未病先防、知行合一等，也以藏象平衡为养生效果与内证筑基的分水岭，并以此成为养正九始桩的核心内容，即把养正观念的"知"与站桩的"行"结合在以足支、膝支、臀支、腰脊支、肩胛支、头颈支、目支、舌支、手支九个桩功要素来进行站桩的实践上，从基础之基入手，以未病先防为视野来蓄养精气神，在站桩过程中，逐渐达到气血充盈、积精全神而应阴阳四时的健身效果和养生目的，为调节生活起居、充沛精力，尤其是祛除病灶、养生保健、修身养性等实用性上，有行一基本而有养万利之效用。

养正九始桩中的"九"，为重视足、膝、臀、腰脊、肩胛、头颈、目、舌、手这九个桩功要素。相比静坐（打坐）的七支要点来说，养正九始桩以多注重膝支和臀支成为九支要点。"始"为起始与基础的意思，取自老子《道德经》："合抱之木，生于毫末；九层之台，起于垒土；千里之行，始于足下。"为养生过程中做到止消耗、除病灶、蓄精气、养神思之效用。如木"毫末"之成长，如高台"垒土"之基石，如远千里而"足下"之积累。它是贵在坚持、持之以恒所在的"恒"的智慧和学问，也是知行合一的践行精神，更是独善其身积善厚德之根本。九始之基，既是打基础又是时刻提醒自己基础之重要，当身体养好了或者修行到了一定层次的时候，最感谢的一定是毫厘之积的基础，否则再多的高深都是妄谈，最后只会自欺欺人，如同建一座桥梁或者大坝，每颗螺丝钉以及每个工人的劳动最终成就了宏伟的作品，不是只有总工程师的荣耀，这就是微小的因缘和毫厘之积的重要所在。同时，"九"也是一个极数，它能达到最极致。

九始桩比七支坐多了注重膝支和臀支的要素，桩要求曲膝和敛臀，而打坐则是膝同腿盘起来，臀则坐下去。从大道至简来说，七支的要素要少于九始，故可以看作站桩为打坐的基础，而事实上如果从站桩习起，会更容易进入打坐的状态。站桩的精髓在于调整精气之基，而打坐更重于神思。我们知道神主气精，若以站桩入手，从身体来调节气血从而调伏精气，则更能立于神思的专注，随着站桩功夫越来越深，其"静"下来的功夫要比打坐更深入，或者说更有基础。由于站桩的架势，其手、肘、膝、臀皆在用功，故从身的调整与适应来说，站桩初起的呼吸会更粗重，气血在全身的流转会更快，这就是以粗重的呼吸和逐渐贯穿的气血作为对象，反而更能起到养生的效果和达到神主气精的入静状态。这也是为何很多人打坐多年，并未有太大的收获，连身体都没有调整好，就是如此。神思过于驰散、涣散，而神思驰散、涣散就在于气血和精气之基没有重视好，精气载神，气血鼎沸，精气驰骋，神思根本就无法专注静下来，就会越打越烦躁，越乱。那么到底是打坐好还是站桩好，这都是根据自己的条件与喜好，从选择上来说，把站桩作为以养生为目的的主体要好，也以此作为打坐入静的有效基础，反而效果更佳。无论是站桩还是打坐，在初始阶段都别迷信秘传，多看点书和多问问就能把基本的弄明白。至于秘传功法之类，都是随着一定程度的积累，到了功态有明确标志的分水岭后，再依赖于明师指点而悟到的。

养正九始桩，以足支、膝支、臀支、腰脊支、肩胛支、头颈支、目支、舌支、手支九个桩功要素为注重姿势，以粗守形、轻存吸、呼吸升降，存正气；刀圭饮、气循经、重返神意，来助力；入恍惚、真阳复、动静二相，在虚极；玄牝门、窈冥机、消息火候，悟禅机为内容概述和功态口诀。

从形态姿势来说，大致为双脚与肩同宽，脚尖内扣，全脚掌着力的足支；膝盖微曲，弯曲程度为双目垂视膝盖不过脚尖的膝支；身体挺拔向上敛收，并放松的臀支；腰脊挺拔，含胸有力的腰脊支；双肩平拖后靠打开，肩胛气沉放松的肩胛支；头颈正直，有顶劲之势的头颈支；双目微闭垂视，神贯下丹田的目支；舌顶上颚的舌支；双手齐肩抱起于胸前的手支等九个注重要素，成为"粗守形"的形态姿势。注重了这九个桩功形态姿势，则是"形"之所在。

"粗"相对于内在调息的细微和神思的专注，以及逐渐深入的静功，外身形作为外在表象，故为"粗"的外在之义，但并非以粗糙来说姿势形态可以马虎，反而是各要领要做到"正"，因为只有正形才是优美的，气场是柔和的，有利于入静。在桩功的初期，会有一个姿势形态的调整期，会根据站桩的逐渐深入、逐渐地放松，把僵硬的、歪曲的不正形态调整过来，它是一个自动调整的过程，因为越站气越足、越顺，那些不合理的姿势反而会感到不适。所以，虽说外形和外在

"粗"，但要正，这个正就要"守"，守的是什么？在于持之以恒，并且在恒常的坚持中守住桩功姿态的正形，在"粗守形"的口诀之下就会有站桩积累的正气。

由注重九个桩功要素的站桩"粗守形"而积累的正气，其要点、关键就在于膝的曲、肩肘的提、头颈的顶，以及神思的专呈现出来的精气神的积累和阳气的上升。我们知道站桩的"桩"具有呆板的意思，相对于运动态来说，可以理解为不动，相对于动的消耗来说，不动则是动的有效节省。它以桩站不动和曲膝实现动态消耗的有效节省，这个节省再以神思的专来摄受，而呈现精气神的集聚。怎么来理解桩站不动和曲膝实现动态消耗的有效节省呢？我们看看寻常走路时膝盖的活动状态，走路时膝盖的弯曲程度就是站桩要求弯曲的程度，这个膝盖不过脚尖的弯曲。在走路过程中，如果过曲走路就会更吃力，也会降低速度，如果更直，直腿更走不了路，而膝盖在走路时的这种弯曲，是人最舒适的，最省力的，也能最大限度地减少能量消耗。所以，膝盖弯曲的恰好程度是取法于人舒适而自然走路的，它是自然的法则呈现在人走路上。

走出去的步子呢？就是把步子收回来与肩同宽。迈出去，做一次走路运动，就消耗掉生命的能量，消耗了就流失了。所以这种桩站不动——把迈出去的步子收回来，以及曲膝的要点，就从人的运动机理上做了两件事情，减少了外在动能消耗和把六识的消耗储存起来。生命恒常不变的就是因缘的流动与变迁，唯一不变就是变，因缘的气数、藏象精气神总能量体的"布局"和生理能量的补充与吸收等，都是为了支付与应付生命的流失，最终都被消耗走了。那么这个过程的核心就是诸因缘的现行与现量，并以此生灭，而因缘生灭法的载体就是精气神。桩站不动和曲膝就把这些原本流失的、流动的、先天赋予的精气通过节省外在消耗的方式储存起来，就跟省钱花一样，你身体里就多了原本在外要消耗的能量，它就叫实现动态消耗的有效节省。当然在这个阶段，落点也在"动态消耗"和"粗守形"上，它所储存的能量只是外在的动态消耗，因为从唯识和因缘法来说，它并非把所有事情都做了，它只是一个"毫末"之成长与"垒土"之基石。

通过粗守形实现了动态消耗的有效节省，通过站桩把外在本来要消耗流失的能量储存起来，这个时候就依赖于肩肘的提、头颈的顶以及神思的专这些注重要点，它的作用是什么呢？就是摄受散乱的气血精气并以提升阳气。摄受散乱的气血，其实桩的身形不动，再加以神思的专，就是摄受气血的最佳的作用力，这就是以静摄受的总则。对比桩的身形不动的静和神思专注的静，这就是两种不同层次的"静"态，既然分出了层次，我们就一定要围绕动静二相多体悟。静以摄受，散乱的气血精气则会受静制伏，并集聚。同时，肩肘提、头颈顶则是给气血一个向上的作用。什么东西是向上的呢？阳升阴降，自然是阳气是上升的，所以说虚灵（领）顶劲，以神专的灵而领气血精气，顶为相对下来说的向上。怎么做到气血精气集聚并且形成阳气？阳气向上走什么路线呢？神专静以摄受，散乱的气血精气则会受静制伏，并集聚，气血与精气集聚就要依赖身体里经络的穴位、暗窍所在的太极器官，发挥"太极"机能，从而形成阳气，阳气形成气的势后，会以气循经，从经络而流，从而汇聚到丹田——阳气所，来形成更强的力量。

气血与精气受静制伏集聚，经太极器官的运转形成阳气，阳气循经，会出现身体发热、出汗等情况。我们说运气郁是精气动能减弱在结构因和诱发因的共同作用下产生的，会从运气郁、经络不畅、病痰瘀阻出现已病、未病与其他的不适的情况。那么当站桩后，阳气上升并循经，其气机就会首当其冲地冲击经络的阻塞、瘀阻以及身体里的病灶，哪个位置阻塞、瘀阻得厉害，在站桩的过程中就会出现明显的酸胀、疼痛、坚持不住等状况，皆是阳气气机冲击造成。实际上，出现这些问题就代表你身体会有哪些潜在的毛病，它不是因为站桩而站出的毛病，而是因为站桩把问题凸显出来，阳气冲击寒凉瘀阻的地方而诱发出来的。很多人问：为什么站桩一段时间后，身体某些部位会出现发凉感或摸上去冰凉的呢？这和前面的原理一样，皆是阳气循经呈现出身体发热，以此对比病灶寒湿阴性物质的沉淀，本来身体都在同一凉热状态下，通过站桩阳气循经而身体发热。凉，是因为其他位置呈现的热的对照，而非因站桩出现了"凉"的感受。当在谈未病观念时，很多人根本就不相信身体有潜在的未病，站桩就会以气机升阳循经的机理，给你把未病、潜在的毛病全都找出来，哪儿有毛病就会出现哪儿堵，我们身体所隐藏的未病因素与不健康状态，全部会在不同的桩功阶段，随着气机的流动、气血的运动以及阳气的增强而"冲"出来了，当然也包括已经得的很多疾病，尤其是高血压、糖尿病等一些身体异样指数。既然能够以酸胀、疼痛、冰凉等感知出来，就能随着桩功的深入、阳气的集聚以及对病灶的循经冲击，而达到气机通畅时的健康状态，这就是为什么要从运气郁的气机根本来讲，就是如此。

说到气血与精气集聚产生阳气，并依赖"太极官"发挥太极机能，人体吸收五天五运之太素气与其他的精微物质、精气在经络里流注、脾胃及肺系统的运化水谷精微等，皆围绕人体穴位、暗窍所在的独特的"太极官"来发生作用与关系。人体的"太极官"就是人体精气经络位域层次的类似太极形态的结构，是一个左旋而右转的立体太极结构，在经络系统中的每一个穴位都是一个太极空间体，为显著的太极官结构，它主要运转、运化、集聚、流注真气、阳气、精气、生物电、能量等高维能量，也是身体"识"系统的载体和传导通道，在某种层面成为识系统的一部分。之所以称为太极官，就是区别于身体其他的器官，以"官"称谓，为效法中医藏象系统里把十二个脏器所在的组织器官相使功能称为"十二官"，其"官"为首脑主司的主导、统一调制的特殊相使功能。

太极官就是以太极空间体结构来形成对经络、气血、精气主导、统一调制的功能，尤其是体现在对内在精气神的盛衰流注、制衡调节上，有外接五运气、内应子午时、身运营卫气、统载精气神的显著特点，它是藏象生命系统内五藏神所在的精气神的通道、网络，也是内外丹田系统在全身的能量网，更是生理生命系统组织器官的能量输布系统，是藏象生命系统与生理生命系统的无缝联合和转换的枢纽。太极官以左旋而右转的太极本质和规律运转，通常以气机形成从而形成整个生命体的有机运行，并对局部的生命体征进行控制与管理，也统一在人体的整体中。从全息交易来讲，人体就如一个大的太极官，每个细胞又都是一个独立的太极官，宏观和微观、大和小之间相互作用，相互联系。太极官运转最为显著的特征就体现在穴位和暗窍上，这些太极官是构成与宇宙空间自然联络与活跃的通道，与宇宙深处的太极官（星系）相呼应，构成天人合一的大运相最实质的载体和"量子感应"。我们说五天五运的阴阳四时气与身体按照自然法度进行着交互往来，其实就是依赖于身体高维的太极官进行联系和作用。

太极器官的运行运转特征，也是经络穴位上明显的气机特征，为以左旋而右转的螺旋式为主，它非平面的太极图式，而是1—9数理时空体模型的"曲全运动模型"下的内微外宏运动（参考《道医论》第四章曲全运动模型的生命哲学与科学），在狭义视野上，如同银河系的旋涡一样，只不过那只是可眼见的一部分"实质"而已，其双质纠缠中的"虚质"如同身上的经络精气一般无法眼见，但它是立体太极图式左旋而右转螺旋运动的一部分。它的物理动态实质是全宇宙的共有模式，这也是全息之所在，也是天人合一体现在相使功能上的载体，它是能够进行数理计算或者以某种算法围绕圆来进行分割运算的。它是至微至彰，从微小的内在接受宏大宇宙的精气之所在，而它左旋而右转的螺旋运转方式，就是进行能量精气与生命信息存储、交换之所在。

太极官按照运化能量高低以及功能属性，有主太极官、常太极官、经络太极官之分类。主太极官为人体的黄庭三宫三丹田以及贯穿黄庭宫与丹田内在的中脉；常太极官为脏腑十二官、暗窍、器官组织的藏象功能、腺体等；经络太极官为人体经络系统，尤其是十二正经、奇经八脉以及经络上的穴位等。针灸的原理就是太极官以及太极官运化运转气机特征的应用，以针刺太极器官的鱼眼，或以灸之热力，用外力促使太极器官运转，达到疏通经络、连通气血等。太极官的联络流注以及布局分布就形成人体的能量场，它是生命信息现行现量最真实的能量输布与运转，内在生命与外在宇宙无时无刻不在进行天人合一大运相交互联系，并按照一致的"左旋而右转的曲全运动"法则原理工作。另外，认识并运用太极官的特性、功能对通过站桩静坐运转精气神，形成内在生命认识论是非常重要的。

以天人合一大运相规律，按照阴阳四时呈现在子午流注的气血盛衰规律，站桩应该好好把握十二时辰在子时、午时、卯时、酉时的四个节点。我们说阳气循经输布全身，就依赖于经络的特殊通道，如果把握好子午流注的循经规律，按照"刚柔相配，阴阳相合，气血循环，时穴开阖"的规律更能推动气血。《针灸大成·论子午流注》："子时一刻，乃一阳之生；至午时一刻，乃一阴之生，故以子午分之而得乎中也。"阴阳属性的气按照阴阳四时在人体的运相规律循经，再以子午时配五行，五行联五脏，从而形成人体气血盛衰规律。把握好气血盛衰规律，再以站桩所生发的阳气来输布全身，使气机通畅。

在粗守形的站桩初期，一般会出现初步适应阶段、局部不适阶段、精力充沛阶段、瓶颈阶段等过程。其初步适应阶段为每桩能够站够三十五分钟以上，每天都坚持一桩或两桩以上，这个阶段就是纯粹的"粗守形"，考验的是持之以恒的坚持以及知行合一的实践能力，包括如何应对家庭、工作、生活等事务性的干扰，是否以此来成为耽误站桩的借口等，都是不小的难题，所有谈持之以恒，还是要从知行合一上厘清孰轻孰重。局部不适阶段，为站桩半年以上或一年左右，全身气血因实现动态消耗的有效节省而处于活动阶段，身体出现热、汗的情况明显增多，气机也处于活跃期，此时的身体状态相比未站桩时有一个明显的对比，那么不适感紧跟而来，这个不适跟初步适应阶段不同，已经进入了站桩的愉悦期，出现的身热、出汗等状况使身体如同卸下很大的负担一般，有种畅快淋漓的感觉，再加上精气的积累，其愉悦感非常明显。由于身体状态出现了明显的改变，故相对于之前未站桩时的身体状态，站桩的自我调整能力就凸显了出来，尤其是出现全身大部分都很轻松舒适，却有几个地方会有疼痛、酸胀、上火等不适感出现。

问题比较普遍的为腰疼，有的不适到那几天影响走路和睡觉，为什么会腰痛？在站桩的初起身体都很紧张，要注重九支要点也是处于紧张用力的状态，尤其要求腰脊挺拔，做到含胸有力，就会出现腰部这个位置往上顶着的，脊柱腰部的位置是受压的。当随着初步适应阶段过去，也就是站着站着别的地方都松了，不再处于僵硬的状态时，腰脊这个地方的僵硬凸显出来了，这一凸显就把全身在站桩时候的力以及僵硬放大了，这个地方就疼了。这个时候只需细微调整站桩的姿势，为其他的地方不变，把臀部一沉，把胯一松，也就是这个一沉一收，腰脊位置充分展开，在这种情况下站几桩，脊椎调整和腰的问题就都解决了。很多腰间盘突出的、骨质增生的，通过站桩就有非常好的效果，只是这个过程要比常人难受一点，因为有病灶的缘故，刚开始用的力也比一般人要重，所以疼起来会更难受，但是当经过这种调节后，当它松下来的时候，很多问题就解决了。说到疼痛和不适，还有两个明显的阶段，为站桩出阳气后，阳气冲夹脊窍，其肩胛骨所在的夹脊附近会很不舒服；另一个就是夹脊不舒服问题解决后，再有两到三年时间，双肩的肩周会不适。这两个阶段的不适左边要比右边明显，因为左为阳，是阳气循经通过的路径，它们皆是桩功不同阶段的功态验相，是有地道的说法的。

当腰疼的状况出现并通过臀部一沉和胯一松解决后，就是粗守形的精力充沛阶段，体现为身体畅快淋漓般的轻松，精神状态愉悦，入睡快醒来早以及睡眠时间缩短，更重要的是精力充沛旺盛，神采奕奕。皆为站桩在实现动态消耗的有效节省，并以桩站不动，在止消耗、除病灶、蓄精气、养神思上出现的好效用，经过初步适应阶段的紧张、僵硬以及站桩过程中自我调整，达到气血与气机的内在活跃状态，它是精气神从外消耗到内积蓄并到充盈的体现。在精力充沛阶段之前会因气机循身身热而出现困倦思睡的情况，这就是外消耗与内蓄积开始出现天平之对比，从之前未站桩静坐时的纯粹消耗，开始步入消耗的反向调节了。这个时候就要放下事务而多睡，既要保证睡眠时间充足，也要保证睡眠的高质量，在这个阶段，睡觉就是最好的养生，睡的时间延长了，既减少了外消耗，又因为"补觉"而形成了内积蓄。困倦的程度以及这个阶段困倦的时间长短，都是消耗与透支的真实写照，一定不要形成是因为站桩静坐而导致困倦和缺觉的见解，对于站桩静坐后出现的气冲病灶引起的疼痛、酸胀等不适感，加上身热汗出以及困倦期出现等状况，一定要把见解弄清楚，弄正确。因错误见解而惧怕再去站桩静坐，这样的人不在少数。

其粗守形的精力充沛阶段随着站桩的不断坚持，会一直处于精气神充盈的生命状态，也是站桩逐步步入更深入的放松阶段。当精力充沛阶段到来，站桩人会因站桩的这种自我体验感和状态带入感，以及反应到生活中不一样的生命状态、生活质量等，找到站桩的现实利益，而获得新的动力与认知。在这种状态下，更深入的放松就又在提升站桩的要求，而且与更深入的放松一起到来的，诸如念头横飞、呼吸不顺、感觉枯燥等瓶颈阶段来临。为何会从精力充沛精气神充盈的状态出现瓶颈阶段呢？这是生命向内探索在新的阶段面临的新问题，也预示着从身体外在"形"阶段过渡到内在的神、意、思等神识阶段。很多对神、意、思等神识活动，尤其是内在念头认知不足的人，在站桩初期认为自己在站桩的过程中并无所说的那么多念头，而且自己很平静，这是因为平时的思维见识过于停留在身体与世间的外在，对眼、耳、鼻、舌、身、意六识系统如何呈现生命的内在是很茫然无知的，随着新阶段和桩功层次的深入，便会逐渐面临新问题，甚至很多问题已经超出了所能认知的范畴。内在的眼、耳、鼻、舌、身、意六识系统只有静才能对照，只有经过调伏了外在的散乱才能谈身体的相对平静。

随着身体躁动、无知妄动平静下来，其神识的活动状态就来临了，而且会逐渐发现自己意念横飞，越发有慌张与不安的内在，而且无法控制。在这个阶段，如果说越站念头越乱，而且是明显的感知，就说明你身体入静越深，站桩的进步越大。当你感觉不到念头横飞、想法不受控制的时候，你连身体的躁动都还没有打破呢，只有身体真正放松了、平静了，才到意念上来。那么随意念横飞而出现无法控制的慌张与不安，那怎么办呢？解决神识之妄的新问题，是所有内证方式的必经之路。这个时候就需要治乱，怎么治呢？从专注到专一，以集中的意识活动来代替散乱，再以专一的一念来摄受万念。调伏神识之妄的专注和专一是完全不同层次的状态，不能把专注和专一混为一谈，而且从专注到专一要走很长的路。在专注时只是把散乱的念头集中起来，而专一是深入到杂乱的念头里而秉持一念，以一念带万念。说容易，想做到绝非易事，凡是做到的，自知妙处。从专注到专一有什么有效的途径和方法呢？可以持咒或诵经，借用咒的加持力来逐渐地深入与改善。咒为先天能量符号，其发出的咒音也是先天密音，它是特殊的精气能量方式，通过它能够接受高维能量信息，形成天人合一大运相式的能量的补充，并达到摄受的目的和效果，持咒能增加你天人合一时能量沟通的状态，它能极其有效地调动太极官的运转和制化，并与先天建立"量子纠缠式"的信息往来，从而把意念专注下来。内在活动的神识得到专注后，其呼吸就自然地从粗重到平静逐渐调伏下来，同时，粗重、不顺的呼吸也是带动意识散乱的原因，这是一个初浅的动静二相，呼吸把本来专注的意念带动到身体起伏的动态中，从而影响专注。

气机郁滞与病灶原理

在站桩静坐的过程中，面对身体的病灶和形体调节过程中的类似腰疼等情况，最好配以中医来诊治。何为病灶呢？医学上科普的定义为一个局限的、具有病原微生物的病变组织，它是身体局部的病变。实际上病灶形成的原理就是因为精气不足——气机郁，使活动在组织与细胞中的水液停滞而产生沉淀，久而久之形成了病灶的病理病机。为何要配以中医诊治呢？在站桩静坐刚开始"履霜坚冰"的时候，阳气起来得慢，而且真正遗传性或者久病之病灶，阳气冲击太慢，等待气机冲击病灶而自然病愈的时间会显得很漫长，而且会因病痛出现对身体与意志上的折磨，虽然不是什么大问题，可就是不舒服，影响站桩静坐的状态，也影响平常的生活，这个时候如果配以中医诊治，可以做精准的辨证和治疗，而且还能根据病灶的情况来了解桩功的进展以及身体的实际状况，这既省力又轻身，身心皆愉悦。

所以说，站桩静坐既要深刻懂其原理，从精气神本根的视野去看待健康问题，又要有能够解决病症之病痛所带来身心折磨的明师。这就要求师要懂中医，而且要精深到可以面对各种问题的诊治，不能是表面的糊弄，因为每个人的问题都会不一样。中医讲究辨证论治，就是纯粹的"私人订制"，可能同样的问题，每个人的病理病机都会不一样，其诊治应对的方式方法肯定会有所差别，如果把学生出现的问题集中起来看，可能会把医学上所有的病症都表现出来，如果医不高明，是不足于应付的。很多站桩静坐的人就因为出现气冲病灶而极难克服，给生活与工作都带来了极大的负担，而导致半途而废。师在医学上的高明，从了却病痛和身心愉悦来说，可以为站桩静坐的人给予真正的指导和帮助，最重要的是可以根据气机冲击病灶的实际情况，从未病原理入手，来除老病根以及深层的遗传病。

病灶是如何产生的呢？人体病理病机的哲学原理就分为三大体系，第一体系为主因，为藏象平衡下的消耗格局因发生能量体消耗、能量维度的降低出现精气动能不足；第二体系为结构因和诱发因，为身体在人体经络动能体系下无论是经络流转系统，还是组织器官，都产生了痰膜沉淀，此痰膜沉淀为结构因，在结构因的生理亚平衡状态产生了五运六气的诱发因；第三大体系为道德层面的善恶行因，从善恶行关乎福德相根本，包括生老病死。

在人体病理病机的结构因和诱发因体系里，综述之为人体小命象与时空大运相之间的关联，这个关联为健康平衡状态下的五运六气统运十二官原理，非健康平衡状态为运气郁和组织滞产生的痰膜沉淀结构。五运六气统运十二官原理这里就不展开了。那么何为非健康平衡状态为运气郁和组织滞产生的痰膜沉淀结构呢？运气郁，为时空大运相的五运六气与身体内的六气发生了运行上的"郁"，郁为不畅快、不通畅，为"郁则结聚不行，乃致当升不升，当降不降，当化不化"，郁的不畅快、不通畅并非阻塞。原本五运六气统运十二官，人体小命象与时空大运相发生天人合一全息元象联系时，气机是通畅无碍的，内外是交融的一体，而人与时空只不过是界域不同而已，实则圆融一体。当出现了"郁"的不畅快时，就可知以前通畅无碍的精气运动就因郁而减缓了。那么发生运气郁的原因是什么呢？就是在身体中产生了组织滞，也就是说在原本精气的气机运转通道中产生了导致"滞"发生的组织器官变化，这个变化就是痰膜结构的组织滞。大运相的气机因痰膜结构的组织滞而产生了运气郁，所以就由运气郁与组织滞共同构成了命象与运象的气机郁滞，而造成了动能被减弱。

气机郁滞发生在组织器官和经络系统中就逐渐因精气动能减弱而形成沉淀，沉淀的逐步累积就构成了瘀堵，就发生了局部病变。又由于人体经络系统所在的整体，局部病变直接关联到六经系统，出现六经病变。既然运气郁的原因为痰膜结构的组织滞，痰膜又是如何在身体里逐步生化形成的呢？

在人体里有精气流布和气血水液流布两大主要形态的流布，气血水液通过十二正经、十二经别、十二经筋、十二皮部以及各种络脉流布到人体所有的组织器官，气血水液的流布就会逐渐产生痰膜结构。为何一定会有痰膜结构的出现呢？以十二正经的流注为例，在十二正经的流注顺序里，根据道元论及藏相动能义的维度升降原理，在经络系统中发生的维度关联以及动能源流，分为界膜结构，万物的每一个位域单位里都能细分出界膜结构。故人体里精气流布和气血水液流布，就会出现气机和动能减弱的形态发生，并逐渐形成了膜结构的沉淀，这种膜结构就是界膜形态，它只是时空体的界域，是万物的数理逻辑下的形态。它无形无相，由于人体里有气血水液流布发生，故逐渐产生了物质形态的膜结构，就变成了痰膜。为何界膜结构在人体内的沉淀称为痰膜呢？正是因为"痰"的结构，痰结构在组织器官内逐渐生化形成，就形成了痰膜结构的组织滞。从界膜结构向痰膜结构的转变，要明了界膜结构为万物生化的常态结构，是精气本根的数理逻辑赋予的，界膜理论下的界膜结构，为万物立于生化本质、生化原理、生化过程形成的基于数理逻辑关联的常态结构，从小而无内到大而无外，均具备界膜理论下的常态结构，所以在身体里的组织器官的每一部分，也是界膜结构的形态。

在人体经络和五藏气形成的最初始，有七液妙气（心液、肝液、脾液、肺液、肾液、气液、血液）伴随外四气与内四气融合，七液妙气在伴随肉体长成时形成了七液，就从先天的气生化转换成液，当然这个转换既有气向物质液态的转化，又有肉体生成的内容以及环境，可以说身体中七液无所不在，就连致密的骨骼里都有液的形态。当身体里的"液"与界膜结构结合，就需要动能的推动，由于在界膜结构里有维度升降和动能变化，故液就会在界膜处形成集聚，成为液膜。又由于界膜结构里都是液的形态，而作为位域转换的界膜的液膜会比其他液形态沉淀更甚，故形成了比液膜更具沉淀特性的痰膜。

从时空体界域的界膜生化转换，经过液膜形成的痰膜，为五运六气统运十二官原理下的痰膜结构。痰膜结构就导致了从时空大运相到人体小命象共同结合的运气郁，痰膜结构的组织滞和运气郁会根据五行之藏的属性，在身体里形成独特的五行属性的痰膜，尤其是什么样的五行属性的脏腑系统就生什么属性的痰膜组织滞，这些具备五行属性的痰膜组织滞，再遇风寒暑火湿燥六气就会生病痰。病痰就是痰膜结构发生六气所在的再沉淀，根据风寒暑火湿燥六气的不同，就会形成风痰、寒痰、热痰、火痰、湿痰、燥痰等不同的病痰，病痰一旦生化形成，就成为身体内产生病变的结构因。痰膜沉淀的病痰结构因，在风寒暑火湿燥六气的诱发下，就会以五行属性的生克关系，产生相克的压制和瘀阻，长时间相克的压制和瘀阻，就成为诱发因，就会产生器官或系统的病变。那么什么样的情况会产生风寒暑火湿燥六气诱发呢？就是促进病痰结构形成以及产生六气诱发，凡是能归入五行之藏的五行属性的不良习气、不良生活习惯、性格情志、外在环境等诸多方面的作用，都会产生五行属性的六气诱发。

以五运六气影响五行之藏，并通过经络系统形成痰膜结构和病痰过程，我们以人吸一口气为例。人吸一口气，经过肺官功能而运化呼吸精气，肺又与大肠相表里，那么经过肺运化的精气就会传导至大肠经络。大肠为"传道（导）之官"，其运化的环境必定会有液湿，其呼吸精气在大肠经络遇液湿就会沉淀变重，那么肺运化的呼吸精气会因经络表里行而发生精气形态的变化。如果肺的呼吸气形态里，本来就有暑气、寒气、燥气、风气等复杂情况，经过经络表里行就会发生更大的变化。手太阴肺经为十二正经的流注起点，从手太阴肺经与手阳明大肠经就发生了精气所在的五运六气的变化，再到经络系统的循环流注以及脏腑五行之藏的属性联系，以此类型的精气流注全身并与脏腑五行属性相结合，以此五行属性的相生关系，就会产生风痰、寒痰、热痰、火痰、湿痰、燥痰等不同的病痰。所以，人体本身与无论是外在还是内在的五运六气就产生了非常复杂的诱发关联。

从运气郁到痰膜结构以及病痰产生的病因病机原理，都从界膜结构指向了维度升降，又从维度升降关联到精气动能源流，两者相结合就形成了维度升降下的动能源流变化。如果说身体里的藏象平衡病变过程直接以精气动能指向了心脏动能形态，而且人体病理病机的哲学原理三大体系里的第一体系，主因就是能量维度的降低出现精气动能不足，那么在从藏象平衡到发生病理病机过程中，起着极其重要的精气动能调节作用的就是心脏，它是人体中进行藏象平衡调节和病理病机调节最主要的动能源。那么，心脏究竟是如何进行藏象平衡调节和病理病机调节并发挥精气动能作用呢？心脏是依赖生理反射机理的。

何为生理反射机理呢？即为常规的通畅气机和精气运动在身体产生不畅、郁滞、瘀阻后产生的压力反射回应。由于气机和精气具动能态，属于能量的运动形式，常规平衡下心脏正常工作，当身体组织器官或经络产生了不畅、郁滞、瘀阻的情况，就会产生压力反射回应，心脏根据此反射回应察觉常规平衡的通畅发生了变化，就会以调节动能的方式来增加动能压，比如增加精气的流转、血液的循环以及身体机能的诸多反应，以心的君主之官来调配和指挥，来达到重启平衡的作用。如果不畅、郁滞、瘀阻的情况无法得到改善，且随着痰膜结构沉淀现象加重，病痰的结构因和诱发因也发生了更严重的情况，心脏就会大负荷地工作，久而久之就出现了围绕心系统和心脏的诸多疾病。比如，高血压的出现就标志着心脏基于运气郁、痰膜结构以及病痰产生了增加精气动能的调节性负荷工作，或者说心脏的动能没有调节增强反而因身体环境而减弱，以此凸显了心脏动能形态而身体无制约调节能力，也是高血压之视野。如果出现心血管疾病、脑血管疾病乃至发生心梗、脑梗现象，就不再是运气郁、痰膜结构以及病痰层面，而是由这三者不断积累产生了重物质沉淀（重痰沉淀）造成了严重阻塞。

从精气动能运转在全身形成的气机，以气数哲学下的精气本根论来说，人与自然时空圆融畅通，当精气动能因被消耗出现能量体强度减弱时，就会形成由动能减弱气机不畅引发的病理病机。运气郁→痰膜结构→病痰→重痰沉淀为病理病机变化原理，在这个变化过程中，其痰膜结构和病痰的发生一定出现在有位域源流变转换的"膜"结构中，然后逐渐形成了病理病机变化，而产生病理病机变化不再是藏象平衡的精气动能方面的调节，因为它是藏象平衡动态过程中在身体里的变化。或者说藏象平衡的动能调节因身体变"重"而产生负荷调节，而变重的原理为动能不足气机不畅形成重沉淀的形态。负荷调节就是要消耗更多的先天源总能量体，而且并不是用更多的先天源总能量体就能把身体变重的负荷调节好，因为前面已经说过它不是直线和直接的调节，它为曲变运动下维度位域的调节，也就是说当下一个调节周期还未到，身体就已经因沉淀变重的负荷而产生了病变，并且在生理体征呈现病症和病态，就必须给予治疗，就诞生了医学。

医学是哲学和应用学两大体系的结合，哲学为体，应用学为用，体用关系一定要明确，一定是围绕哲学观的应用，而不是只以运用的局部取代了医学哲学的视野，更不能以药来代替医，药只是手段。在中医体系的辨证论治里，就连在治疗上也是先于具体运用形成治疗原理，然后再在治疗原理指导下做治疗手段的选择。中医就是生命哲学为体与辨证论治为用的体用兼具的学科，有了生命哲学的认识论，才在哲学观的指导下，根据认识问题的角度和方法论不同，出现了诸多养生治疗上的用法，如基于配伍原理下的方剂治法，基于精气经络原理下的针灸与推拿治法，基于精气升阳原理的站桩与打坐养生法，基于移精变气实质的符咒祝由之法，基于人与自然合一的自然属性疗法等，门类极其之多。以配伍原理下的方剂治法为例，方剂的配伍，为以生命哲学的认识论为辨证基础，从精气动能与经络维度视野出发，通过君臣佐使的五行生克制衡原理，来对病症有作用的药加以分析并进行配伍，从而达到治病养生的作用。配伍的学问里有君臣佐使的道元维度，以及五行生克的制衡法则，从而形成基本的配伍方法或计算公式，如张仲景《伤寒论》所借鉴以及所呈现的《汤液经法图》就可以形成配伍的计算公式。关于中药的动植物经络精气原理以及形成的治病的药性，配伍的中药如何搭配并在人体内转换成药气，药气如何运转以及与身体病灶形成什么样的生克机理达到养生治病的目的，这不仅是解读并弘扬中医哲学无比精髓的内容，而且还是透彻洞悉生命奥秘的生命哲学。

从运气郁→痰膜结构→病痰→重痰沉淀的病理病机变化原理可知，要解决运气郁而带来的病变，在身体形成病灶，就要从根本解决精气动能源流问题，也就是要增加精气能量，使病灶中不畅、郁滞、瘀阻的情况得到改善，而且需要精气升维度，能够做到增加精气能量并让精气升维度提升的只有气机升阳，而能够解决气机升阳问题的，就是通过站桩静坐的方式来入静，也就是本书围绕精气神来讲阳气的主题。除此以外，说到了中医对站桩静坐过程中病灶的诊治，《黄帝内经》就从"郁"的角度来阐述五行之藏的养生哲学，《素问·六元正纪大论》云："木郁达之，火郁发之，土郁夺之，金郁泄之，水郁折之。"为何是五行之藏而不是直接针对脏腑呢？那是因为脏腑只是五行之藏的内容和环节，世间万物包括身体里的一切形态都是统一在五行之藏里来生克运转，这是大道法则。张介宾曰："天地有五运之郁，人身有五脏之应，郁则结聚不行，乃致当升不升，当降不降，当化不化，而郁病作矣。故或郁于气，或郁于血，或郁于表，或郁于里，或因郁而生病，或因病而生郁。郁而太过者，宜裁之抑之；郁而不及者，宜培之助之。"

围绕五行之藏的"郁"，以木郁达、火郁发、土郁夺、金郁泄、水郁折形成了治疗原理。其中，木郁达之为五行之藏的"木"性走梳理畅达之原理，张介宾注曰："达，畅达也。凡木郁之病，风之属也，其脏应肝胆，其经在胁肋，其主在筋爪，其伤在脾胃、血分。然木喜条畅，故在表者当疏其经，在里者当疏其脏，但使气得通行，皆谓之达。"火郁发之为五行之藏的"火"性走发越发散之原理，张介宾注曰："发，发越也。凡火郁之病，为阳为热之属也，其脏应心主、小肠、三焦，其主在脉络，其伤在阴分。凡火所居，其有结聚敛伏，不宜蔽遏，故当因其势而解之、散之、升之、扬之，如开其窗，如揭其被，皆谓之发。"土郁夺之为五行之藏的"土"性走消滞直取之原理，张介宾注曰："夺，直取之也。凡土郁之病，湿滞之属也。其脏应脾胃，其主在肌肉四肢，其伤在胸腹。土畏壅滞，凡滞在上者夺其上，吐之可也；滞在中者夺其中，伐之可也；滞在下者夺其下，泻之可也。"金郁泄之为五行之藏的"金"性走宣泄疏利之原理，张介宾注曰："泄，疏利也。凡金郁之病，为敛为闭，为燥为塞之属也。其脏应肺与大肠，其主在皮毛声息，其伤在气分。故或解其表，或破其气，或通其便，凡在表在里、在上、在下皆可谓之泄也。"水郁折之为五行之藏的"水"性走调制分利之原理，张介宾注曰："折，调制也。凡水郁之病，为寒为水之属也。水之本在肾，水之标在肺，其伤在阳分，其反克在脾胃。水性善流，宜防泛溢。凡折之之法，如养气可以化水，治在肺也；实土可以制水，治在脾也；壮火可以胜水，治在命门也；自强可以帅水，治在肾也；分利可以泄水，治在膀胱也。"

轻存吸与呼吸升降

养正九始桩的"轻存吸"，为通过调节呼吸达到含眼光、凝耳韵、缄舌气、听心息所在的呼吸状态，它是以呼吸专注于眼、耳、鼻、舌、身、意所在的神识活动中，以轻存吸来专注意念的方式。其含眼光、凝耳韵、缄舌气、听心息也为存吸和合四象。在站桩的呼吸中，粗重的呼吸是心肺呼吸，是浅呼吸，而深长细微的呼吸是腹式呼吸和逆腹式呼吸，当然这里的层次不涉及更触碰不到胎息。

轻存吸在于"轻"和"存"的要领上。轻，为呼吸时的深、细、匀、长体现出来的呼吸状态，它讲究松弛和控制，这个控制不能理解为紧张和刻意，应该叫做用意，它要经过刻意控制来达到自然的用意状态。要领在哪儿呢？深，讲究专注；细，讲究放松；匀，讲究控制；长，讲究入静。根据深、细、匀、长所在的专注、放松、控制、入静来说的调息，呼吸时鼻联动心肺，在上，那么"深"就要求由心肺呼吸转换成腹式呼吸和逆腹式呼吸，其腹式在下，深到位了，呼吸自然就能长。这个上与下的呼吸位置配合深、细、匀、长的呼吸状态，就形成了呼吸时的气机的升降，为呼吸升降调息法。

在"深"的专注上，就要从简单的数息、听息、随息这三方面去体会，它是逐步深入的。数息就是调整吸气和呼气的规律以及时间的长短，随着数息来听息，并非简单的呼吸的声响，而且数息过程中数的节律，把它贯穿在"听"上形成耳的韵律。随息就是专注意念在数的节律和听的韵上，然后伴随呼和吸的转换，来做气机的收放，在这个阶段谈收放其实就是节律的平稳，不要深浅不一，或者出现猛然的大喘动，都是节律的缓急与气机平稳问题，它会带来心浮气躁而影响深的专注。关于呼吸升降在呼和吸的转换上，有一个要点就是眼睛不能随着气机的升降而翻动，一般在呼或者吸的时候都比较平顺，往往就在呼和吸的转换上，眼珠一般会出现下意识的翻动，不能翻，因为这一翻，神就跑了，妄念飞起来了，气就沉不住，之所以叫含眼光就是如此。含，眼睛要把神含住，要垂视，并且在垂视时随气机转换，眼珠不要动。把眼光含住，气机升降时意念才能沉在"深"上。

轻存吸的"存"，为存息归根，气入丹田，并且意随气能存住。这里的气入丹田的归根，是指腹式或逆腹式呼吸所在的下丹田，若说具体的部位的话，为气海或关元穴所在的下腹部。存息入丹田，就在深、细、匀、长要点里有了意念的专注，是步入专一的表现，但还未到专一的一念，应该说是专注的最好诠释，就是气机随呼吸而能载神识，尤其是意念，也包含其他的五根，要让气机成为载体。存，就是载住了，而载住了就是神识开始专注了。此时气和息所在的呼吸就有了分别，如何分别呢？气指气机，而息指呼吸，气机就从呼吸的调整中脱离出来，气就不再是呼吸这一粗浅概念了。

"轻存吸"中存的标志就是下丹田得气，一般下丹田得气在站桩过程中都有明显的觉受，以下丹田太极官明显运转而为感受，它有如小腹突然发热、如轮般转动、腹肠大蠕动等多种状态。得气后，就如同启动了下丹田太极官的运化模式，气会随气机升降在此集聚，并以此发动全身而有行气感，行气感会出现热、胀、麻、疼、痒、冷、蚁行感等气感现象，并且这种气感现象会随气机的升降沉浮来气冲病灶，尤其是气滞、血瘀、痰凝、湿聚等瘀滞或堵塞状态。此时的呼吸升降就围绕下丹田有了呼吸的重要内容，为吸气时，意沉下丹田而引气过脐下并逐渐地气与意皆沉入丹田，这叫吸过脐下，为呼吸升降重要的功法。那么呼吸升降，调的是什么息？调的是呼吸之凡息，对比凡息来说就有内丹层面的真息，真息的标准就是破大玄关，当然不经过有效且到位的凡息的锤炼，其真阳都不会出，更别说真息了。之所以叫锤炼，就是要把调息做到位，才能有所进益，尤其是在这个阶段很容易被五花八门的什么收气、采气、收宇宙、安炉立鼎、收放自如等迷惑，总想三两下搞出个名堂，这叫自欺欺人，别说有功法、有真本事了，要么纯粹是无知，要么就是想欺世盗名，少打点妄语且踏实务实比什么都好。

呼吸升降，存正气。在呼吸升降里其吸过脐下，气机通过呼吸升降而得气存息到丹田，为调息。意念所在的"心"此时围绕下丹田而止存于脐下，为凝神。这就是"存"在轻存吸阶段的深刻含义，而且"轻存吸"的"吸"就是呼吸的吸，非调息的"息"。所以说从吸到息，还有一段功法锤炼的路要走。呼吸升降的气机归丹田，无论是调息的深、细、匀、长要领，还是意念止存于脐下，皆要体悟"静"的内涵，而且要对比各种层次的动来深入静。前面讲消耗和身的妄动，要以静制之，那么现在就要切实体悟静，心止于脐下曰凝神的静态，是静到什么程度。

凝神曰静，以静为正，则阳气出。气机随呼吸升降沉浮，故易散，为散乱状态，凝神以静伏之，凝则聚，把散的气能够以凝神曰静的方式有效地集聚，并且有下丹田太极官的运化调制，就更具集聚的状态，经过意念主导以及太极官的制化，其能量则收拢，阳气出。其凝神曰静与阳气出皆是"正"之所在，所以它能存此种正气，它是生理外在精气神向藏象精气神转变与转换的重要转折与过程。呼吸升降存正气的"正"则有了依处，神也依阳气有了出处，所谓静出神则是阳气一出一升，其神所在的意念就能清醒一分，则明。我们知道阳气是暖的、热的，对比黑暗是有光亮的，故此，好像点亮了明亮的灯火般。

在存吸含眼光、凝耳韵、缄舌气、听心息的和合四象里，就是把六识所在的妄动，专注在静上，并且通过止于脐下的凝神，摄受其妄动，尤其要强调是摄受"动"。为何不是把"识"转化了呢？静只能摄受粗妄，是躁动层面的，而唯识层面细微流注的六识，不但转化不了，没有入大定都根本察觉不了，所以说不要站几桩和打几坐就说自己成了，如如不动，没有妄念了，连进念头的门都没入。凝神曰静，以静来摄取其粗妄之动，说是眼、耳、舌、心（意）四象，加上呼吸的鼻和站桩的身，其实是六象，说四象是因为合五行。从这个名词可知，四象是分散的，而和合就是要摄受与专注，是强调一致性的。所以在和合四象上谈凝神曰静，其神识皆伏于意，以"心"止于脐下的用意而和合四象之散乱。说到和合四象合五行，为与肝、心、脾、肺、肾五脏相关联，再统摄全身所在的四象五行之气，从而引气归元。随着凝神曰静的静不断深入且深邃下去，就能逐步达到眼不视而魂摄肝气，耳不闻声而精摄肾气，舌不生味而神摄心气，鼻不闻香而魄摄肺气，身不躁动而意摄脾气，而引五脏的五行之气归元的"引"，就是调息所在的呼吸升降，乃至更深的神意升降，它要求凝神曰静的"静"到什么程度呢？为心神思虑皆静，作一事想且想而俱忘，忘而无内无外。

我们说摄受和合四象及妄动要"用意"，这个阶段的用意为万事万念作一事想，主动用意来牵引，尤其是从刚入调息的初期与凝神曰静的感受，就要去体悟和对照这个阶段的动静二相，把动和静的内容、层次分清楚，要反反复复地体会，这种用意进出动静的状态，在感知动静过程中的觉受。它是入深静后觉察念头、回光返照非常有效的方式，为重返神意的"返"的范畴。如果没有动静二相的体悟与觉受，站桩就站了个大而化之。用意，居心则用意，在丹道术语和内丹功法中有"黄婆用意"之说，而黄婆用意则配合饮刀圭，在饮刀圭功法下，以此呼吸升降功法配合黄婆用意，则有神意升降的内丹调息法。神意升降调息法，从居心则用意的含义来说，就以"意"来对照心，看看意念、神思与心的关系，这对明"心"大有益处，至少要厘清，其心非意、非神，而又以意、神等来达、来显。从神意升降到居心则用意，就深入了禅悟层面。

养正九始桩的"刀圭饮"，也就是饮刀圭功法，为九始桩舌支要点中，以舌"搭鹊桥"导引金津玉液，并配以升降之法而饮之。饮刀圭的内丹实质与功法，因关乎其"生死岸"，历来皆是不显之秘，故是内丹的范畴，这里有很多不示人的关窍。饮刀圭为注重舌支的桩功要点，以舌来"搭鹊桥"而导引金津玉液。"饮"为饮金津玉液，"刀圭"则是金津玉液在炼精化气的环节中所发挥的功能效用之形象比喻，它暗含着阳气出并循经开脉之能。

其鹊桥之搭，常用的方法就是舌顶上颚与卷舌塞喉。收眼垂视，舌搭鹊桥，这是安神之法。为何要以舌支来安住神呢？因为心开窍于舌，舌为心之苗，心藏神，其舌易动，舌动心火则飞。这也是为何养生要特别注意少说话，少说话则舌就少动，既避免话多耗气，更主要的是压制心火。卷舌塞喉，相比舌顶上颚就更能让舌少动，卷舌后抵，则能让舌伏于口中。"塞喉"就是接近喉咙的位置，而不是塞进去。初起卷舌，舌会很累，主要是心火妄，身的躁动没有静下来。由于它是压制心念欲望非常好的手段，故不站桩或睡觉前的时候，尽量保持卷舌塞喉的状态。这个功夫要做得深才行，做得深不深，就看忙于忘形或者睡觉醒来的时候，突然一觉，看看舌是否卷着的，所以说舌不动则生神，神为心之气。

在中医学里有"津液"一词。津液，是机体一切正常水液的总称，包括各脏腑形体关窍的内在液体及其正常的分泌物。在道家视野里，机体一切正常水液为七液妙气所化，七液妙气化七液，为心液、肝液、脾液、肺液、肾液、气液、血液。在未有器官与水液形体前而先有祖气，七液气就是祖气的一种形式。七液和七液气一样，在身体里是一个整体，可以随气机相互转化，参与五行生克制化来调节机体平衡。《灵枢·邪客》说："五谷入于胃也，其糟粕、津液、宗气分为三隧。"脾胃运化水谷精微，产生糟粕、津液、宗气三大类物质，正是形、液、气三种类别，所以说后天身体中的津液主要受脾胃运化水谷而来。如何来分津和液呢？《灵枢·决气》说："何谓津？岐伯曰：腠理发泄，汗出溱溱，是谓津；何为液？岐伯曰：谷入气满，淖泽注于骨，骨属屈伸，泄泽补益脑髓，皮肤润泽，是谓液。"《类经·藏象类》注曰："津液本为同类，然亦有阴阳之分。盖津者，液之清者也；液者，津之浊者也。津为汗而走腠理，故属阳；液注骨而补脑髓，故属阴。"津液虽属阴液之类，但不能离开阳气的蒸化，它必借脾气的运化、肾气的主宰、肺气的输布和三焦阳气的温煦而流通。《灵枢·五癃津液别》云："三焦出气，以温肌肉，充皮肤，为其津；其流而不行者，为液。"它说明了阳能化阴，气能化津，以体现气津并行、相得益彰的机制。又说："五谷之津液，和合而为膏者，内渗入于骨空，补益脑髓。"又说："阴阳不和，则使液溢而下流于阴，髓液皆减而下，下过度则虚，虚故腰背痛而胫酸。"说明津液若和合，则能为膏，并补脑益髓；反之，不和合，津液则转化为生殖精下流而漏泄，而且过度则虚，虚则诸病出。津液调和水谷精微素能生变化，且变化而赤者为血，如《灵枢·痈疽》曰："肠胃受谷……津液和调，变化而赤为血。"

饮刀圭与金津玉液

何为金津玉液？《黄庭内景经·天中章》曰："舌下玄膺生死岸。"梁丘子注："玄膺者，通津液之岸也。"玄膺为气管受精府，为通津液之岸也，它为七门窍楼门（十二重楼）之门户。舌下有两窍，左名金津，右名玉液，此金津玉液与肾、脾胃相联系，足少阴肾经，挟舌本，足太阴脾经，连舌本，散舌根。舌根为肾所主，肾水充盈，即舌边有水，此为"活"。舌之活水，为玉泉所在的金津玉液。这也是为何舌下玄膺所出的金津玉液关乎生死岸，为"两肾者，两仪也，中间有连环，是我真精。内藏赤白二炁，在母腹中，未有此身，先有此穴，因有此穴，始生此身。左为玄阳，右为牝阴，中穴实，我后天之精海，又为真铅，儒名太极，道名水乡铅，乃北方肃杀正气紫合河车。顺则生人，逆者成仙，一名漕溪，一名祖宫，通上下二眼，降华池。在舌下窍内出，名玉泉"。它和先天肾精和赤白二炁相连，以通上下二眼，为两肾间的幽关与两目间的阙庭联系相通，双目为上眼，双肾喻为下眼，降华池在舌内，出名玉泉。玉泉就是玉液和玄泉之统称，有了上下二眼的连通以及玉泉的实质，则有"舌下玄膺生死岸"之称谓。说到连通先天之精气，为胎光玄精初成时，在胎形体内形成由两肾间的幽关、两目间的阙庭相联系并降于华池（在口中出舌本），形成胎形长成胎体后玉浆、玉液、玉泉与玄泉的联系，成为养生功态饮刀圭的实质，为何会有饮刀圭玄泉的实质呢？因为七液之妙气在冲升融合阶段为妙气，当到了胎体阶段就要生液，所以在后天见"液"则见气，以后天之液而连先天之气。

何为"刀圭"呢？为舌出玄泉、玉泉所在的金津玉液，通过神意升降法导引金津玉液入鼎，从安炉立鼎来说这是第一个阶段的"采药"。"圭"为脾胃所属的位置，在内丹学称谓为"黄太乙之宫"或"黄老中宫"，脾胃在五行上为戊己土，双土成圭。"饮"金津玉液是功法，"圭"是所属位置，以人体来说为脾胃所在位置，以内景高维次时空来说为中宫，"刀"是功法的功态效果。何为"刀"呢？为通过安炉立鼎饮金津玉液炼精化气后，气向身体的气脉扩散，从而开脉，气满脉自开，真炁锋利如刀，以此"刀"喻。很少有人把"饮刀圭"的"刀"解释清楚，虽然经常用这个功法，但究竟是什么原理根本不明，那是没有到过出"刀圭"功态内景。

为何金津玉液能称之为"精"呢？这就是金津玉液的三大来源，第一个层次为涎与唾，为脾胃及肾脏化液所运化，为《素问·宣明五气》所说"脾为涎，肾为唾"，涎出于口，脾开窍于口，口为脾窍，故脾主涎，涎为脾液。肾主唾，唾为肾液，张景岳曰："唾生于舌下，足少阴肾脉循喉咙挟舌本也。"故涎与唾为脾胃与肾化液所主。高士宗论五脏化液说"化液者，水谷入口，津液各走其道，五液受水谷之精，淖注于外窍而化为五液也"，涎与唾多作运化而出。第二层次为先天肾精和赤白二炁，也就是先天精气，为先天之所主，通过内肾连接。何为为肾？为藏象之内层面的精气，内肾两仪左为玄阳、右为牝阴，《黄庭内景经·肾部章》曰："肾部之宫玄阙圆……主诸六腑九液源，外应两耳百液津。……两部水王对生门，使人长生升九天。"明白这一层次，就从九液源、百液津、对生门处知道了长生之秘诀。第三层次为先天斗罡真精，化梵炁而连虚空，为破大玄关后，立先天真炁之炉鼎，再从"黄裳元吉"功态入斗罡太极，它是宇宙与生命本质太极官所主，它非常人能证得。

　　这三大金津玉液的来源，构成三个功态层次，在口中也呈现三种不同的金津玉液内容，涎与唾呈现在金津玉液上，通常说为比较黏稠的口水。第二个层次先天肾之精气相对于黏稠的口水来说，为极为稀、淡的玉液，不能带黏稠的状态，它是甘甜的，而且当凝神入静到状态后，会从舌下伴随玉液而生发出迷人的香气。第三个层次的斗罡真精，它在内景中为纯金黄色的"金"水，而饮到黄庭宫后，会出漫天金色，并发遍虚空的七彩光，是真正所谓的金津。从涎与唾对比其他两种层次的金津玉液来说，它为何呈黏稠状呢？因为涎与唾为受水谷之精而运化，如果所吃的食物味厚气浊，则黏稠，所以说谈饮刀圭，追求金津玉液，就要先调饮食，饮食要适中，尤其不能过饱，过饱既耗脾胃运化之精气，又因精气之耗散而伤神；也不能过饥，在初步饮刀圭而炼精化炁时，过饥则伤胃气。

　　在食物上，尽量少食、不食腥荤香辣之物，腥荤之物为血肉有情之品，味主沉浊，其沉浊之食物本来就耗运化之气，而且运化出的气也沉浊，不利气机上升。而香辣之物，性主轻浮，轻浮之气会引气机散而不聚，影响凝神入静，不利气机之降。腥荤香辣之物多食又生痰，而痰蒙清明，且痰遇阳气则化火，火又烧贪欲妄动之心，怎么能静下来呢？所以食物与脾胃洁净，则气清纯，清气出则灌溉五脏，五脏灵秀则藏精气出，才能引五气而朝元。

这里有两个注意要点，第一个为无扎实桩功与静坐基础者，不可贸然辟谷。何为扎实呢？至少有连续不断的三年以上之坚持，否则实在太容易伤气动本了。很多人上来就七天以上辟谷，到头来弄了一身病和未发之病。在没有桩功与静坐基础的人身上，提倡少食和节食，以及两天以内的断食。第二则为有了三五年的桩功静坐基础（连续坚持而非中断），全身出现明显的热相，阳气输布明显，这就是炼精化气出的阳气，此时就不能再多吃了，多吃为自引退步之祸，多食则引阳气出脾胃而耗散，如果此时还逞口舌之快，既要自省愚昧，又要反思何为贵贱。

我们说饮金津玉液，再以神意升降导引之，导引入哪儿呢？为安炉立鼎之初浅土鼎，何为土鼎呢？为脾胃戊己双土成圭，取其"土"。安炉立鼎初步层次的"土"鼎，以"土"鼎喻灶冷鼎破，为身体尚未达藏象精气平衡而偏消耗为多，需要积蓄火候，以达补锅修灶之能。这个过程就是要知晓饮刀圭的重要性，哪怕是涎与唾层面的金津玉液，持续积累之，就会发生转变。金津玉液的"精"为阴性之精，经过安炉立鼎的太极运化与刀圭之"炉"火候，目的为出阳气。这个刀圭如何饮呢？首先，要舌顶上颚或卷舌塞喉以行鹊桥之搭，再行调息守静之功；其次，待金津玉液满口后，行九漱三咽之法，并配合打天钟、击天磬、鸣天鼓的叩齿之法，将口中金津玉液分三口咽下；最后，金津玉液分三口咽下的行咽过程中，要配以神意升降而导引之，此三者则完成饮刀圭的过程。至于神意升降之功法不明讲，叩齿之法在道家养生中有诸多门类和方式，皆不一而同。

其叩齿与漱口，主要起固精气、警内神、存至真等作用。从身体来说，首先给脾胃所在中脘穴一个信号，或者叫发一个指令，一般一个穴位的功能一分为二，一半是藏象功能，一半是生理功能，此指令一出，中脘穴的太极官就关闭了脾胃运化水谷精微生理功能的那一部分，而接受藏象功能的指令信息，要用戊己土鼎运转咽下的金津玉液。金津玉液一过重楼，从玄膺而下刚刚到脾胃，马上就会得气，就会有肠鸣而动。你这一口的金津玉液就是在藏象领域里运转，就如同金津玉液入了鼎，金津玉液的"精"就会在鼎中而化气，这个"气"有别于呼吸之气，也高级于脏腑精气，它是阳气，这个时候叩齿，牙帮紧咬就是把其中的精气固化住，不要马上就散，要聚，则更有能量。金津玉液入鼎，从安炉立鼎来说这是第一个阶段的"采药"，它的要点在于自然而然，勿忘勿助，既要在神意升降功法中凝神曰静，又要保证在诸多功法中保持静的状态而不散乱飞驰。这就要重视一个误区，就是在戊己土鼎饮刀圭的初起，不谈"观"，此阶段所谓的"观"，那是凝神不住意念横飞的表现，什么时候用观呢？就是出现了身、息、意三者归一，无内无外，且动静分别，更重要的为意走气不随的真炁聚而不散，此时再行所谓的内景导引、诸多观想，而自有妙处，此也为内景；但是很多人入手即错，天天南辕北辙，皆因不明其真道理。

从蓄养精气神来谈藏象平衡，在这个阶段从土鼎以及饮金津玉液而刀圭化气，宝贵的阳气出，之前从动静二相要求对比"动"和"静"的状态，那么阳则热，同时就对比了生理生命的身体之寒凉。这个"寒凉"感在站桩过程中是有明显感触的，有腋窝下流的汗是冰凉的、大椎穴附近寒凉感持续很久等几个这样的实例，但根据经络和身体状况的不同，每个人都会不一样。阳气出所对比身体之寒凉以及站桩过程中的寒凉感，在《周易·坤卦·初六》曰："履霜，坚冰至。《象》曰：履霜坚冰，阴始凝也；驯致其道，至坚冰也。"把身体比喻成履霜坚冰地。履，为行走。在初步阶段，就会遇到阴凝的寒凉、寒湿、蒙混不开等交织在一起，而且以"阴凝"特别强调见识上见地高低，要在这里悟，为何寒凉坚冰，此坚冰不除后果如何等。更要知道坚定走下去的意义，它是"道"，要想破除坚冰阴凝，就得"驯致其道"，以"驯"来强调驾驭和掌控。"履霜，坚冰至"，按照《周易》十二消息卦来说，有时间之指。

阳热与阴寒之比照，是通往对照藏象精气与生理外在如何平衡的认知，身体里什么宝贵啊？当然是阳气，此阳气从何而来？为以站桩静坐的功法状态，行凝神曰静之实质，配以饮刀圭与调息升降之法，从而得其阳气。阳气在身体里要经过初步的热身，也就是说要经过一个阶段使整个身体也跟着热起来，以此有一个身热状态下阳气的基础，有了这个基础才能谈阳气的集聚，来发生一阳初动的质变。

说到阳气起而身热，就要注意卫气走腠理开而卫阳漏泄。《灵枢·营卫生会》曰："内开腠理，毛蒸理泄，卫气走之，故不得循其道。此气慓悍滑疾，见开而出，故不得从其道，故命曰漏泄。"为阳气以卫气的方式漏泄，卫气不从其道，不能守卫了，而且内开腠理后见腠理之开而出，这个出就是卫气漏泄了。由于卫气属阳，营气属阴，此时卫气漏泄就带走了身上的阳气。这种情况告诉我们在两个关键时候要特别注意存卫阳，第一个为站桩静坐完后要及时洗澡并加衣服，不能因为热而脱衣服。此时尤其是不能吹电扇和空调，否则就会外伤于风，加重腠理开卫阳泄，这个时候身体不要躁动，要静下来并把卫阳保护好。第二个就是睡觉的时候，通过一段时间的站桩静坐，身体气机启动了，会出现睡觉入静后身体大热，这是因为睡眠时身体消耗减少，而通过站桩静坐调理的气机还在发挥作用。这个时候转换为阳气了，此时阳气一出，身上燥热，很多人就会在迷糊中自然地掀开被子，这个时候易外伤于风，卫阳一泄，轻则身体不适，重则感冒病一场。这两个卫气走腠理开而卫阳漏泄的情况最为常见，当站桩静坐到了这个时候，阳气越升起来，就越要保暖，要知道穿多点，裹严实点，等过了气机蒸腾后，全身虽然阳气气机充满，但并不会有明显的燥热感。很多人说练了什么功，可以光着身子站在雪地里，这不但没有入藏象精气的层面，而且还不懂卫阳此时漏泄之祸，最重要的是内在精气神的功夫不是表演给人看的，也不是拿一个说辞来证明自己。

除了卫气走腠理开而卫阳漏泄，在身体里还有一种漏泄，叫精气驰散漏泄，最常见也最能导致精气驰散漏泄的就是喝酒。由于站桩静坐一段时间后，身体气机和经络因阳气起而发生了很大的变化，而且这些变化都是极好的，在这个时候喝酒，酒易发散，而且酒能散静，让六识系统所在的神经系统兴奋，全身的"动"态比往常要活跃几倍，静本能摄气，一喝酒其摄受的气，因酒精导致的"动"态就散了。最主要的动态就是加速了气血的流转，全身都因酒精而蒸腾，精气就会跟随耗散，阳气就漏泄了，这是比卫阳从腠理开漏泄更可怕的情况，直接会让阳气在身体里失去根基，也会让太极官的运转制化出现紊乱。本来站桩静坐时以静制动，穴位、暗窍所在的太极官进入化阳的运转模式，当喝酒使气机驰散的情况发生时，太极官就随六识系统"动"的指令而紊乱了，就失去了化阳气之所。所以喝酒导致的精气驰散漏泄，既让已有的阳气因驰散失去根基，又让太极官运转的紊乱失去化阳气之所，此两者一出，阳气气机尽失不说，还因津液枯竭而伤精损脑，影响心智以及妄习皆出。而且酒精入五藏，气机蒸腾，精气驰散则伤五藏之精气，尤其是藏匿在五藏的先天精，《灵枢·本神》曰："是故五藏，主藏精者也，不可伤，伤则失守而阴虚，阴虚则无气，无气则死矣。"我们知道炼精化气是需要"精"作为原料的，五藏主藏的先天精就是"精"的主体，尤其是一阳初动到一阳来复的功态气机，阳气气机导引五藏先天藏匿精气为重要的"精"原料。所以说五藏伤精，则关乎阳气之根本，用"无气则死"来描述伤精之祸害一点都不为过。由此，一定要明白影响阳气并导致阳气漏泄的祸害，谨之慎之，加以防范。

经络三大维度与开脉视野

阳气热身阶段，就要知道阳气循经以及循经的路线，类似常说的"开脉"，故必须要弄清楚开脉实质。首先，单纯从身体单一地说经络，身体的脉是开着的，这是生命状态之所在，从这个层面来说，每条经络都是通的，如果不通，要么就生大病了，要么生命就停止了。

其次，人体经络系统属于藏象生命系统范畴，在藏象生命的认知中，经络系统有藏视野、相视野、象视野三大视野，它是按照藏相法则来主导藏象内在和生理外在，可以理解为从藏象内在到生理外在三种不同维度层次的经络形态。以此看，人体经络的象视野联系生理外在，相对于外在来说，其藏视野和相视野可以归为内在，这三种不同维度层次之间的转换因维度与深浅的不同，有界膜。开脉的真实义就是打开经络藏视野和相视野高维度与深层的界膜，从而以经络连接深层的五脏气与先天精气。

最后，经络象视野联系生理外在，阳气在这个层次循经就是热身的状态。而打开经络深层维度界膜以行开脉之实质，就需要阳气能量的集聚，即常说的气满，而气满就需要身热状态下阳气的基础。当象视野层次的阳气满并集聚，就会发生能量体的转变，再配以功法实质，就会迎来一阳初动的本质变化。

何为人体经络的藏视野、相视野、象视野呢？为立足精气神三大界域源流变过程的生命形态的后天之先与先天之源，从道元维度和藏相动能义来看待人体经络系统的划分，为藏视野下的意识维度层面、相视野下的经络动能维度与能量源流、象视野下的生理运化精气灌溉流注这三方面。根据人体与先天的关联建立三大体系化的视野，以此分维度以及动能转换把先天精气神融入人体经络系统，就把生命形态所在的大生命观，通过生化动能与人体运化动能的交接融合贯穿起来。

三大体系化视野所构成的连贯视野为意识维度→经络动能→运化精气，正好是先天唯识因缘秉受，启动经络的维度和动能转换构成藏象系统源流，并立足于藏象经络精气周行运转统御并主导人体生理体征，形成完整的生命体，既承载了六识层面的现行与现量转换，又赋予了生理生命在因缘生灭的现量时空意义。

人体经络的藏视野，为从意识维度层面，通过六识传导与返熏的完整过程，建立意识维度下的生化动能与五藏神相互关联的源流载体。人体经络的相视野，为从经络动能维度与能量源流层面，通过五藏神在维度升降与动能流变形态下的源流载体，建立经络维度和动能能量，并从精气维度流变的源流关系上赋予经络流注的关联。人体经络的象视野，为从生理运化精气流注经络的层面，通过肺呼吸运化其呼吸精气中的光子素，以及通过脾胃运化水谷精微素成为经络维度和动能能量的主体，成为与人体生理体征密切相关联的密不可分的整体。它既是藏象生命系统统御主导生理生命系统的动能源，也因参与生理运化而成为生理生命系统的主体内容。

象视野的经络结构是相视野经络系统的外在延续，这个"外在"就是人体生理运化精气之先，在相视野的先天之源的先天精源能量与先天气源能量交融的精气融合态，以精气融合态流入中脉与三脉七轮形成象结构的主体能量体结构，以此统御着任督冲带脉。结合于人体就把藏视野、相视野和象视野之间的能量体结构与能量体方式联动交织在一起。经络系统与经络系统中的精气源流下的三个视野，除了以生命本质认识来服务于平常的养生与祛病，它更是基于生命的哲学形态，为我们提供的就是在人体生理生命形态上更高级形式和内容的生命形态的所在，以认知来指引，更以指引来引发思考，思考什么呢？就是如何升华生命，如何立于藏视野和相视野的生命藏高级生命形态来摆脱生命象的低级生命形态。

在三个视野的升华生命的思考和修证起点上，就分开了明显的维度差异。藏视野以独特的六识传导的高维度形态，立于唯识变现与现量过程，直指色空，透色空而观六识之因缘，其妙显诸因缘的就是性，明心见性，悟后起修，直接从六识种子与因缘现行的精气根本入手。相视野，从经络动能维度与能量源流层面，觉知六识传导和返熏的本质，立足于精气升阳而性命双修，从升维度和升动能形态打破维度与动能减弱带来的束缚，厘清相视野在维度升降和动能流变转换的具体内容就可洞悉修真的真正秘诀，明了炼精化气、炼气化神、炼神还虚三关程式的妙义，洞悉真玄关和真火候，同时任何经典的妙义以及隐喻的障碍都将一目了然而不会再存在，更不会牵强附会猜测其意。

象视野的生命象本身就以物质域形态成为实无明和重无明之所在，所以诸多经典的要义均在教导人如何开悟为主体，在实修上更要特别注意摆脱好小术之世间多作怪的贪婪，并且要下功夫审道之深浅，广范涉猎并深研经典，尤其是要脱任督冲统人体经络之所在的外在河车，在未真正破玄关，而行《周易参同契阐幽》所说的"种种捏怪，勉强行持，究其流弊，至于身体疲倦，精神恍惚，周身之百脉，势必奔逸散驰，而无一刻清宁澄湛之时"的诸多鼎沸散驰之低层次功法，贻误自身。

初得阳气到一阳来复，要经历行"耒耜之教"的"犁田"耕耘过程，就是得做好谦谦君子，并且常处于卑位，以谦卑之心而辛勤耕耘，谓"谦谦君子，卑以自牧也"。这个过程以"刀圭饮《谦》，劳而虚怀；《井》养而凝神，《屯》得阳气以膏济"为总纲（见《道统》一书），就是要以谦谦君子之谦卑，"劳"则为耕耘，怎么耕耘呢？为以"耒耜"农具代表农耕文明喻劳作的艰辛，也说明身体业障如履霜坚冰之牢固。那么为何要以此劳而虚怀呢？就在于要从见地上认清卦所示无明因果所主的坤道法则的利牝马之贞，实则是以妄逐妄，增加无尽轮回轮转的种子，识妄破迷，明晰其理后，就得通过实修证悟打破无明，而实证从站桩静坐始，就要懂得开启破冰之旅，并卑以自牧的耒耜耕耘之辛。

它需要通过哪些过程和阶段来实施呢？同样也有一个总纲，为"《明夷》明哲拯济而内修；《噬嗑》小惩大戒，调伏守静；苦《节》闭、戒，《解》严绝邪"。要识得日落地下，暗无宁日的《明夷》之象，为何要明"哲"呢？就是要从哲学深度而非心灵鸡汤的根本处明白大道理，才知道何为拯济而行内修的实质。如果没有观念和见地上的大明确，是很难付诸内修的实质。因为这个破坚冰的路，需要噬嗑，持之以恒也好，知行合一也罢，总是要跟习气、贪着、寻常烦琐事物等死磕，而且对偷懒和放松要以小惩大戒来警醒自己，慢慢在站桩静坐的坚持中调伏守静，方为正道。

在根本的认知上，要深入噬嗑般的小惩大戒，行苦《节》闭、戒，《解》严绝邪之根本。何意呢？为要懂得减少沾染，从习气上去闭、戒，把以妄逐妄真正识破而且做到。同时，以此虚怀来说明站桩静坐功态的入静之效用，要懂得"虚"的妙处。以上的"总纲"若展开讲，是非常庞大的体系，这里只顺个思路。

为何有凝神曰静的"虚怀"之妙处呢？就在于可以得阳气，得阳气以膏济，如同肥厚的油脂来润泽。如何能得阳气呢？为井养而凝神。何为"井"呢？就是以玄泉和玉泉所在的饮刀圭的金津玉液，守住这个涵养身体的先天之"井"，玄泉和玉泉所出井可以养，可以炼精化气，那么更重要的就是要凝神，以凝神曰静来做"屯"积，无外乎为既要出阳气，更要让阳气少耗散，以凝神屯积而待气满，并且以此气渐满，完成人体经络象视野的身热的循经过程。

在阳气以人体经络象视野循经而身热至一阳来复功态的过程中，要注意谦谦君子卑以自牧和归根曰静两大要点。其中谦谦君子卑以自牧，为要以谦卑之心，做好以"刀圭"自牧耕耘，既有心态又有实践的坚持和耐心，守好自己这口无价"井"。归根曰静，为从凝神曰静的层次到神、气、意三者归根，成为凝神入气穴的归根曰静，实际上是对守静提出的目标和要求，为何是目标呢？因为不实证到一阳来复功态，就不知何为凝神入气穴，气就没有真正的归依处，气没有归丹田，神与意自然无法接受导引而归根，所以归根曰静是一阳来复功态标准，当还未能证得一阳来复时，归根是凝神的目标。为何一阳来复为归根呢？在阳气的基础上，出了真阳，是阳气的本质变化，真阳出自然下丹田太极官的气穴开，这两大要点可以说以心法次第与功法层次贯穿站桩静坐的诸多关窍，是极大精髓，一定要珍视。

归根曰静，是凝神曰静中"静"到至静而出现归根的功态结果，也是对静以至静作目标的具象描述。从凝神曰静到归根曰静，就需要重视并践行上面的两大要点。"至静"为围绕老子《道德经》"致虚极，守静笃。万物并作，吾以观其复。夫物芸芸，各复归其根。归根曰静"而言说，它有三个阶段，一是"致虚极、守静笃"的身内与身外的动静二相；二是"万物并作，吾以观其复"的一阳初动，在《周易》内丹学上为从坤卦到复卦的初始，为阳气初动，并没现真气；三是"夫物芸芸，各复归其根。归根曰静"的身内与念外的动静二相，并能通过此动静二相，在静中识别五蕴六根的根尘种子。

这里又说到动静二相。这段话讲的三个阶段的两种动静二相，一种为身内与身外的动静，在打坐入静时，身外一切外缘色尘皆空，从内动来说，包括身体整体也为静，而且要到虚极之静，但此静中，还有身体在代谢，念头在动，在此动静中，能一念不乱，意念不散，守其静笃。

另一种为在致虚极、守静笃的静中色身为空、为静，只有念动，并能在念的动里，识别念的根尘及五蕴六根的根尘种子。"万物并作，吾以观其复。夫物芸芸……"为入极静后的细微之念、往昔所有的根尘种子全都显现，如万物并作样，且每一念种子就是一个根尘因缘，去观照它，识别它。观复为返观，也就是观照念头的方法，在返观中这些根尘因缘种子似乎能说话一样讲述着自己的故事，这些念头的出现就是根尘种子的作用，这些种子皆为往昔五蕴六根的妄，观照念头，便觉知根尘。此时的动静二相，要入归根识妄的念。

动静二相也包括动静二结，是修行中重要的功态参照，能以此参照而帮助提升层次，但随着功态的深入，动静二结也得破除，随动静二结，以致动、静、根、觉、空、灭六结都得破除，当然这是退藏于密，以此洗心的无漏性功。有了这个"至静"，便能在静中一阳初动，一阳初动要做到"西南得朋，东北丧朋"功态的凝神归根下丹田。这句话说的是身体里的两个部位，一个是"西南"喻下丹田，一个是"东北"喻心脏，以心喻意念，以此方位隐喻告诉我们要凝神丹田守静，不要随心猿意马守意的纷乱。另外，关于一阳初动的阳气在体内会以"西南得朋，东北丧朋"的境界运转，不可多说，这里涉及一个秘传功法，而且需要在功态中悟，若能有此悟，即能破守丹田等身体部位之色相。

第三讲　一阳来复，真阳修补

如何开启先天脏腑精气

阳气循经，经过太极官独特的运化以及经络系统的交互联系，而出现身热的循经效果。这个身热并非简单的站桩时因为桩功所致的发热出汗等现象，而是阳气逐渐在身体内扎根，从五脏及内在出现的暖、热、通畅等现象。尤其是从下丹田升起的阳气，先从经络循身，再逐渐通过经络系统入五脏六腑等器官组织，连接和沟通脏腑的精气，调动脏腑十二官的相使功能。为何要强调阳气入脏腑而调动脏腑十二官的相使功能，以调制精气呢？这是炼精化气极其重要的视野和阶段，也是化阳气最主要的原料与场所，或者说为炼精化气的主体，为打开与运转藏匿于脏腑的先天精气。

我们解析藏象的"藏"的含义时，说它具藏（cáng）义，有藏匿、隐藏的意思，为五藏神层面的精气神能量体在五脏六腑中藏匿，成为人内在巨大的精气库，只不过它并非简而易得，需要开启它的途径和方式，这个途径和方式，就是以凝神曰静来静伏借饮刀圭炼精化气的阳气，经过阳气循身而入脏腑。所以说前面讲得阳气之法——行凝神曰静之实质，配以饮刀圭与调息升降之法，为炼精化气求气的第一个阶段，也是开脏腑精气门的关键阶段。那么真正的炼精化气的主体就是这个阶段，以先天脏腑精气为原料，配以导引存思之法，以神意升降而制气机之实质，把藏匿于脏腑先天之精气导引出来，利用三丹田及全身经络太极官的调制，而行内丹之筑基之实质；以藏匿于脏腑的先天精气为原料，这种"采气"视野，诸事内求的理念，是不是胜过那些五花八门的取外象攀缘附会之举呢？所以要贯通到根本。

《素问·金匮真言论》曰："东方青色，入通于肝，开窍于目，藏精于肝……南方赤色，入通于心，开窍于舌，藏精于心……中央黄色，入通于脾，开窍于口，藏精于脾……西方白色，入通于肺，开窍于鼻，藏精于肺……北方黑色，入通于肾，开窍于二阴，藏精于肾。"这里所说的"藏精"并非只讲了藏匿于脏腑的先天精气，而是以五行配五色、五方以及联系识、根、尘的大视野，是宏大以脏腑联系天人合一的宇宙观，并以此呈现了天、地、人所在的四象五行关联系统。正如同前面所讲，精、气、神在宇宙、人体、器官、自然界等无处不显，毛孔、毛发、器官、人体、自然界、星系、大宇宙等无不是指挥部，无不是生产车间，无不是生命的全部真相，一颗露珠，一粒介子，一个星球，一座超级大星系等都是生命的真相，正如《素问·生气通天论》曰："天地之间，六合之内，其气九州、九窍、五脏十二节，皆通乎天气。"这就是为何要在调息入静后，通过饮刀圭功法的炼精化气再讲这个层次的炼精化气原料库，它必须建立在阳气循经而开启脏腑精气之门上。前面讲通过调息入静乃至气机维度平衡而入定，到了这个境界就是天、地、人三者无内无外，从动静二相里离一切天地所在的假我外象，又从内在的唯识而见一切天地人因缘，实证功夫到了这里，就自然知晓一切不是纸上谈兵，也才真正知晓内证大道者从自己身体内部看去，无不是宇宙星辰身外的一切。

开启脏腑精气门就要依赖阳气循经的积累，就要在站桩静坐中做好谦谦君子卑以自牧和归根曰静两大要点。阳气循经加以凝神曰静之制伏，配以太极官的运化，让全身的阳气有了一个更好的基础，这个时候就又到了身体勃发生机的时候了，在日常生活中几乎没有疲劳感，其食量下降，睡眠时间大减，而且在其他的事务中都能极好地专注，内在也有耳聪目明之感，记忆力大好，更重要的是时刻想安静下来的心念大于其他的妄动。当有了这样一个阳气充裕的基础后，就意味着又是发生提升的大好时机，为迎来一阳初动功态。很多人问都已经阳气循经，全身气机饱满了，怎么现在才一阳初动呢？这就是生理外在与藏象的区别，想入藏象精气的层次并非那么简单。从藏象内在与生理外在平衡来看，只有通过有效的站桩静坐把生理外在精气神调节到充裕时，才能有基础和能力进入藏象内在的功态。相反，当在这个时候进入了藏象内在，就意味着生理外在有了一个大的能量库，它们建立了功态上的联系。也正是这个时候你不仅舍不得大消耗，而且对消耗有了察觉和警觉，对生理外在大的消耗和透支会觉得极其可惜，厌烦心大大增强，如果观念上得不到一致，那么大的进步也不会到来。

一阳初动的实质是什么呢？就是之前循经的阳气经过集聚，通过丹田太极官的运化而入了藏象内在，三丹田尤其以下丹田太极官进一步得大阳气。记住，一阳初动的阳气为大阳气，还不是真阳，一阳来复才出真阳之炁。在一阳初动和一阳来复中间还有一个过程。一阳初动和阳气循身只是一个积累的过程，或者是阳气循身后对丹田太极官的一个反馈，它们是相辅相成的，而真正的本质变化或者叫做功态提升为一阳来复。相对于一阳来复来说，一阳初动是发生本质变化的初始，它继续依赖于丹田太极官的运转，只是丹田的数量由下丹田变为三丹田同时发挥机能，所以阳气集聚所发生的状态自然就跟之前不同。既然有了三丹田功态运化阳气，就对神意升降提出了更深的要求，以神、身、意配合阳气气机，而达"致虚极，守静笃"之功。也就是说为凝神曰静的"静"功的再次深入，要到静虚境，且能守住其静虚境地而笃定，则是迎来一阳来复的重大秘诀。越往深的功态进步，就越在乎基础是否牢固，功法是否纯熟，步子是否走得扎实。

三丹田太极官对阳气的运转，其原料是什么呢？除了之前蓄积的阳气，很大一部分就是来源于脏腑的精气。脏腑的精气经过三丹田以及全身经络太极官的运化，使阳气源源不断。此时若不依赖于静来制伏，则很容易从夹脊窍走心太阳藏象，以心猿意马的妄动，阳气从太阳经漏泄出来，走足太阳膀胱经和手少阳三焦经，这个时候从三焦是否火热、身体是否上大火，就知道阳气漏没漏。脏腑藏匿精气是有藏匿法则的，为按四象五行规则以五运气并以五行规律连通身体脏腑，阳气循身的过程就是给一个明显的反馈信息。脏腑精气出，三丹田连通经络太极官运化，就是一阳初动之时。它的基础就是要建立在全身阳气循经而饱满上，这个脏腑精气的反馈信息才真正到来，当这个脏腑精气反馈信息到来，就是一阳初动时。

　　一阳初动与一阳来复功态之区别，就在于一阳初动是一阳来复之基础，这个基础不能从阳气循身直接到一阳初动，同时一阳初动又是阳气循身之阳气积累，没有阳气积累蓄积就无法连通脏腑精气，脏腑精气不出，不给三丹田的反馈信息，就无法到一阳初动的功态。一阳来复，是身体阳气蓄积达到本质变化后，以此开启连接先天的玄关窍，也就是说丹田的气穴打开了，入了藏象内在，得了先天之精气，先天一炁出，真阳至。所以说一阳来复标志着真阳至，先天真炁出。从功法来说，一阳初动为橐龠身气机功态，为在凝神曰静的调息中运化脏腑精气，以神意升降法，行橐龠身气机所在的气机八法，以此炼精化阳气。一阳来复束流精气机功态，为凝神入气穴，以导引存思法，导流脏腑先天炁，以此炼气化神。从功态和功法状态来说，一阳初动以脏腑精气为原料来炼精化气，一阳来复后以脏腑先天炁为原料来炼气化神。脏腑精气和脏腑先天炁的区别，为一阳初动在脏腑精气的层面上，一阳来复的本质变化打开了连接先天的关窍，类似于经络的相视野和藏视野，我们说阳气循身是在经络的象视野就是如此，连通一阳初动与一阳来复功态一样，它们的层次与维度清晰分明，毫不紊乱，没有任何含糊其辞之机。

　　我们以"犁田"耕耘丹田的耒耨之教来明晰踏实实修的重要性，当到了身体有了一阳初动的信号后，就是对耕耘的反馈，同时也以生理外在阳气充盈、精力充沛作为耕耘的回报。以此，更重要的信号是什么呢？就是一定要从一阳初动突破到一阳来复，因为一阳来复真阳出之前，都是藏象平衡的养生范畴，而一阳来复就是步入内丹之内证体系的标志，当然也是广义的养生，只不过那是千差万别。

在九始桩的口诀里，"入恍惚，真阳复，动静二相，在虚极"就是对一阳初动到一阳来复的描述。至于"玄牝门，窈冥机，消息火候，悟禅机"的内容为纯粹内丹学之真机，本讲义不再展开，实际上立足藏象平衡视野从言说饮刀圭功态开始，就已然全是内丹学养生实质。

耒耨耕耘，静待阳动消息

以"犁田"耕耘丹田的耒耨之教勤奋修持，在阳气循经的初始，类似于开荒种地，因为全身实质上为无量无明所沉淀的色尘色身，有阴凝坚冰之喻，皆是阴性的、沉重的，所以"驯致其道"就是要以阳气来驯服这些阴凝坚冰地。我们在这里讲功态和功法，实际上提升见识更难，把这些道理和过程弄清楚，都不是一件易事，但也只有见识到位了，才能将知行合一践行到位。

在《周易》里有一个关于内丹学修证的程式，是以乾坤总纲性命双修，以坤→复→临→泰→大壮→夬→乾的正坤返乾修真过程构成的次第逻辑，完整讲述了性命双修双圆之《周易》内证学。实际上指以乾卦和坤卦为总纲领，大总持坤→复→临→泰→大壮→夬→乾的过程。在这个过程中，以坤卦和坤卦对应的爻为起点，根据正坤返乾修真图对应的卦、卦与爻、爻与爻的过程，到乾卦和乾卦对应的爻为实证结果。在这样一个完整的过程中，功法和功态以及修到什么程度都一目了然。在《道统》一书中，以"七鼎圆满法"把六十四卦总持其中作为次第和过程，为内丹学或内证学建立了模型和逻辑关联，从而也回答了《周易》究竟在言说什么的千古疑题。乾坤总纲性命双修，是以乾坤之道指导具象乾坤事物的修真证道，乾与坤道为性，乾坤之道显化的乾坤的具象事物为命，从乾坤的命功入乾道与坤道的性功，才为乾坤总纲性命双修的完整描述和内涵。在《周易》中，乾卦为性，坤卦为命，从证悟的角度来说，乾卦为在圣，坤卦为在凡修持。其他六十二卦为从乾的在圣到圣化凡过程后如何顺其堕落到坤，以及如何再由坤在凡修持通过次第命功到乾的综述过程，其卦的爻位，为次第的功态和具体方法。

《坤卦·初六》："履霜，坚冰至。《象》曰：履霜坚冰，阴始凝也；驯致其道，至坚冰也。"这是前面所讲的阳气循经而身热，类似于开荒种地般以阳气驯致阴凝坚冰之身的过程。

尤其是要认识到身体寒凉、寒湿以及阴性业障蒙混交织在一起，开始明哲拯济而内修如同履坚冰一样，要做"苦节"，要有恒心和毅力。而且从履霜坚冰之初始来说，已有阳气之对比，这个阳气分为两部分，一个为站桩静坐功法中身体中的阳气，另一个就是见识上的开明之阳，对无明业因"阴凝"的认识，是对蒙混不开的一种照见，其见识上的洞见，就是阳气的一种体现，所以它是阳热与阴寒之比照，从阳气两部分的来源就可知，性功和命功实不可分，没有见识上的灵光独照，在命功上很难体会到细微处，也不能够融会贯通。

从坤→复，复卦，震下坤上，坤卦初六→复卦初九。《复卦》曰："亨，出入无疾，朋来无咎，反复其道，七日来复，利有攸往。《象》曰：复，亨。刚反，动而以顺行，是以'出入无疾，朋来无咎'。'反复其道，七日来复'，天行也。'利有攸往'，刚长也。复，其见天地之心乎？《象》曰：雷在地中，复。先王以至日闭关，商旅不行，后不省方。"《复卦·初九》："不远复，无祇悔，元吉。《象》曰：'不远之复'，以修身也。"坤卦初六阴，随阳气初动，一阴刚反，变阳成复卦。这是以坤卦初六阴爻到复卦初九阳爻的变化，来说明一阳初动的功态现象，以及在一阳初动的基础上如何证得一阳来复。

在坤卦中，以站桩静坐来驯致其履霜坚冰的阴凝之道，当然至于以什么来作为驯致其道的途径和方式，它是多种多样的，这里我们讲的是站桩静坐的基础之基的方法。在站桩静坐破冰的功法道路上，行凝神曰静之实质，配以饮刀圭与调息升降之法，而得阳气。此阳气循经而身热，并且与脏腑藏匿精气有了沟通往来，依赖丹田及经络穴位等太极官的运化，而有阳气初动之象。所谓"刚反，动而以顺行"，刚，为阳气升则刚，是阳的写照，阳升则动。阳升并循经身热正是对"阴凝"的驯致之道，也就是好的事情一定要懂得坚持，为顺行，故而要"动而以顺行"。

刚反而动，则是复卦阳气初动的写照，当从坤卦爻变到复卦，则是一阳初动之时。而复卦初九，其一阳初动的阳又刚反，阳气集聚而增加了能量，故有"不远复"之刚动来复，为一阳来复。在一阳初动和一阳来复的功态实质中，以"出入无疾，朋来无咎"对照"先王以至日闭关，商旅不行，后不省方"两者的功态行为要求。如何对照以及提出了什么要求呢？以"出入无疾，朋来无咎"可以随意出入、照会朋来等松散的修行与生活要求，对照"商旅不行，后不省方"的至日闭关的严格，一个松散自由，一个什么都不要考虑的严格，闭关不严格，闭什么关呢？这是对闭关的行为以及闭关内容进行了规范。为何要这样要求？因为阳气阳刚来复发展是本质变化，是极其宝贵和不易的。

这个不易，从坤卦初六的坚冰、阴凝就要深入认识到无明因果所主的坤道法则，懂得坤卦所示的利牝马之贞，实则是以妄逐妄，增加无尽轮回轮转的种子，在强势"阴凝"的坤元世界与无明因果所主的坤道法则里，得其破冰并打破无明的阳气，何其之难。如果没有这个根本的认知，功态到了这里就会不知尊卑，就会纯粹的蒙混颠倒、不识真面目的无知与愚昧透顶。在《素问·五常政大论》曰："夫经络以通，血气以从，复其不足，与众齐同，养之和之，静以待时，谨守其气，无使倾移，其形乃彰，生气以长，命曰圣王。故大要曰：无代化，无违时，必养必和，待其来复。此之谓也。"其中"待其来复"就专指一阳来复，尤其是从经络以通、血气以从的阳气循身，达到"与众齐同"的全身皆有阳气气机充满，以此"生气以长"的阳气，来养之和之，待其一阳来复。"故大要"就是强调非常重要，"必养必和"的"必"就是要明白关键要害，没有什么比这个宝贵，它是一切之必须和万缘放下之必然。要如何做呢？要"静"，静能摄气，要"谨"，谨守其摄受的阳气，然后无使倾移，不要再做消耗和动荡了，内、身、外的消耗要斩断了。要懂得闭关之于一阳来复大要的关键，更要识得何为生命的大要。当"无代化，无违时"待其一阳来复，则可做自己的圣王，主宰自己身内的阳气。

从一阳初动至一阳来复，就要懂得应该专注"至日闭关"，其"不远之复，以修身也"的大好局面即将出现，闭关修身的时机已到。正因如此，以"出入无疾，朋来无咎"对照"先王以至日闭关，商旅不行，后不省方"，来告知这两者的本质状态，一定要发生思想认识以及行为上的改变。从前面所讲可知，一阳初动与一阳来复是两个功态和境界，一阳初动为阳气刚反之初，此时的阳气还未发生刚复的本质变化，真阳未出，其阳的根基还不稳定，随时会被"出入、朋来"侵袭。直到初动的阳气，每七日来复，至七七四十九天后，此阳动才变为阳刚，而称为"一阳来复"，此复为刚复，阳气已刚。"不远复，无祇悔"，是在一阳初动的第一个七天后，以"来复"的功态报告消息后，就知道由一阳来复至刚复，已经离得不远了，这样闭关修身做下去，才不会后悔。所以此时"商旅不行，后不省方"，放下一切商旅以及不考虑一切事情，而专注修行。

至于七日来复和七七四十九天的时间概念，取决于是否专注"闭关"的认识及行为，由于对闭关见地不明，把这个本来四十九天的时间拉长了将近三年，而且还未见来复的消息，皆为还牢牢把持着习以为常的见识和习气，其改变都难成行。这就好比你怎么放下一切去对待闭关的认识，其刚复的功态就怎么对你一样，来到这里不做改变或者不明改变所愚弄的正是自己。此时的"商旅不行，后不省方"针对"出入无疾，朋来无咎"来说，就不是一个阶段和层次了。从在刚开始的

"履霜，坚冰至"的破冰之修中，还可以有"出入、朋来"之行，那是因为从阴凝到阳气出并不是一个手到擒来的过程，所以出入无疾，朋来无咎，并不做严格的要求，但是到了一阳初动的时候，为了能够一阳来复至刚复，并且"见天地之心乎"的刚复阳气入气穴，进入恍惚与窈冥内景，就必须至日闭关，商旅不行，到万缘放下不再考虑任何事情。关于"至日闭关"的"至日"，就是一阳初动到来的日子，以此为标志，到了此实证功态后就要闭关，随到随闭。

在"动而以顺行"中，顺的是能使阳气刚复的反复其道，而非顺"出入、朋来"的顺，前一个持续顺行是一阳初动的功态，后者是习以为常的习气与见识的顺。很多人要问：前面出阳气并阳气循经身热就是这样出入与朋来的顺，同样是积蓄阳气，这个"顺"的含义和要求现在为何不一样呢？此时要注意这个概念，阴凝之顺与刚动之顺，前一个阴凝之顺为无明因果法则所主的利牝马之贞，为以妄逐妄，为顺其势而行修行之要；后一个为刚动之顺，为修行阳气初行，刚反之顺。如何就产生了本质的区别呢？刚动之顺能止阴凝之顺。我们知道阴凝之顺为无明因果所主的法则，为顺势堕落，业障加重，而此时的刚动之顺，以其真阳驯至其阴凝之妄，则可止无明沾染、染浊，其沾染一少业障就不会加重，则出现止顺，则是顺止之法与止顺之道，这也是为什么九易法则里有顺返法则。在实修功态里言说顺止之法与止顺之道究竟落脚处，就可以跟阴阳法则结合，顺则阴妄不止，反则刚阳来复，就有顺返法则里内证止顺之道。

"复，其见天地之心乎"，此时阳气刚反，复为大好之象，也为大好之境，是其天地万物之所望，同时也说明在阳气刚反的反复其道的过程中，以"见天地之心"而进入九始桩功连接内丹的层次，以功态进入藏象内在，具体的功态所指为恍惚功态和窈冥功态。同时，此"心"在此狭义地指气入下丹田太极官之气穴，如果按其三脉七轮来说为气始入中脉，且下丹田太极官之气穴为中脉上的维度枢纽或者叫做关窍，以此真阳入气穴的中脉贯通"天地"，开始入内景修持，到了这里，就是藏象平衡中藏象内在精气与生理外在平衡的状态。如何平衡呢？有充身修补、外养平人、内持藏象三大要点，从充身修补和外养平人来说，是针对身体言说外养，以此做外养，一本而万利，因为它达到了治未病、平人健康的标准和要求，甚至对于外生理消耗也有了充足的藏象精气能量库给予支撑。因为中脉气穴的关窍已经连接和打通，并且脏腑藏匿精气也被调动得活跃起来了。从内持藏象来说，就进入了内丹内证的范畴，本讲义就不再涉及九始桩在"玄牝门，窈冥机，消息火候，悟禅机"的内丹层次内容。

"见天地之心"之真阳入气穴，气始入中脉而现内景，关于真阳入气穴是复卦重要的特指。除此以外，更究竟的说法应该是此"心"为真如之心，为自性，要在见识上明"心"含义的根本，也就是说，要能在此阶段见性为最好，这个"心"也是处处不离自性。因为一切功态功法皆是围绕"见心"见性来说，抛开这个阶段的特指，凡是在任何功态功法中，以时时处处见性为最佳，并非说在哪个阶段或到什么程度了才有见性的实证了，不能这么去框定，因为每个人的机缘福慧不一样，从而在积善厚德识妄破迷的种子不一样，自然见性的时机就不一样，如六祖仅在经中就见性了，而很多人命功都到了很深的地步，也不知道见性为何物，甚至还有入四禅八定的也不一定见性开悟了。性功和命功并不能直接转换，并非说你练到什么程度了就一定见性，所以说"悟"是多么的重要。

至日闭关，学会隐遁

再来说说这个"至日闭关"，刚复阳气"其见天地之心乎"入中脉，才为第一位丹轮的修行。那么刚复阳气入中脉要将中脉海底轮修至纯阳，到《易经·乾卦·初九》"潜龙勿用"有了纯阳之龙焉，才成丹轮。也就是说一阳来复固然迎来了"气"机上的本质变化，可是在新的阶段和领域，它也是刚开始而已，这就是为什么要分阶段、分层次、分维度对待的问题。到了刚复阳气入气穴，先天真阳出，此时的气机就要用"炁"这个字，以代表连通了先天之气。初修此轮时，要顺承复卦的闭关功课，并且上升到"隐"和"遁"。关于至日闭关和隐与遁的问题，我是老老实实地做了五年。

顺承复卦，而有《易经·乾卦·初九》曰："龙德而隐者也。不易乎世，不成乎名，遁世无闷，不见是而无闷。乐则行之，忧则违之，确乎其不可拔，潜龙也。"首先是从复卦的阳在下修此丹轮，阳在下如果不遁世无闷式把此丹轮修成，则有"迷复之凶"。迷复就是从复卦初始而迷，从而到不了乾卦的"龙"炁。我们前面讲要到"确乎其不可拔"的地步，才能松懈，否则阳气从夹脊窍走心太阳藏象，以心的妄动而漏真阳精气。对于迷复之凶的走错路和弯路，所以必须从至日闭关起，继续"隐"和"遁"。

以什么来作为标准要求呢？为做到"不易乎世，不成乎名"，不为世风转移，不求功名，甚至"遁世无闷，不见是而无闷。乐则行之，忧则违之"。要把隐居遁世的闭关当成乐事，而不是因烦恼苦闷有所违，圣人把这种闭关遁隐称为"潜龙"的龙德。这种"龙德"一是在这个阶段的修行过程中，要像潜龙样能遁能隐，其修真证道的心耿介如石，毫不因世俗功名与世风看法而转移，要有"潜龙"之精神；二是此丹轮修成后，阳气成为纯阳之"龙"炁，更要有其"龙德"，隐而不发，潜龙勿用。为何勿用呢？那是因为在乾卦里，其阳在下根基不牢，须持续精进方为大吉。

在三脉七轮的次第与认识上，第一位太极丹轮，为海底轮。其修持的功态与功法过程为：坤卦初六→复卦初九→乾卦初九。从坤卦"驯致其道，至坚冰也"起始，到复卦"不远之复，以修身也"的"动而以顺行"与"先王以至日闭关"，反复其道，至乾卦初九，潜龙勿用，第一位太极丹轮修成。

从承继刚复阳气闭关修行，到强调"龙德而隐者"的隐和遁，我们知道这个过程并非想象那么简单，因为有这三样东西能确乎拔其志，"不易乎世，不成乎名、遁世无闷"。世俗看法、功名笑谈、避世苦闷，所以这三样东西必须克服，为什么圣人会做这样的强调呢？是因为此关难过，这无关功态功法的精进实证，反而在此阶段比练功更难，相对于避世苦闷来说，世风看法和功名笑谈是最为艰难的，因为在识妄破迷的觉悟和觉醒里，你无法去解释清楚"利牝马之贞"的"柔顺利贞"世人习惯的局限思维，如果因此而烦恼，则必然会"忧则违之"让情况变得很糟，如果有此觉悟和觉醒的自然不必多解释，那都是积善厚德觉性渐成之人，凡需要反复解释的肯定会解释不通，因为智慧层次不够。

修行随着功法功态的深入，如何从"出入无疾，朋来无咎"，转换到"不易乎世，不成乎名，遁世无闷，不见是而无闷。乐则行之，忧则违之"，是极其重要的，前一个阶段还有交往和出入，后一个阶段要求隐和遁同时具备，并非单"隐"就能解决问题，还要"遁"彻底的无牵无绊。为何非要如此呢？那是因为在此阶段的无比重要性，在无明坤元世界里，任何一丝入世的联系都是无明因果存在的地方，会把你牵走而有违之，因为无明因果牵引的力量会让往昔种子翻滚出来，在还没有形成足够定力的情况下，所以要强调客观的条件，并且要继续稳固自己耿介如石的道心。

前面讲阳气走经络的象视野而循经身热，那么有了本质变化的一阳来复真阳之气又有什么样的路线和特点呢？为真炁行"直、方、大"。直，为在三脉七轮的次第与功态中真阳精气沿中脉走七轮，与七轮同匹配的是其他部位的同步进步，就如同水涨船高一样，这个水涨船高的"水"就是方和大所在的经络气脉；方，为以任督二脉所在的奇经八脉，为以"直"来说的方；大，为全身包括正经、奇经、经别、别络、经筋等在内的所有经脉，为身体之周天，相对于天人合一周天度数来说也谓小周天。所以说对小周天的认识，任督二脉不为小周天。

坤卦六二爻"直、方、大"，从初六上升了一个维度层次，在这个层次上的的耒耨之教，在于以真阳耕耘丹田，实际上核心的功法为凝神入气穴，以此"不习而无不利"，不多做其他的修习而为不习，正是"多言数穷，不如守中"。只凝神丹田气海，这就是归息升降的炼气化精，守此气穴，就串联后面的功法，因为"饮刀圭"的金津玉液通常是七分钟一满口，待满口后如此饮之，在满口金津玉液之间，就是凝神气穴，以此不习而无不习，则无不利，真炁自出，气满脉自开，真炁入经络的相视野层次。

在持续"直、方、大"的耒耨之教的功态中，则是"临，君子以教思无穷，容保民无疆"，为阳气所到处，德所普施处，以此耒耨之教，教思无穷。此时，什么最为珍贵？当然是真鼎里化精而出的真炁，此真炁为"民"，因为"民为贵"，此真炁贵为民，以耒耨之教，教思无穷就是要保持真炁不断被化出，气满而脉开，让气在身体里运转起来行地无疆。在这个过程中，会出现什么呢？出现黄太乙宫的鼎中出金，炉火遍地之象，这就是内丹之内景，实际是功态逐步有足够的火候真炁纯阳金性显现，谓"地道光"，黄太乙宫满斛炉火、遍地黄金之"光"象，"地"为黄太乙宫的坤位。此时便是《易经·乾卦·九二》中"见龙在田，利见大人"，"见龙在田，德施普也"。已是第二位丹轮的纯阳之炁已成，此龙气为耕耘丹田的耒耨之教，耒耨之教为气机的发动机，以"耒耨"犁田的农具，喻耒耨犁田丹田要在此阶段勤奋耕耘，使真炁出，以此"直、方、大"的德普施。

从道医学诸事内求采精气

我们说从一阳初动到一阳来复，以先天脏腑精气为原料，配以导引存思之法，以神意升降而制气机之实质，把藏匿于脏腑先天之精气导引出来，利用三丹田及全身经络太极官的调制，而行诸事内求采脏腑精气。这里就从道家养生的角度融合道医思想，谈谈存思、导引、服气等养生方术。

从道医学分类原则可知，道医的"角色"既沟通起"道"与"医"两者不同体系，又从道→法→术→用层面打通其内在联系，从而分化独立出道医学，在道医学的"道教"和"道士"特殊要素上，就要立于道教发展史和道士的杰出贡献，按照道医学术分类的方法，分类出道医学术体系。融合道教派别在养生祛病的实用性上，就得梳理道教的派系宗别，尤其是最盛名的全真道和正一道。总之，如此繁多的门派宗别，都是建立在"道"信仰体系下，在性命之学上围绕性命双修，而有内、身、外之法脉与法门差别，但无不是围绕内丹与金丹的内证，立身的内炼外养，以及符箓斋醮、积功累德的外用等。道教门派宗别在法脉与法门的"内、身、外"差别，就形成了不同的门派宗别文化系统。在这样不同的门派宗别文化系统发展进程中，出现了门派宗别自身独具的显著特色——或内证或身治或外养的文化特征，这种由门派宗别在法脉与法门的"内、身、外"差别所形成的自身文化特征，在养生祛病的实用性的归纳上，呈现内证、身治、外养的不同结构。

内证、身治、外养结构规律的形成，是在道教各门派宗别的发展体系中，立足于道士的广泛参与，以人的立身为本来谈内证或外养，无论是进行"道"的信仰还是遵照教义的修行，无不是围绕以道士为核心而发生的道士与道士、道士与社会、道士与自然的关系，离不开人本思想，也就是以人为本—道士广泛参与—与人、与社会、与自然之间的相处之道，呈现了以立身之本而谈内外。从身向内而有内证修持升华生命、超越自然出世（身心出世或心出世）修行，谓之内证；从身向外而有社会活动属性的遵行教义规则、礼仪规范，积善厚德之世间修行，谓之外养；而结合内证与外养过程中，立足于命功的身和形，在身德上严于律己，在身养上养生祛病，达到世间道德和炼养身形所在的身体发肤皆积极健康之目的，谓之身治。内证、身治、外养结构是融合道教派别在养生祛病的实用性进行的规律总结，从而形成了道医学术的所遵照内证、身治、外养结构规律的分类方法。

从内证、身治、外养结构进行归纳总结的分类方法可知，其内丹存思系与服食辟谷系的特征就是从身向内的内证修持，以升华生命、超越自然为修行目的，在这内证阶段性过程中，达到养生祛病的"医"的目的。不仅如此，我们还要深刻认识到在内证阶段过程中所达到的"医"的目的，是真正意义上的"医"，是医的最高境界和追求。诀法符图系与传统方药系的特征就是从身向外，借用诀、法、符、图、咒等方式和传统方药的方剂、饮食、药食等工具，积善行德或养生治病，对比内证的修持养生祛病，它更接近于传统医学的范畴，是广为认同的医的方式、手段和思维。气法导引系的特征就是围绕身体而兼顾内外的炼养方式，此兼顾内外为内养外炼，分为内功导引和外功健身，古之医家，多立于医的传统手段而论于导引。

存思，道家内炼系统中又以存神、观想、存想为方术，尤以存神（内景神真）为深邃内景。存为存在、存放和保存之意；思为神、识活动的表现，常做意识，但不能单指或局限于意识，为通过思的方式把"神"的存在确定并加以安放，把境界存放、停留以真，谓之存思，这个"神"的存在为内在的精、气、神以及精气神为代名词的内景境界，在内证中非指外神仙。道教以"存思"所在的存想、观想、存神方术，内炼精气神而达到祛病延年和长生久视的目的。存思方术在道家起源很早，尤其是在上古神仙家内炼的实质产生后，就是存思方术大行其道之时。在东晋中期的上清派多以存思修习为主，从存思身外景物如气、云、星等转换为内存思来结合内存诸神。

存思在《太平经》《大洞真经》文献中已多论述，如葛洪《抱朴子内篇》具体记载了存思老君，存思己身形体、五脏等方法。《抱朴子内篇·杂应》云："但谛念老君真形，老君真形见，则起再拜也。老君真形者，思之，姓李名聃，字伯阳，身长九尺，黄色、鸟喙、隆鼻，秀眉长五寸，耳长七寸，额有三理上下彻，足有八卦……见老君则年命延长，心如日月，无事不知也。"《上清大洞真经》讲存思日月星辰与身内神相合，谓："口吸日月一息气，分三九咽，结作二十七帝君……令日光使照一身，内彻泥丸，下照五脏肠胃之中，皆觉洞照于内外，令一身与日月之光共合。"陶弘景在《真诰·卷十》曰："旦，坐卧任意，存泥丸中有黑气，存心中有白气，存脐中有黄气，三气俱生，如云气覆身，因变成火，火又绕身，身通洞彻，内外如一，旦行，至向中乃止，于是服气一百二十，都毕。道正如此，使人长生不死。"又云："初存出气如小豆，渐大冲天，三炁缠烟绕身，共同成一混，忽生火在三烟之内，又合景以炼一身，一身之里，五脏照彻，此亦要道也。"

在内丹次第中，又构成了存想、观想、存神的次第功态境界，从存想的"想"可知为主观的意识集合，只是以"存"的方式，把意识所动集中至一处，它基本属于意识活动的范畴，而且初入功态时，以主观的存想来入静，所以说"想"跟身体紧密相关。唐司马承祯《天隐子》曰："存谓存我之神，想谓想我之身。"所以存想多与"身"相结合，以"身"的存想入静，来作为筑基之学，老子的"致虚极，守静笃"就是从身入静、专至一处，而有虚极静笃之功。《云笈七签·存思》曰："为学之基，以存思为首。……光而不耀，智静神凝，除欲中静，如玉山内明，得斯时理，久视长生也。"提出为学之基，除欲中静。观想的"想"，为在意识活动范畴的基础上，以意识所动至一处，不从动中而出，在静相中而有其他的眼、耳、鼻、舌、身之"识"系统的活动，在主观意识的基础上，增加到了包括意识在内的其他六识，构成识系统，从而以"观"的方式把"识"系统至一处，为存想更深一步的功态境，以"观"代替"存"为存想功态的升级，观的系统要大于存想至一处的系统，也因六识系统的散乱，从"存"入"观"则需要精气的积累和炼养。存神则是在六识系统所至一处的功态境界基础上，超越六识所在的精气范畴的动，而入心神范畴的静，既观照、观想了六识系统，又摄受了神与气精转化中而出妙智的境界。存神又用了"存"，为摄受大观照境而至一处，深入慧的静，出妙智的"动"态。

内丹存思系，为内证系统中内丹修炼范畴的内丹体系和存思之道。第一，内丹和存思是两大养生体系，不能把内丹寻思系理解成以存思的方式为主，而是内丹系统与存思系统两者；第二，内丹系统和存思系统在修炼中又实无可分，内丹系统贯穿了存思方术；第三，在内丹的"炼精化炁，炼炁化神，炼神还虚"的程式中，又有积善厚德、知常识妄→七支调息、守静归根→刚阳来复、潜龙遁隐→安炉立鼎、龙德普施→取坎添离、以左右民→水火既济、扬于王庭→施禄及下、温养中行→健中正德、退藏于密→回光返照、净念相续→周易易周、十方圆明的内丹次第，在内丹次第中又有诸如炼己筑基、安炉立鼎、采药炼养、交媾火候、周天养胎、移神换鼎、阳神养慈等重要丹道征象，而存思方术根据内道次第的不同，其功态内容皆不同，比如说初入静的存思和动静二相功态后的存思，以及现窈冥内景后的存思皆大相径庭，尤其是"采药"入鼎之炼养，可谓变化多端，并无一定式，要随机应候；第四，可以把"存思"看作是内丹系统中的方术，是内丹不可或缺的次第进步的方法，在存思方术的炼养中，由于皆是立足于神、气、精的内炼，故而又是内丹的范畴，但不能把内丹系统狭义地理解为存思方术；第五，内证结构中以内丹系统为综述，其存思方术、服食方术、辟谷方术等皆是内炼系统中的内丹思想的内容体系，但又分开来说，因为道医学术体系的分类法，是在养生祛病上的独特作用；第六，内丹存思系把范畴定义在内炼内养，而非诸如符箓斋醮范畴的诀、法、符、图、咒等移精变气为实质的存思方式，前者为精气神的炼养，后者为以治病养生或排忧解难为目的的外用。

服食辟谷系，为内证系统中服气思想所在的服食和辟谷方术。第一，服食与辟谷皆是道家修炼方术，是通往金丹内景功态而立于身体的养食之道，以服气思想统摄内服食和丹道辟谷。第二，服食与辟谷方术的养食之道皆体现了道家的服气思想，无论是服食中的服饵、草木药食、配伍药食、五谷、咽津、鼓漱等，还是辟谷——对比服食的节食或断食，皆是围绕以"气"为养的核心，而以吸收水谷精微转化为营卫之气和涵养神明的素气。第三，"上药三品，神与气精"的精气神思想是内证中的核心思想，而"服气"是立于身体的养食之道通往内证的桥梁，以此来连接并沟通命功向性功的转换，从养身、形到养心、神，服气思想所在的服食和辟谷方术是重要的修证方法。第四，从立于身体的养食之道来说祛病养生并延年，这是医家所追求的核心价值，并且围绕此核心价值，出现以中医药为主体的方剂体系，构成医学的核心治疗手段，它正是服食方术的体现，但内证结构中的服食区别于外养结构中的传统方药，为取舍目的的不同。内证系统中的服食强调"精气"的转化——身体内反应和精气的通道，以及精气转换后炼养的目的，为内服食，它以身体区分了内服食的内景与外服食的外用之差别。第五，结合辟谷的节食或断食来谈服食，更能准确对应内在精气的转化。辟谷为服气思想所在的成熟方术，因为在节食或断食的情况下，如若无服气方术以养"精""神"，则身受损害；反之，服食是在辟谷术中间连接食与不食的关键所在。第六，从"服"上来讲，无论是外食物（服饵、草木药食、配伍药食、五谷）的摄取，还是内（咽津、鼓漱）精气的转换，不能理解为切断，它一定有精气来源系统；如果没有立足于精气来源系统而断"服"，则伤身伤神，故内服食和辟谷需要一定的功态基础。第七，外服食和内服食，一定是有机结合的，在道家的实证体系中，当到了内在"谷神"阶段后，就不能以外服食来界定辟谷，也就是说不是吃和不吃的问题，而世人皆不明深浅，停留并迷惑于此。

服气思想，是道家"精气神"本根在炼养理论上通过方术深入浅出的外化，而服气思想所在的服食又是精气转换——辟谷的外化。何为外化呢？为内在过于深邃精深而通过通俗或易行的外在方式来达到沟通里外，建立桥梁的目的。通过外化的沟通与连接，就形成了上药精气神—辟谷（内服食）—外服食的从内而外的外化程式。当外服食转换水谷精微以做营卫之养气，而辟谷所在的内服食则为营卫之养气层面的精气转换，上药精气神炼养又是在精气转换层面基础上，炼养真精真阳而得真炁，从而入精气神生命本根的内丹金丹大道。无论是外服食还是辟谷所在的内服食，以及上药精气神炼养的丹功，都是服气思想不同程度的体现，所不同的就是"气"在不同功态阶段内涵层次不一样，当真正明了"气"的不同层次的内涵，就能建立起内炼的程式次第。同时，在服气思想呈现的外化转换和不断深入的"气"的功态，又以存想、观想、存神为辅助方术，把在不同阶段所得到的"气"通过"存"的方式为内证丹功供给"药"。这就是为何把"服食辟谷系"定位为内证系统中服气思想所在的服食和辟谷方术，因为在服食、辟谷方术以及相辅的存想、观想、存神方术中，核心是围绕"气"来采药的服气思想，"服"是药在不同功态层次的"存"之所在，而"气"就是不同层次功态的核心，是"药"，也是方术手段为寻药、采药之所在。《三洞珠囊》卷五引《裴君内传》曰："寻药之与存思，虽致道同津，而关源异绪，服药所以保形，形康则神安；存思所以安神，神通则形保，二理乃成相资……其有偏用能通者，亦同臻道岸，而未若兼善，使药与思交用，形与神相入，则指薪日续，游刃无阻，生涯自然而立，死地何从而来也。"这里的服药便是外服食—辟谷（内服食）—上药精气神三个层次的"气"的所指。所谓"关源异绪"，便是要清楚保形、神安、神通的"药"的层次，以药和思交用，形与神相入，则"生涯"自然而立，祛病养生并延年。这就形成气在"药"的不同层次上呈现的服气思想，以上药精气神—辟谷（内服食）—外服食的从内而外的外化程式，建立"气"的药通道，而常常在实证中多以服食和辟谷方术为主。

服食，在内证结构中以服食——寻药、采药的"药"主体来养生，常做服饵，又称服食术或服饵术，其中"药"是内丹术语中精气神不同内容所指，常以"气"来概述炼精化气、炼气化神的不同"药"结构。葛洪认为上药令人身安命延，升为天神，中药养性，下药除病。上药为"上药三品，神与气精"的精气神所指；中药为服食思想所在的内服食和外服食，是内证系统中以存想、观想、存神为辅助的药理，是"思"范畴的药；而下药则为外养结构的传统方药，常指用以治病的方剂。以"药"的内涵分上、中、下三种结构，才是正确知见和层次分明的养生视野。

道士服食的记录中，有田仕文"常饵服白术、茯苓，久而有益"，梁谌"广索丹砂，还而为饵"，马俭"断谷服水，饵枣膏、天门冬"，尹通"服黄精、雄黄、天门冬数十年，体渐清爽"，王延"唯松餐涧饮，以希真理"，等等。《抱朴子》中有专篇论服食，多为草木药服食方，除了草木药的服食方，还有外炼的各种丹药，为金石饵食，常见丹砂、雄黄、雌黄、石硫黄、曾青、云母、戎盐、石英、钟乳石、赤石脂、太乙禹余粮等。在《云笈七签》的诸方药部所列诸方，多为此类金石丹方，如卷七十五载有"炼云母法"的炼法和服法。还有将金石与草木药进行配伍以服食，如五石散等，但这种由金石药的配伍方多需要经过特别炼制而成，而且制法和金石炼术非常人所能，虽然典籍与各外丹术常载配方、制法，并非寻常可成。在《云笈七签》卷七十四至卷七十八专列的方药部中，有诸如"太上巨胜脁煮五石英法"方术，所载的霞栖子卢道元"太上肘后玉经方八篇"中，按八卦结构的乾、坤、艮、巽、离、兑、坎、震，有八个服食方和易学理论结合。

如果把服食术或服饵术认为是外丹方术在内证系统的应用的话，那么它以服食外药归纳在内证结构，就有呈现在"内"上的内涵，为服气思想在内丹药物核心"气"的转化所在。简述之，则是内丹的药物——"气"，为服食外药物需要转换的水谷精微的营卫养气或更高层面的药物精素气，总之要强调药物的内转换，视野在内精气层面而不是药物的外养原理，这也是服食与传统方剂的区别所在。在内证系统的内转换"气"层次，服食术为食，而辟谷术则为不食或少食，但都要有内转换的服气思想。辟谷术就是立于不食或少食的外服药状态下，而有内精气的转换，如无外药物或食物为援，则必有内"气"的源，以支持身体的生理活动和丹功的精气神药物给养。这里必须要强调，当把视野立足在辟谷术时，试问你打开或找到了内精气来源了么？而且打开或找到内精气来源的炼养基础又是什么呢？如果连这层粗浅的辟谷学问都不明的话，又何以谈养生延年？

辟谷，是内证结构中服气思想所在的内精气服食来养生延年的方术，它强调内精气转换成为生理活动能量支撑和内丹药物的供给。辟，从门，辟声，《说文》曰："辟，开也。"本义为打开、开启。在辟谷含义中有打开、开启与屏除、驱除的含义。从屏除的含义讲，为却谷、去谷、断谷、绝谷、绝粒、休粮的修炼方法，以不食五谷而屏除"谷"之所在，以重启和调整全身精气系统，尤其是营卫转换关系，从而祛除身之邪气与病灶，达到养生祛病的目的。《云笈七签》曰："凡欲得道不死，肠中无滓，欲得长生，五脏精明。故《黄庭经》云：何不食气太和精，故能不死入黄宁。《阴符》云：积火可以焚五毒，五毒则五味，五味尽，可以长生。"其肠中无滓、五脏精明之论，皆是辟谷术中的内容和思想，而且转换到食气太和精，把"谷"道的五毒五味与精气转换相联系。辟谷强调内精气的转换，如何转换呢？我们知道脾主运化水谷精微，其水谷精微呈营卫之气活动并贯穿于全身，灌注在全身的经络系统，成为身体至关重要的动能源泉，当以不食或少食五谷，就会出现肠中无食，以污秽之粪所生浊气转换为清气，血脉精气奔腾的生理状态就会减弱，再加上静心而神凝，在营卫转换中，入经络与血液系统的营气减少，卫气则充盈，从而启动了新的防御系统和精气流注系统。《大戴礼记·易本命》曰："食肉者勇敢而悍，食谷者智慧而巧，食气者神明而寿，不食者不死而神。"正是把肉、谷、气与神明而寿和不死而神建立对比关系，以说明食气和不食的辟谷术如何与身体发生精气本质的转换关系。

从打开与开启的含义讲，为打开内丹功态中的"玄牝"关窍为"谷神"的内精气来源，所谓"谷神不死，是谓玄牝。玄牝之门，是谓天地根"，是辟谷术内精气"源"的总则，从玄牝关窍的内精气"源"而有胎息（养精气神三花聚的丹胎之真阳真炁）之实质。对比外服食转换水谷精微以做营卫之养气的"谷"相比，玄牝关窍的"谷"之所以神，谓一阳真炁所现，而得一阳真炁，必要经过一阳初动与一阳来复的功态积累，打破玄关，而谷神至，方为正解。在一阳初动和一阳来复的功态中，又需要凝神入静，以虚极之静，摄受水谷精微之营卫养气，谓神凝则气聚，气聚则出阳。而摄受水谷精微之营卫养气以聚，又需导引术和存想术结合，以开其"气"聚之通道，发挥丹田的太极器官的法则作用。在神凝则气聚的功态积累中，神如何凝，则必须入身静和息静的动静二相功态，又有调身和调息之学问。当调身和调息，到了神凝气聚的功态后，其阳气必出，"消息"（功态消息）则来，经过阳气熏蒸的来复功态，再从"天地根"思想，而入神凝至虚极的窍冥功态，天地人在虚极中一体，而体悟玄牝关窍之所在，玄牝关窍在功态实证现出，则自然洞悉胎息之面目。

从常规的辟谷含义来讲，多停留于不食五谷而屏除"谷"——却谷、去谷、断谷、绝谷、绝粒、休粮等修炼方法认知中，常有节食（过午不食）辟谷、服食方药饵食辟谷、半服气辟谷和全胎息辟谷等服药辟谷和服气辟谷两种类型，其中节食（过午不食）辟谷、服食方药饵食辟谷皆为服药辟谷的范畴，而半服气辟谷和全胎息辟谷为服气辟谷的范畴，且前者为精气转换，祛除病灶、重启营卫系统的辟谷原理，后者为打开内精气"源"辟谷原理。同时，两者皆为服气思想在食和不食的内精气转换，依托不食或少食来激发内精气"源"的重启和产生。辟谷术在史料中多有记载，如《庄子》有"不食五谷，吸风饮露，乘云气，御飞龙，而游乎四海之外"。《抱朴子内篇·杂应》中说："余数见断谷人三年二年者多，皆身轻色好。""有冯生者，但单吞气，断谷已三年，观其步陟登山，担一斛许重，终日不倦。"《魏书·释老志》载，北魏道士寇谦之托言太上老君授以导引辟谷口诀，弟子十余人皆得其术。《云笈七签》载孙游岳"茹术却粒，服谷仙丸六十七年，颜彩轻润，精爽秀洁"。《南史·隐逸传》载，南岳道士邓郁"断谷三十余载，唯以涧水服云母屑，日夜诵大洞经"，等等。

葛洪在《抱朴子内篇·至理》云："服药虽为长生之本，

若能兼行气者，其益甚速。若不能得药，但行气而尽其理者，亦得数百岁。……善行气者，内以养身，外以却恶，然百姓日用而不知焉。……知之者可以入大疫之中，与病人同床而己不染。"辟谷术，在道家修炼中较为常见，又尤以葛洪和孙思邈依道家之法门而引于医，又在道医的实质中以胡愔结合导引、服气、辟谷、方药、存思之综合养生最具特点。所谓"一年易气，二年易血，三年易脉，四年易肉，五年易髓，六年易筋，七年易骨，八年易发，九年易形，从此延数万岁，名曰仙人"。

气法导引系，为立足"身"使身、息、意柔和相融而致气循经的养生术，是道医学术体系中的身治结构，又因内养外炼，分为内功导引和外功健身。在道医学术体系的内、身、外结构里，无论是内证还是外养，必须立足于身，同时也正是立足于身，才从身说内证与外养，从而形成"身"的道医学术特点，为"治"。这个"治"为治理和治疗的含义，在治理义上，为治理身、息、意在专气致柔上的调和功能，用治理更强调主观之"导"，为主导治理，而发挥主导的正是神意；在治疗义上，为通过主导治理把神意的导，同气与息结合，引入病灶或既定循经经络等，从而达到治疗疾病、祛除病灶的目的。其次，同内证系统的服气思想不同层次的"气"的药相比，身治结构要强调身、息、意之间的主导治理，它比内证系统中"气"的内涵要更外化和浅显，它更多在息的层面上，内证系统的"气"强调真阳所化，而身治结构的"息"没有深入到此功态境。如果要从息上找出与气对应的关系，则有外息对应外气，为呼吸之气；内息对应水谷精微及经络之气，而胎息则对应真阳之气。所以身治结构中的"息"为外息和内息层面，不能跟胎息所出的真阳炁混为一谈。

立足身而使身、息、意在主导治理下，柔和相融，并能生发专气致柔的作用。身、息、意这三者在大的身体环境里随生命动态一体，但三者皆是散乱的，身体代谢不停、气息随气血奔腾，而神意不仅散乱在生理生命和气血气息上，更是被眼、耳、鼻、舌、身所主导，这便是立足身所言说的身、息、意散乱的状况，而导引术的主导治理，就是将散乱并各自驰散的身、息、意柔和相融。柔和相融，既要把各自驰散的气血鼎沸状态柔和下来，更要使散乱的三者在柔和状态下交融，从而达到专气致柔的"专"的目的。"专"则摄受散乱和统一各自驰散，此时的身、息、意三者就能出专气，在专气的层面，就能让身、息、意三者按照一定的路线——致气循经。

气法导引要围绕服气思想所在的气法为核心，这个气法又分内息法和外气法两个层次。内息法就是内证结构中内丹存思系与服食辟谷系言说的气法，它是内息和胎息层次的"气"；而外气法则主要是呼吸之气并兼顾呼吸之神意。这两个层次必然要立足身、息、意三者，通过主导治理的导引术，沟通内外，调伏散乱。所以虽然是主导治理身、息、意三者，但是以气法为核心的身、息、意三者之治理，从而有养生祛病的治疗上的作用和效果。

以气法为核心，调伏身、息、意三者，形成了导引术成为从外入内的转换枢纽，而有外气法—导引术—内息法的身治程式。同外服食—辟谷（内服食）—上药精气神的"气"程式相比，内证层面的"气"程式为内息法身治范畴，而不能以外气法对应外服食的气。外气法偏向外功健身，是呼吸的气息如何与身、息、意三者融合，而外服食的气却是强调如何转化水谷精微成为营卫及经络系统的养分，两者完全不能对应，应该分开层次来对待。

内息法和外气法的两个身治层次，从内养外炼来说，内息法为内功导引范畴，外气法为外功健身范畴。其内息法的内功导引，在内证体系中，实际上是和存思术、辟谷术密不可分的，尤其是内证范畴的外服食—辟谷（内服食）—上药精气神的"气"程式，是无法离开内功导引而独存的。存思术所在的存想、观想、存神的次第功态境界中，存想和围绕存想进行的身、息、意三者之治理，实质就是导引术为主体，只是在以导引术进行存想功态时，内证视野强调存想境，而身治视野则看重立足身体的内外导引，或者可以看作身治视野的导引为内证视野存想的基础功态。

在内息法的内功导引和外气法的外功健身中，又以内外而有动静功态。在外功中，神思专柔而身动，循气柔身；在内功中，身不动而神识动，以存想专至一处，这就是身治结构中立足"身"，使身、息、意柔和相融而致气循经养生术的精髓。"导"则主导治理，身动而神思专柔，循气柔身，如五禽戏、按摩法、易筋经、太极拳等；"引"则身不动而神识动，存思入静，专柔致气，如咽津、咽气、炼气等；身不动神识动的"身不动"非为完全的身体不动，而是在动功中入静，达到忘我的境界后无有身动，专注在神思上，这就需要在悟性上体悟动静功态。

在导引术的典籍记载中，其收载"赤松子导引法""宁封子导引法""蛤蟆行气法""彭祖卧引法""王子乔导引法""道林导引要旨"等多种导引术的《太清导引养生经》，是专门的导引术专著。东晋葛洪《抱朴子内篇·杂应》记录过"龙导""虎引""熊经""龟咽""燕飞""蛇屈""鸟伸""猿据""兔惊"等九种导引术势名称，但未记录具体做法。陶弘景《养性延命录·导引按摩》篇除记录了几种按摩术，对"狼踞鸱顾""五禽戏"等几种导引术势作了具体记载，并绘制过《导引养生图》一卷（现已佚）。唐代著名医家孙思邈《千金要方·养性》篇记有"天竺国按摩法"共十八势，"老子按摩法"

共四十九势，是重要的按摩导引法。司马承祯在《服气精义论·导引论》记有十七势"养生操"。宋道士蒲虔贯著《保生要录》有"养神气""调肢体"等六门导引法。在《云笈七签》的诸家气法部，从第五十六卷到第六十二卷，载有各种气法导引、服食、服气等具体方法、要领口诀，还有存思术和辟谷术辅助之，并且还立于医家指明对五脏和身体病灶的治疗作用。

中国传统医学有独立而成熟的哲学观和生命认识论，有完整的学说和理论体系，有系统的诊法治则和治疗手段，有逐渐形成并系统化的医学学科分类，有广为推崇的经典和庞大的医学理论著作，几千年来是治病救人的医学的正统。传统医学的哲学观从"元气论"出发，围绕天人合一整体思想，在阴阳五行和五运六气生命认识论上，形成如运气学说、五行学说、脉象学说、藏象学说、经络学说、病因学说、病机学说等理论，还形成了以四诊法探求病因、分析病机，并且以整体观联系人体内五脏六腑、经络关节、气血津液的邪正消长变化，确定证型，以辨证论治原则，制定"汗、吐、下、和、温、清、补、消"等治法，然后根据病情和病性使用中药、针灸、推拿、按摩、拔罐、气功、食疗等多种治疗手段，形成了内科、外科、儿科、妇科、针灸科、五官科、骨伤科、杂病科等学科分类。在源远流长的中医文明中，诞生了如脉学倡导者扁鹊、外科之祖华佗、医圣张仲景、预防医学倡导者葛洪、药王孙思邈、儿科之祖钱乙、法医之祖宋慈、药圣李时珍、金元四大家之一刘完素等名医，出现了《黄帝内经》《伤寒杂病论》《难经》《神农本草经》等为代表的医学典籍。

从道医学术结构和分支回到"道"和"医"的探索上，有一个统摄内证、身治、外养的原则，即养精、养气、养神之精气神炼养为总则，无论是从内、身、外的结构上，还是道→法→术→用的内在联系上，都是围绕"精气神生命本根"的炼养为总则。其中养气之道，从呼吸清气到运化水谷精微之后天之气，从后天之精气经络系统运转藏象祖气和连接五天五运气，再到回归先天炁，便是养气之道。养精之道，从身体的形健身，从动静二相出发，加以导引、按摩、漱咽、存想、固握等方法，把肺肠与脾胃运化的精微素，通过丹田气机的生发，打开身体魄精系统，形成炼精化气的内炼功态。以此功态，让阳气生发的精气灌溉全身，步入虚心坐忘、静观玄览、清静无为而超凡脱俗的养神之道，从而从"医"入"道"，升华生命。

漏泄真视野，气机层次分明

我们说从真阳入气穴的中脉贯通"天地"，就达到了藏象内在精气与生理外在平衡的状态，且有充身修补、外养平人、内持藏象三大要点，充身修补实质上为阳气充身、真阳修补，也就是俗语所讲的补锅查漏。当真正从藏象内在与生理外在的平衡视野，以站桩实际做到了阳气充身，经过补锅查漏的过程后，就实现了外养平人的健康状态。对于阳气充身、真阳修补来说，要从精气漏泄来认识。从女子七岁肾气盛到二七而天癸至，以及男子八岁肾气实到二八而天癸至精气溢泻，直到天地之精气皆竭，就是一个精气漏泄的过程，而且在生活中以不良的习惯和起居，再到六淫致病，身体就会出现已病、久病等病灶，成为漏锅之形象。

所谓修补，指的是修补已漏之身，为身体方面的走精与漏血、生理外在消耗之漏、积不善福德之漏等多种，主要导致了体内元气丢失以致经络精气郁滞引起各种病变，修补，就是从身体的元气之本到精气畅达。所以，对于能从藏象内在的精气给予补充且平衡，既停止了漏泄，又通过真阳之炁冲击病灶达到修补养生的功能。以此来看，真阳来复对于养生的根本性意义就是如此，并且要以龙德而隐，到"确乎其不可拔"的稳固，而见一本万利的养生利益。

这里谈一下"漏"的几种层次，好让我们能够分层次分阶段地看待问题。第一种为应世间因缘外消耗之漏，为平常精气之漏，也就是在讲述生理外消耗上的耗漏，它是世间的因缘，比如女子七岁肾气盛到二七而天癸至，男子八岁肾气实到二八而天癸至精气溢泻的发育过程，它是自然之顺，从前面的止顺之法和止顺之道可知，它并非不可逆的。

　　第二种为男子泄精，女子泄液，这是"泥瓦"之漏，但要分辨清楚，泥瓦之漏的精气是阴性的，阴性之精气，谓之浊精，也就是常说的生殖精。从前面炼精化气的实质可知，从饮刀圭的金津玉液的多种层次，到脏腑藏匿先天精气的原料来看，那些采浊精之精气的，为对炼精化气的原理不明，对"精"所在的原料来源不清。之所以是浊精，为肾官所运化，如同金津玉液在脾胃运化层次的涎与唾，还并非先天之精气，而且生殖浊精是肾运化后，通过泄精的方式往下走的。我们知道沉的、重的、阴性的往下走，而我们以金津玉液采的精气，是先天肾精和赤白二炁相连，降华池在舌内，出名玉泉，可知这个精气是肾内的先天精气，是往上走的。所以，不要被"精"这个词的表面意思所迷惑，认为就是指生殖精，却不知精气神各层次含义甚广，读书学习尤其是养生实修等，切不可望文生义。对于生殖精的漏泄，有房中术的补益之术，也是需要有认知基础和功态基础的，并非不可谈及。

　　第三种为积不善福德之漏，也就是世间常说的缺德，德缺之漏为阳性精气漏，积善厚德可以提升阳气；反之，积不善之德可以漏泄阳气，这比平常精气之漏和生殖精之漏泄，要严重得多，它关联到脏腑先天精气的升降以及唯识因缘现行现量问题，为"德"关乎从先天六识层面连通了人体能量体，也就成了人体经络系统的能量体转换门户，学问很深。积善厚德的外养德行能提升阳气，为"德"的阴阳法则属性所赋予，也是从升阳的本质来述"德"之内涵。德以德行、身德、德性三大位域体系分别跟内、身、外结构对应，成为内证德性、身纳五德、外修德行之《证德图》位域体系。这也是为何以养正的养生观来行养生之道，要学会从德的视野来做止学，从积善厚德之升阳法则，明了阳气的根本，从而正德。从"德"的阴阳法则属性来说，应该结合证德体系来从德性根本入手，认清外德行和内德性最根本的心髓而立足于内证，从内证精气升阳的返熏，就指向了为何一定要通过功态将精气升阳。

第四种为以真如对妄念之漏，为真阳漏，也叫以心为戒，这个心就是明心见性的真如心，为实证了大道本来，任何妄念之漏，皆是真阳之漏，它是大光明对无明的问题，正如黄元吉真人直白点破："泄精一事，不必夫妻交媾，即此一念之动，真精已不守舍，如走丹一般。"在先天光明执妄迷失到无明的过程中，从乾→姤，为乾卦的初九阳变为姤卦的初六阴。《周易·姤卦》曰："系于金柅，柔道牵也。"为刚强金性的光明净念被"女""柔"牵引，柔遇刚，针对乾初九的刚阳与光明朗照的净念来说，初六为阴，以"女"与"柔"喻妄念、喻阴。柔遇刚，遇也，解析这个"遇"是很困难的，虽为一易念，但在圣如如不动的净念下形成"女""柔"的妄念为因缘和合。为全时空的条件均际合成因后，才能形成妄念的"柔道牵也"，易念被"女""柔"之妄念牵引，这是极其微观又时空宏大的变化，为甚深的智慧。极其微观是因为其易念之微小。而时空宏大是因为它要需众因缘和合成"柔道"，以"柔道"来形容，是说这个妄念已经因缘和合成"道"的力量，只有"柔道"的念，才能牵引刚强金性之念，让其执着颠倒。

那么姤卦首先发出的是警告，警告什么呢？"女壮，勿用取女"，就是说此妄念（"柔道"的阴性）不可取，不可贪。"壮"为能量巨大，为"柔道"，只要妄想执着就会"见凶"，"有攸往，见凶"，跟随"柔道"阴性的妄念跑，被它牵引，就会见凶，这就是《周易》最究竟义的凶吉观，此凶为堕落被牵引的凶。此时的警告为"勿用取女，不可与长也"，就是不能颠倒在"女""柔"的妄念里，"不可与长"就是不能执着。姤卦上来就对遇"女""柔"并"女壮"的"柔道"妄念发出严厉警告，"勿用取女"，让把易念系于金柅，否则就有大光明被无明遮挡的见凶。"系于金柅"，是让把易念系在金柱子上，以免被"柔道"牵走。何为"金柅"金柱子呢？为乾阳的金性，乾→姤，从乾的初九阳爻变姤卦初六阴爻的过程，还有乾阳的金性来，所以要牢牢系住易念，不能遇"女"，这个牢牢系住就叫回光返照。

以上四种形式或层次的漏泄，无论是平常精气之漏、生殖精之漏，还是福德之漏，以及真阳漏等，所有的承载形式皆为精气气机，包括六识因缘的妄念，都是精气气数的呈现，也是精气的载体，而且"德"上的积或缺，都最终转换成以六识层面连通人体能量体，成为人体经络系统的能量体转换门户。所以，我们要认识到那些能够被漏泄出去的精气，是如何在经络系统中工作的，或者叫漏泄的原理，我们就知道如何止漏，以及修不漏。当然，这里只谈精气层次，谈摄心为戒，层次太高，世间少有人能达到，而且也要以明心见性为前提，否则只会弄得满口胡言乱语。

人体经络的象视野，为从以生理运化精气流注经络的层面，通过肺呼吸运化其呼吸精气中的光子素，以及通过脾胃运化水谷精微素成为经络维度和动能能量的主体，成为与人体生理体征密切相关的整体，它既是藏象生命系统统御主导生理生命系统的动能源，也因参与生理运化而成为生理生命系统的主体内容。象视野的经络结构是相视野经络系统的外在延续，这个"外在"就是人体生理运化精气之先，在相视野的先天之源的先天精源能量与先天气源能量交融的精气融合态，以精气融合态流入中脉与三脉七轮形成象结构的主体能量体结构，以此统御着任督冲带脉。在象视野的任督冲带以及以人体运化精气参与十二经脉运转的格局下，其藏视野和相视野的经络精气皆为先天之源，而且精气融合态对比人体运化精气来说，也是先天融合态，在医学里把所有先天之源的集合统称为"元气"。这个"元气"的"元"非精气神三元一体的元，而是以人体后天对比先天来说的元，为描述先天与后天之界域。

精源灌注和气源灌注这种先天之源的动能灌注对身体有三次藏象调节，最后一次的调节就是发生天癸至现象的原因，同时，天癸至现象的发生也标志着精结带与气结带所联系的后天生命动能源与先天之源的彻底隔绝与关闭。那么在赋予天癸至产生的先天之源的动能灌注对身体的第三次藏象调节，为从精结带通道来源的精源灌注和从气结带来源的气源灌注，通过阴、阳跷脉的融合连通形成了跷脉先天精气融合态，此跷脉先天精气融合态通过阴跷脉连通冲脉，再从冲脉走任脉，从任脉降则天癸至。精源与气源的第三次藏象调节之前的两次赋予与调节，第一次灌溉流注到冲脉的精气态叫太冲脉，也就是说太冲脉中最先出现的为跷脉先天精气融合态，为精源灌注和气源灌注先天之源的动能精气。太冲脉对于冲脉的意义是什么呢？为赋予了冲脉气街的源。第三次藏象调节的天癸至路线赋予了天癸——先天"元气"的阴性属性。

天癸的先天"元气"的阴性属性如何理解呢？天癸为先

天之源的精气态，无论是从精结带通道来源的精源灌注和从气结带来源的气源灌注，还是所谓的跷脉先天精气融合态，都是先天的并以"元气"来统称。何为阴性属性呢？天癸为天干之癸水，为天干名，从天为阳指向了先天之意，在《类经·脏象类》曰："故天癸者……其在人身，是为元阴，亦曰元气。"这就是以元气统称的先天之义。那为何有阴性属性呢？这就是如果没有负阴抱阳机理就无法解释这些极难点。第一次和第二次藏象调节后能量通道为关闭态，高维度能量体向低维度能量体的灌注就会发生负阴抱阳机理，在能量通道关闭态的前后，前者先天为阳，后者后天为阴，也就是说每一次维度升降平衡的初期都是阴体为主，故呈阴性。阴体为主的阴性在先天"元气"所指，统称为元阴，张景岳说："故天癸者，言天一之阴气耳。"有了关于天癸在先天"元气"的阴性属性上理解，就能理解天癸之功用，为主男女浊精之生殖，《素问·上古天真论》亦曰："女子七岁，肾气盛，齿更发长，二七而天癸至，任脉通，太冲脉盛，月事以时下，故有子……""丈夫八岁，肾气实，发长齿更，二八肾气盛，天癸至，精气溢泻，阴阳合，故能有子……"天癸至而主男女之浊精，并非天癸就是男女之浊精，天癸至后标志着后天生命动能源与先天之源的彻底隔绝与关闭，也就是说先天的天癸元阴经过生殖运化后，产生了可以主生殖的生殖浊精，当在男女阴阳交合后就能产子。

天癸元阴如何经过生殖运化而生成生殖浊精呢？在《三脑六识传导的右降左升双螺旋形态图》中，除了重楼楼门交叉和黄老中宫与外命门交叉，还有胞宫生殖运化交叉，此胞宫生殖运化交叉在肾官空间体之下，就主生殖运化，赋予此生殖运化的先天动能源就是天癸元阴降至胞宫。从天癸降的路线可知，跷脉先天精气融合态通过阴跷脉连通冲脉，再从冲脉走任脉，从任脉绕脐腹降至胞宫，经过独特的胞宫生殖运化交叉运化产生生殖浊精。如果生殖出现障碍，可以针灸或汤药导引阴跷脉、冲脉或任脉滞留储藏的天癸元阴，可以让胞宫生殖运化交叉有了运化源而助生殖。说到这里，有一巨大误区需要纠正，就是内丹中的漏精问题，都理解成男不射精女不漏液与月事，但由于不是根本故有一定的误区。

根本是什么呢？根本就是以阴跷脉关联玄牝要害之所在，在阴跷脉处斩断天癸元阴降至冲脉，为根本的不漏。元阴不降不漏则由元阴所运化的浊精则不漏，或者说玄牝元阴止则可无关乎外浊精。如何有玄牝玄关后元阴不降不漏呢？这就是炼精化气之所在。阴、阳跷脉的元阴，虽为阴但立于"元气"统称的先天之源，故要远强于身体中运化精气的光子素和水谷精微素，对比人体生理运化精气来说，先天之源的元阴为阳精，此时元阴至，则显一阳来复功态，一阳来复功态依玄牝玄关处，此时以功法升阳则为炼精化气，不采就叫元阴漏，"漏"是指此处。炼元阴阳精的气走何处呢？走阴、阳维脉和入中脉两条路线。走阴、阳维脉是精气升阳升维度，而入中脉则是开全身经脉，两者相辅相成，玄妙无比。

　　关于男浊精和女阴液与月事漏，虽然因为浊精为生殖系统运化也跟元阴关联，用多了或者漏多了肯定也会损伤元阴，但不是内丹金丹学言明的漏的根本。在内丹金丹学视野与格局下，若从玄牝玄关处采一阳来复功态之阳精，炼精化气而不关乎身体部位实为上策，更为不同寻常的见识。关于阴跷脉元阴与外浊精是两个不同道元维度的视野，更是认识内丹金丹学不产生迷信最重要的正见，丹经祖师言明要害后，自古无真正实证到此内景境地的几乎无人说清，尤其是把一阳来复理解为阴茎勃起，以采所谓浊精来炼精化气的理论和理解，将祖师置于何处？当然很多门派有此养生之功法或功夫，虽不是金丹学之要害，但也不能以此来谤其他门派的养生法，因为从祛病养生来说皆有不同的作用和目的，不能一概而论。既然天癸元阴至只有三次藏象调节由先天赋予，那么身体中运转的阴性就来源于人体运化精气，它走任、督、冲、带、脉。在人体运化精气所在的五行之藏关联里，天癸藏于肾，并随肾气的生理消长而变化。肾气初盛，天癸亦微；肾气既盛，天癸蓄极而泌；肾气渐衰，天癸乃竭。当到了七七任脉虚的时候，人体运化精气也到了虚衰竭的转换所在了，正所谓"七七任脉虚，太冲脉衰少，天癸竭……"这是寻常人的先天赋予和后天运化的生命内历法，生老病死皆随气数而定，唯有修真证道者能打破常规，通过后天修证之移精变气转换并升华生命。凡夫皆把先天能量体耗光以及后天运化失养后逐渐步入衰老并死亡，而修行人通过修行的诸多方法避免先天能量体的损耗，并且把后天运化精气存储起来，其舍利子就是先天精气和后天精气精华所凝聚而成，当藏象领域的精神域和精神相域经过升华，并且摆脱了物质域的物质态的业束缚，它要远远高于身体所在的其他物质形态，但又因不是精神域心性的范畴，故成为法身脱离业束缚而舍这座身体房子的证物。

人体经络象视野还有一个主体能量体结构，就是精气融合态的三脉七轮的主体能量体结构，在人体运化精气为主体的格局里，三脉七轮为主体的精气融合态能量体就成为了高维度能量体，以先天赋予而代表了先天，但它不是真正的先天之源，只是被先天之源赋予和秉受。也正因为它被先天赋予和秉受而成为象视野格局下的人体运化精气的总能量库，这个总能量库调节着人体的藏象与生理平衡，一旦藏象与生理平衡出现偏差，如果被生理体征消耗过多，总能量库就会呈现提取态；如果消耗过少而又运化多，总能量体就会呈现存储态。但无论是提取态还是存储态，都没有真正的先天之源的联系，精结带和气结带已经完全失去了通道联络。

明了四种层次的精气泄漏，就知道补锅查漏要以阳气充身，以真阳来修补病灶，它是扭转健康状态的关键。很多人要问：如何修补呢？殊不知现在就要行有为法的无为之事，何意呢？就是持续保持得真阳的功态，以其真阳的直、方、大特性，任运在身体里循身周游，大到脏腑器官，小到别络孙络，无不真炁充盈。尽管如此，要明白一点就是如果功态不持续，也会逐渐鼎覆灶冷，而如果持续功态，就会入更深的内景，再配合存思、观想、服气、服食等方术，会把养生在平人的基础上提升一个层次。

对于阳气充身，真阳以专气循经，所要做的就是抱神以静，要养神，所谓"目无所见，耳无所闻，心无所知，无视无听，抱神以静，慎内闭外，多知为败"。如果把阳气归为精气气机的范畴，那么现在要在养神上下功夫，抱神以静不做妄动。何为妄动伤神呢？为眼泄神、耳泄精、鼻泄魄、口舌泄气，思虑耗阴血。所以，要站桩静坐乃至延伸到生活中，眼不多视，耳不多听，鼻不多息，口舌不多言，心不多虑，任运眼、耳、鼻、舌、身、意六识不散乱，随凝神入气穴而息息归根，以真意化真息，凝神寂照而出天地之胎息，以此收视返听，从窈冥内景去观万象，把六识因缘化在内景里，以此经络藏视野维度开，身心大定。此时，魂在肝而不从眼漏，精在肾而不从耳漏，神在心而不从舌漏，魄在肺而不从鼻漏，意在脾而不从思妄漏。

第四讲　阳气循经，穴位关窍

阳气施恩泽，菌群宿肺肠

说一说阳气在人体经络象视野循经身热的现象和过程机理。我们说人体经络在象视野的生理运化精气流注经络的层面联系生理外在，故而象视野经络所在的"脉"是通畅的，而且成为与人体生理体征密切相关联的并密不可分的整体。它通过肺呼吸运化其呼吸精气中的光子素，通过脾胃运化水谷精微素成为经络维度和动能能量的主体，在这个层面，象视野的经络作为藏象生命系统一部分统御主导生理生命系统，为生理外在提供能量。明白了这个要点，就知道如果这个层面的经络要是不通，要么生大病了，要么生命就停止了，那是一件很危险的事情。因此，阳气入经络，就是自然而明确的通道，不同的就是之前循经的精气（光子素与水谷精微素等）没有这个时候阳气的能量，因为饮刀圭和凝神曰静的功法实质，摄受了精气使能量方式发生了变化成为阳气。什么才涉及开脉之说呢？就是真阳出，得了先天真炁，打开经络相视野和藏视野的维度。通俗地说，就是高维度的能量入高维度的通道，这个通道就是各个层面的玄关窍以及标志性的玄关一窍。

人体经络系统，与十二正经相关联的还有十二经别、十二经筋、十二皮部，以及诸络脉。十二经别是十二正经离、入、出、合的别行部分，是正经别行深入体腔的支脉。十二经别都是从十二经脉的四肢部位别出，阳经经别合于本经，阴经经别合于相表里的阳经。十二经筋是十二经脉之气结聚于筋肉、关节，约束骨骼，利于关节屈伸活动，以保持人体正常的运动功能的体系，是十二经脉的外周连属部分。十二经脉及其所属络脉，在体表有一定的分布范围，与之相应，全身的皮肤也就划分为十二个部分，称十二皮部。皮部，是十二经脉之气散布之所在，由于它居于人体最外层，所以是机体的卫外屏障。《灵枢·经脉》曰："经脉十二者，伏行分肉之间，深而不见；其常见者，足太阴过于外踝之上，无所隐故也。诸脉之浮而常见者，皆络脉也。"属于络脉方面的，包括别络、浮络、孙络三类，又以十五络脉为主。它们纵横交贯，遍布全身。人体内络脉的分支，纵横交错，网络周身，无处不至地将人体内外、脏腑、肢节连成为一个有机的整体。《灵枢·脉度》曰："经脉为里，支而横者为络。"别络是络脉较大的分支，由手足三阴三阳经在腕踝关节上下各分出一支络脉，加上躯干部任脉之络、督脉之络及脾之大络所组成，称十五别络、十五络脉。浮络是络脉中浮行于浅表部位的分支，在全身络脉中，浮行于浅表部位的称为"浮络"，从别络分出最细小的分支称为"孙络"。《针经指南》曰："络有一十五，有横络三百余，有丝络一万八千，有孙络不知其纪。"

人体经络系统中有经，有络，有经别、别络、经筋，有正经还有奇经，与经和络相关联有脉，又常以经脉总称。以经说"脉"实际指经络中的精气形态，其脉的灌注流溢等则是精气源流以及诸多维度的变化，对于经络以及经脉的重要地位，更有李时珍感叹"医不知此，罔探病机，仙不知此，难安炉鼎"，同时他在《奇经八脉考》中曰："凡人一身，有经脉、络脉，直行曰经，旁支曰络。经凡十二：手之三阴三阳，足之三阴三阳是也。络凡十五：乃十二经各有一别络，而脾又有一大络，并任、督二络为十五也。共二十七气，相随上下，如泉之流，如日月之行，不得休息。故阴脉营于五脏，阳脉营于六腑。阴阳相贯，如环无端，莫知其纪，终而复始。其流溢之气，入于奇经，转相灌溉，内温脏腑，外濡腠理。奇经凡八脉，不拘制于十二正经，无表里配合，故谓之奇。盖正经犹夫沟渠，奇经犹夫湖泽。正经之脉隆盛，则溢于奇经。故秦越人比之：天雨降下，沟渠溢满，霶霈妄行，流于湖泽。"

在人体经络系统构成的十二正经、奇经八脉、十五别络、十二经别、十二经筋等内容，尽管古代立于《灵》《素》以及诸大医家、大仙家以群书典籍之大成，不仅寻根溯源，还以诸多实证良工心苦，似乎已无所阐发叙述之余地，就连在《灵》《素》基础和已有之大成基础上来学习贯通都非易事。而今通过精气神三大界域源流变的先天之流变过程，从道元维度和藏相动能义，把生命形态的后天之先与先天之源相结合，述之人体经络系统以及经络精气源流，应该可以给对人体经络系统的学习和认识，多一双看待问题的眼睛。若有新奇之处，也是参考萃集诸说，而未必要发出大有未发之秘者之感叹。

十二正经的流注顺序为手太阴肺经→手阳明大肠经→足阳明胃经→足太阴脾经→手少阴心经→手太阳小肠经→足太阳膀胱经→足少阴肾经→手厥阴心包经→手少阳三焦经→足少阳胆经→足厥阴肝经，每条经脉又有井、荥、输、经、合5个腧穴。《灵枢·九针十二原》曰："所出为井，所溜为荥，所注为输，所行为经，所入为合。二十七气所行，皆在五腧也。"把精气的流注按照由小到大、由浅入深的变化进行排列，其形象如同水之汇。其中"井"为精气之所出，如同一个水源，即"所出为井"。我们谈饮刀圭中的金津玉液，尤其与井穴交感，井养而凝神，要守好自己精气之所出的水源；"荥"为精气微流，为流动之势刚起，即"所溜为荥"；"输"为汇流，以汇成势而流，尤其是汇的势而由此注，即"所注为输"；"经"为流注而经过，有精气盛而行，即"所行为经"；"合"为精气做大汇合，有脏腑之入的特征，或者叫入的关口前为合，即"所入为合"。同时，五腧穴又配属五行，即"阴井木，阳井金；阴荥火，阳荥水；阴输土，阳输木；阴经金，阳经火；阴合水，阳合土"。五腧穴配属五行多在针灸学上应用。

经络上以五腧穴为代表的穴位及暗窍，是藏象系统内非常重要的太极官，以太极官独特的运转调制机能，按照天人合一大运相及四象五行规则以经络联系全身。《针灸大成·论子午流注》曰："经中有返本还元者，乃十二经出入之门也。"十二经返本还元出入之门，说的就是经络上具备极其重要枢纽功能的太极官和暗窍。我们说认识阳气循经，就是依赖经络上重要穴位所在的太极官枢纽，来认识全身精气的气机，从生命内在上说是认识藏象生命如何运化精气神的特别视野，外在可以帮助我们提升站桩静坐功态境界与认知层次。

手太阴肺经之太渊穴，"太渊"，为博大而深之象。肺以司呼吸而主气、朝百脉，其朝百脉的脉气会于太渊穴，是肺脉乃至全身经脉的脉气门户之所在，也是盛衰的晴雨表。看站桩静坐是否有了藏象精气在运动，一把太渊穴即知，它既是太渊穴得气最先，有脉会太渊之说，又是知晓其他经脉得气后脉气盛衰之所在。道家认为脐中有太渊，太渊与脐中的中极、昆仑、特枢一并联系先天，为联系黄老中宫的先天之精气，故它的内景博大而深，通过太渊脉象能知先天与后天气之正邪，以及诸多未发之情况。

站桩静坐之初讲究调息得气，得气一事太渊最知，尤其是从最细小的气归太极官。这里不谈气归下丹田，气归下丹田都属于重要的得气现象，全身都有明显的机能反应作为验相，而在站桩静坐初始，最细小的气归相应的太极官，在太渊就有了反应和觉知，它会反馈信息给肺官，以此指令肺主呼吸的强弱，"肺者，相傅之官，治节出焉"，它的"治节"调节就是在此，太渊穴得气越多越深，所反馈和指令的治节信息就越多，肺主司呼吸的治节调整得当，自然就把呼吸调伏了，所以调息的关窍口就在于此，并且调息所在的动态指令也是出自于此。太渊穴五行属土，与脐腹相应，内息与外息相调时，从脐中太渊奔走而出一股精气，以接调息归入丹田之气，这叫接引气（能实证此接引气，妙处自知）。此接引气在得气初始就存在，气一旦连接了，调息之小得气就能归丹田之大得气，从而取得调息的重要进步和标志性变化。

如何让太渊穴得气越来越多和越深呢？就是静伏，凝神曰静以伏之。只要有一丝的静，太渊就得知，一丝指令就从渊底（先天境）升起而调节于肺。渊深在于静深，只有静了气才能深，肺主司呼吸朝百脉都是动象，都是浮的、散的、推动气脉的，而恰恰太渊独守静，全身哪里有静，它最先知觉，而后给出肺的治节指令。气出于渊，谓之龙气。而潜伏于渊的静深，就是藏象精气，这也是为何乾卦初九说"潜龙，勿用"，为何勿用呢？为静而得气实在宝贵至极，很容易被动象消耗掉，故提醒要多做静深之举，把肺主司呼吸朝百脉的动象降服住。潜龙勿用，阳在下也，就是对太渊阳气内景的描述，要如何呢？要"终日乾乾，反复道也"，要静深得气，要到阳气"确乎其不可拔"的地步——一阳来复，太渊穴内景则显华盖之瑞相。和内景瑞相相比，身心消耗大者、心肺病重者、心包络阻肺者等，太渊最为苦楚。

手太阴肺经上还有天府穴、云门穴、尺泽穴。天府穴，为鼻通天气、聚而为府之象，要点就在于鼻。鼻为肺窍，既然为窍，就有窍门，通常在打坐时，目光垂视，以眼观鼻、鼻观心来入静，当有了境界后，即可从静中以鼻而接天府之气，有引鼻而接气导引法。我们经常着迷于采气、导引观想等，试问有几人知其窍门的。云门穴，为太阴肺气之门户，也为天气之通道，《素问·阴阳应象大论》曰："云出天气……天气通于肺。"有如云之象，这个天气云之象，叫做华盖，像华丽的护盖，与任脉的华盖穴相应，组成天府、云门、华盖之肺气之大象，也与卫气相接于外。"华盖"在紫微斗数与《周易》天象上内涵广大，亦盖出于道家之内景。尺泽穴，别名鬼受、鬼堂，为何要讲这个穴呢？就是这个穴位跟肺魄关系重大。肺藏七魄，七魄为一魄天冲，二魄灵慧，三魄为气，四魄为力，五魄中枢，六魄为精，七魄为英，又名曰：尸狗、伏矢、雀阴、吞贼、非毒、除秽、臭肺。为何有好听和不好听的两种名字呢？就在于肺为治节之官的调节，若肺因静深而得阳气，肺魄能量上升，则是好听的正能量层面；当太阴肺气被耗散，太渊失去治节之调，则七魄能量因肺主司呼吸的大动而消耗减弱，肺魄变成"身中之浊鬼也"，就是此玄机。所以，一个动态的消耗和一个静深的蓄积，藏象调节和结果显而易见，而且上通炁至脑，下通炁至脾中，是以诸炁朝会之根，自然关乎能量体之强弱盛衰。由此，尺泽穴又以"鬼堂"之称，玄机也在此，它是肺太阴气阴性水湿的聚集地，其阴湿水气本来就沉重，在尺泽穴后又散热冷缩，故称为七魄所在的阴性能量集聚之所。何来浊鬼呢？肺与大肠相表里，大肠内污浊的微生物群受阴寒水湿而快速繁衍之象，而肠道里污浊的微生物为病害之源，会形成宿业并转换成习气，如嗜吃、嗜睡等，它会随身体肺肠的微生物电而循身各处，似浊鬼也，所以说寒、湿、阴、凝为养生之大忌就是如此。

手阳明大肠经有合谷穴、阳溪穴、曲池穴等。合谷穴，别名虎口，虎为寅，属木，有巽风之势汇其谷口之象。合为汇聚，谷为涵养之源，又有包容、容纳之义，以大肠经气血在此形成强盛的水湿风气场而能清泻阳明之郁热，以及疏解面齿之风邪。其寅木连肝经，又善熄风镇痉，醒脑开窍。又由于大肠经与肺经相表里，故合谷可参与调理与治节人体气机，以此宣肺理气，疏风解表。

阳溪穴，五行属火，有既补阳又清泻阳明郁热火毒之功，尤其涤除痰火，而升清阳。手阳明经属于手三阳经之一，阳性属于强，尤其在阳溪穴承载了这一要素，善补阳气，提精神。我们说脾土主运化吸收水谷精微素物质，而大肠经有补充吸收水谷精微素的功能，所以说阳明经的阳溪所补阳气属于水谷精微素范畴，在此升起溪水般的补充，又以合谷之巽势气机参与调解全身，助推气血，故可使精神振奋。此"溪"在阳火之后，补阳时又善清火，从大肠吸收的水谷精微素遇阳火易生痰，从而痰火炎炎，常蒙蔽心窍形成痰火扰心，此"溪"之功，则可涤除痰火而保留清阳之升势。

我们说"大肠者，传道之官，变化出焉"，这个"变化"尤其以合谷、阳溪、曲池三者来转换，形成雨露恩泽之势和象。"传道之官"，王冰注："传道，谓传不洁之道。变化，谓变化物之形。"说大肠传送糟粕之功，这是大肠之器官功能属性；从藏象深意来说，"传道"，就是传播、传承道之本义，引渡众生的意思。在手阳明经上的阳溪穴就是施恩泽雨露之象，对谁恩泽雨露呢？就是寄宿在肠道的微生物群。现代西医所说的肠道菌群，它就是身体里能量维度较低的众生，尤喜寒、湿、阴、凝，成为身体粗重习气、不良嗜好的来源，久之就形成了业习而有宿业之祸。故阳溪穴上的清阳传送与它们，以"溪"之雨露，恩泽布施，普度身体里无量无数肠道众生，也是消除粗重习气、解宿业的视野和方式。从人身长大不攀外象来说，身即道体宇宙，肠道则是堕落阴寒糟粕之地，有无量的微生物群、寄生虫等需要恩泽雨露，以清阳引之，普施阳气与恩泽雨露给了肠道里的微生物群，故可以减少微生物群的活动与繁殖，以此来带动自己的习气与不良嗜好，以恩泽雨露的布施和肠道清，故而安神。因此，阳溪穴上的脉象玄机很深，如同太渊穴一般深邃，能断很多玄巧机关之事。

阳溪穴在"传道"上雨露恩泽之效用，直接关联到迎香穴之气血。迎香穴，在鼻唇沟中，为何叫迎香呢？就是善辨香臭。为何此穴在大肠经上呢？原因就是肠道内的肠道菌群是粗重习气、不良嗜好的来源，更是宿业重要的转换与形成之所。当阳溪雨露恩泽之效用起，业习一安，清阳自出，迎香穴最先感知，以通鼻窍，故而俗语说"破鼻子闻屎香"，就是迎香穴之功能写照，为从阳溪穴既补阳又清泻，重要的是以恩泽雨露"传道"身体内的微生物群，而在糟粕之中升了清阳之气，它是身体健康的写照以及修证境界的升华。若大便干燥并形成宿便，迎香穴之鼻翼附近会痒，或起痘，其鼻翼也会翕动，就是肠道菌群在宿便中疯狂繁殖，身体里的习气在翻滚。回过头来，阳溪穴的雨露恩泽的"传道"之功要传道到什么层次呢？在微生物菌群层次里，能给清阳之雨露，就是德普施的道。

除了阳溪在"传道"雨露恩泽之功，还有曲池穴。曲池，为曲肘浅池之象。曲，相对直的畅通来说有阻扰之义，曲池在手阳明大肠经就是行洗涤之功，再一次的洗涤痰火，把沾染在清阳之气的粗重习气洗涤、祛除。说大肠传送糟粕，那么糟粕何来？源于吃，胡吃、乱吃，在肠道就多宿便，并把肠道菌群养起来了。天鼎穴则关乎吃，尤其是主吞咽。以天鼎喻在吃上要多食天之气，达到以气为食的高级养生境界，也以此对比，在吃的食物上，尽量不要吃味主沉浊的腥荤香辣之物，既生糟粕堆积，又生痰火而痰蒙清明。

说到微生物菌群宿肠，就来说说肺肠脑和微生物电。肺肠脑为人脑、心络脑、肺肠脑所在的意识三脑之一，为进行意识层面的思量与传导的场所与路径特点。从唯识来讲，一切皆唯识变现，包括人体全身任何细微的变化都来源于唯识变现现行与现量，只不过这种宏大的至微至彰生命格局，通过意识三脑分成了三个意识传导系统来实现，实际上让生命形态通过意识领域更加具体。

人脑在意识三脑中，主要以眼、耳、鼻、舌、身、意六识的相虚义为主，并且以先天六识领受布局后的先天意识为主体，先天意识传导现行后，又与根尘和合作用，而产生基于生理体征的思维、意识活动。人脑意识无论是先天六识意识，还是返熏后天意识，其传导动能皆为藏象精气态能量体方式作用下意识动能——意识电。意识电是"神"主藏象精气态在人体生理体征上的反应，人脑意识电通过六根对眼、耳、鼻、舌、身、意六识在人体生理体征上起用。心络脑意识系统作用人体生理体征所在的物质域，这个人体生理体征主要是基于人体肉身组织器官，心络脑是基于心绛宫与内丹田中的精丹田和外丹田的气丹田三者道元能量维度的结合，并与人体生理生命发生关联形成的意识传导系统，在人体生理结构中围绕心包络和心脏发生的意识传导，最主要的传导形态还是基于心包络和心脏的生理机能，以运化精气态作为能量体方式来传导。心络脑意识传导的主要特点为以心包络和心脏共同作用，在心脏发生的生理动能的脉动——心生物电为传导动能，而且它是维持生理生命具备生命体征的最主要动能系统。它主要统御和支配人脑意识下的生理代谢、生理活动、体能消耗、人的行为动作等，是与人体的生理机能以及人体所处的外在空间体发生关联的意识传导和生理动能系统。肺肠脑是基于命门宫与内丹田中的气丹田和外丹田中精丹田三者道元能量维度的结合，并与人体生理生命发生关联形成的意识传导系统。肺肠脑的意识系统传导，也非命门宫与内丹田中的气丹田和外丹田中精丹田三者直接来传导，也非这三者为肺肠脑提供能量体方式的传导动能。肺肠脑意识系统作用机理，为在人体的肺部和肠腹部的生理体征活动场所，完成先天意识并产生后天意识返熏的过程中，产生微生物电从而形成以五毒为代表业习记忆，并转换为人的习气性格。简单地说，肺肠脑是在人体生理体征活动现场，以人体中的微生物反应，激发了人体生理体征中业习记忆而形成的意识系统。肺肠脑传导的主要特点为以人体中微生物反应作用，尤其是在肺肠部位的微生物与业习共同作用而形成的生物反应——微生物电为传导动能。

什么是微生物与业习共同作用形成微生物电的传导动能呢？为先天宿业的业习起用过程与微生物在生理体征活动现场共同作用，从而形成产生业习记忆的微生物电。先天宿业的业习起用过程为人脑意识系统中的先天六识现行作用人体（含六根尘），并且结合心络脑作用所有的人体生理体征，呈现内容就为先天宿业的业习起用。在人体所有的业习之所中，尤以肺肠部有特别显著的形态，它就是肺肠部的微生物群，其微生物同时在宿业起用的生理体征活动现场发挥作用，从而产生了微生物电。微生物电的产生就必须有先天宿业的业习起用过程，与微生物在生理体征活动现场共同作用。它们两者共同作用后就产生了在人体生理体征活动现场的业习记忆，它构成了后天业习并形成性格习气的重要形态。

在意识三脑的"神"形态中，人脑六识传导的意识电为藏象精气态，心络脑围绕心脏动能的心生物电和肺肠脑围绕肺肠微生物的微生物电为运化精气态。根据心络脑和肺肠脑的作用机理不同，运化精气态也形成了生理体征动能与微生物能量供给的差别。很明显心络脑在运化精气态中属于生理体征动能的范畴，而肺肠脑在运化精气态中属于微生物能量供给的范畴。生理体征动能即为人体生理生命活动需要和消耗的一切动能，它是一个无比复杂且庞大的运化精气动能形态，由提取消耗、热量供给、精气存储内容组成。其中提取消耗为提取身体里藏匿与蓄积的精气能量，只不过一般的生理体征活动并非是涉及藏魄和藏精范畴的能量体；热量供给为运化呼吸与通过食物运化水谷精微形成运化精气态的热量形态；精气存储为在运化呼吸和运化水谷精微的同时，会吸收"素"形态的能量体，此"素"形态会被身体的太极器官与太极丹轮捕获吸收，形成支持人脑意识传导高能量体形态的生理活动，同时也是以生理体征来进行藏魄和藏精的方式。肺肠脑为生理层面的精气运化维度视野，以人体生理的精气运化（显著特点为热量）以及供给微生物能量为主体，藏相动能义形态为运化动能精气态，以运化精气态中的微生物能量供给为能量体方式，通过微生物与业习共同作用而形成的生物反应——微生物电。微生物电以人脑和心络脑作用后在身体里产生六识返熏为显著特点，主受想行识过程中形成的后天意识的返熏，并构成微生物的不同业习之所和业习记忆，它依赖于运化精气中的微生物能量供给以及微生物业所的环境。

微生物能量供给，简单地说就是人体中的微生物群需要吃东西，而且它们是构成人习气性格的具体形态，比如贪念的美食与各种口味、戒不掉的坏毛病，包括惯性思维方式等都是以微生物在不同业习之所通过微生物电形成的具体反应，久而久之就形成业习记忆带入无明业的形态范畴，并伴随轮回轮转，这个业习记忆的最初形态在人体生理动能活动现场，也就是业所现场，但贪受熏习时间累积到一定阶段后会返熏到人脑六识系统，形成六识意识电的传导。《道德经》曰："五色令人目盲，五音令人耳聋，五味令人口爽，驰骋畋猎令人心发狂。"五色、五音、五味等令人发狂的谓六尘外境，而目、耳、口等为六根，"驰骋畋猎"为识、根、尘交互和合作用，识作用根于根对尘，根对尘境合尘依根而生识。目盲、耳聋、口爽之令人发狂，谓之被业识障碍而以妄逐妄，只能自作自受、自甘堕落。前面说天鼎穴和迎香穴都在气机功能上言说了"五味令人口爽"在宿业和习气上的"灾难"，尤其是阳溪在对微生物菌群"传道"上雨露恩泽之效用，更是要警醒"驰骋畋猎令人心发狂"的恶果。

从意识三脑的三种维度视野来说一说调息在气机维度上的关窍。在前文说气机通过呼吸升降而得气存息到丹田为调息，这里面有气机、呼吸升降、下丹田得气几个要点。我们来分解一下：呼吸都是气动鼻入和出，鼻的位置在头上，鼻有鼻根，属于六识范畴；气从鼻入到心肺功能启动，以肺朝百脉推动气机达乎全身，那么肺部功能就在心肺的位置；而呼吸升降把气机导引到下丹田得气，下丹田的位置在脐腹部。这就是人体由三个不同的位置而存在三个气机维度差，而且与之对应的就是意识三脑的位置，为鼻对应人脑所在的头部，心肺对应心络脑所在的心肺部，肺肠脑对应下丹田与大肠所在的脐腹部。有了这个对应，就从意识三脑的三种不同维度的意识传导形态以及能量"素"上的差别，而明白气机维度的含义。调息导引就是把这三个气机维度联系起来，从而发挥身体太极官关窍之所在，把气机运转起来，让阳气生发并输布。试想如果不通过有效的站桩静坐的调息导引方式，人在日常生活中，这三者的气机维度都是隔离的，也就是浅呼吸的范畴，完成的是呼吸的生理机能，而且在此机能中由于心肺的机械运动属于消耗状态，就如同汽车一样，它能载你去远方，但也有年久失修逐渐报废之祸。从前面的意识三脑与气机维度对应可知，上中下三丹田能量、气机、精气运动的状态随三种不同的思量动态（不能单纯说意识）而有差别。意识三脑的思量与传导状态，就形成了高维度形态的能量运动，或者叫做神主气精动态。这样就形成了身体中的上、中、下三个能量维度差，造成了生命的消耗和不平衡的状态，而身体的其他位置相对于下丹田能量体级别来说要更低，这就是为何要阳气循身的道理。调息的目的就是通过有效的途径和方式把三者调节平衡或者趋于平衡。

　　调息导引的实质以及目的，就是以不断提升的阳气能量把气机维度调节平衡。什么意思呢？就是气机维度与意识三脑维度对应，都是人体三种意识传导形态，意识传导存在，动态就永不会停歇，把意识传导的动态调伏住了，伴随意识动态的气机也就平衡了。当把脐腹部的气机维度与心肺部的气机维度调节平衡，就能以降服心肺机械动态而入定。简言之，就是把胸压和腹压调节平衡，达到这两者气机维度平衡，就算真正静下来了。三个气机维度简言之就是上中下三丹田太极官，维度平衡，就是三个丹田的气机能量处于平衡状态，也是调息的最终目的，这样身体一切的动态，包括六识因缘的细微流注等，都能随动静二相降服得大定。如何来达到呢？就是先把呼吸之气导引到下丹田，利用下丹田独特而强大的太极官机能，尤其是以凝神曰静伏制，启动并制衡下丹田太极官的运转，从阳气出不断积聚气机能量，直到有足够的能量一阳初动，乃至后面的玄关一窍，进入内景窈冥功态等，就是实现这个阶段调息的实质。再深入到破了最标志性的玄关一窍，就能得其内息，内息气机一得，就能以真意感知六识内动的精气传导动态。

我们站桩时呼吸是非常粗重的，它是动静二相里面的大动，身体里还有一个最主要的动态就是心脏。心脏不停地跳动，它是身体里面的一个生理能量源，心动能不断地给身体输布能量，所以说我们调息的原理就是要把心绛宫心肺呼吸气机，通过导引穿过膈膜，把气吸引入下丹田太极官，以此出一阳来复的阳气。只有脐腹所在的下丹田有了高能量，还不行，其胸压和腹压还不能平衡，得继续让丹田阳气循身，让全身都进入脐腹的能量级别状态。当身体与下丹田脐腹能量维度平衡的时候，脐腹的下丹田太极官就会联动中丹田太极官，以破标志性的玄关而进入高维度，再出玄关能量，这个时候脐腹维度与心肺维度就平衡了。这个动态过程是三脉七轮的真实过程和写照，也是七鼎圆满法的次第过程。

腹压和胸压的调息平衡原理就是精气升阳，让丹田阳气循身，然后引来新的动静平衡。当腹压和胸压这两个维度平衡的时候，恭喜你，可以轻松入定了。当你把心跳的动通过高维度的精气能量把它调好之后，你基本上就进入一个身体空无的状态，它会是动静二相最真实的场景了，心脏和心肺虽然还在动，但似乎跟你没有多大的关系。它呼吸它的，它运转它的，跟真我、真吸没多大关系，动态里有个我，静态里觉知也有一个我，这个时候觉醒一照，一切分明，什么叫入定？这就是入定，清清楚楚，而且随六识所在的意识因缘，通过玄关气机进入内景境界，让你把之前自我肤浅而倔强的见识、习气、要命的执着，统统看个够，看看那个杂乱不堪而又自大逞能的假我，如何蒙蔽欺骗自己。离一切假我外象，又随唯识因缘而见一切相，再以真镜独照，便能由调息而得一切自在。

足三里与委中调阳气有智慧

足阳明胃经有足三里穴、丰隆穴。足三里穴和丰隆穴是身上非常著名的"长寿穴"，尤以生发胃气，调节全身营卫气机，使身体可享用膏脂之福而得长寿之秘诀，并有足三里穴多水谷精微与阳气输布，丰隆穴多膏脂堆积为特点。尤其是足三里在运化水谷、补益气血、补益肝肾、濡润宗筋、阴阳调节方面可谓神奇，《灵枢·五邪》曰："阳气有余，阴气不足，则热中善饥；阳气不足，阴气有余，则寒中肠鸣腹痛；阴阳俱有余，若俱不足，则有寒有热。皆调于三里。"为何足三里能调节寒热而并阴阳呢？主要在于生发胃气之功。我们知道脾胃主运化，其运化的精气是供给全身的能量之源，如何供给呢？它有个基本的需求尺度，这个需求尺度就呈现出了调节之功能，调节什么呢？就是基于寒热和阴阳平衡的调节。也就是说它以调节之功能来控制和反馈脾胃之运化，"皆调于三里"的"调"就是如此，通过足三里在胃经上的"调"，来控制胃气之调节而达运化之功，所以重点在于足三里与胃气的关系。脾胃主运化，又是全身营卫气机之枢纽，从卫气营血之输布关联全身来看，足三里可为牵一发而动全身。

相对于足三里以胃气之调而达营卫气机之控来说，丰隆穴则有以膏脂堆积来应机而动的意思。丰隆，古代雷神，也作云神，如《淮南子·天文训》曰："季春三月，丰隆乃出，以将其雨。"高诱注："丰隆，雷也。"为云行雨施，以济危困之象。丰隆如何济危困呢？就是有"膏脂"般的积蓄，此为膏脂之福。足三里为以胃气直接调节，当此调节出现非平衡和正常时，丰隆则发挥其应机而动的功能，为何是应机而动呢？如同打雷下雨相对于天晴来说只是少数，如何应机呢？为有了危困之意后才会动。那么是不是丰隆只济危困呢？它还有在非危困时，积蓄膏脂之功，积蓄到哪里呢？并非是积蓄在丰隆穴，而是丰隆穴调济全身来蓄积膏脂之水谷精微。

从足三里与丰隆主运化与调节的功能可以看出，它着重供给和输布。我们知道脾胃主运化，而运化精在"精"的层次与系统里，主要是供给生理消耗，为生理消耗提供能量，所谓一日三餐，强调运化以致用，并且以营卫气机关乎了身体阳气之输布，从运化的"运"和输布的"布"来看强调供给，而在膝盖后面，有足太阳膀胱经上的委中穴，则强调刻意节省。委中，又名郄中、血郄，为足太阳膀胱经合穴。在十二经中太阳（经）在外，直接关联卫阳，是身上主要的阳气经络，而委中穴为天地人三部阳气之聚集之状，委，堆积也。又为何名郄中呢？郄，孔隙也，为此穴犹如孔隙之状，让太阳经的卫阳精气在此出入缓慢，犹如以空隙来限制一样。而血郄的意思为本来壮热的卫阳精气，被委中空隙一限制，就减缓了输布出入，如同节省了一般，此节省的部分就在此化了血。所以，从委中以空隙来限制看，委中穴就强调刻意节省。

为何足三里与丰隆强调供给，而委中则强调刻意节省呢？就围绕膝盖以足三里和委中之功能，来说一说藏象精气在消耗—供给—节省上的哲学。膝关节部位的重要穴位，前有足三里，后有委中。我们说精气的气机以及动能流注，有总灌注、精源灌注和气源灌注的藏象形态存在，抛却精气的灌注不谈，精气不叫直接的载体或形态，就是营卫之气，而营卫之气靠脾胃主运化而来。足三里以调节运化就对营卫气有了调控能力，当足三里养好了，其精气就以营卫气之载体来进行昼夜度数流注，这就是输和布的意思。从输布来说它像个物流港口，而足三里实际的功能叫供给阀门更贴切，阀门就有调节的作用，为什么说足三里像阀门呢？我们每天的行走与运动，离不开膝盖，它掌控着外活动消耗。我们身体的外在、内在都是有敏感的传感系统的，是能接受信号的，外在的活动和运动，只要你一走路，膝关节做伸曲运动，足三里就接到了信号，它就打开脾胃主运化的阀门，运化水谷精微，把营卫之气输布到身体里去消耗。所以说跑步、做剧烈运动给足三里的信号强烈时，它就会使劲拧阀门，当你呼吸转化的精气和脾胃运化转化的精气都满足不了它的时候，它就会消耗你身体里面储存的一些能量，甚至使脏腑藏匿的先天魄精系统，一步一步跟随足三里调控的指示从"阀门"流出去，所以足三里开得越大，意味着外面消耗流逝的就越多。

对比足三里以调控并输布的外在生理消耗，膝盖后面的委中穴就是一个暗储存。阳消耗的反向是阴性储存，委中可以比喻成是个小管家，而且是抠门的管家，为啥抠门呢？就是委中的孔隙以减缓阳气的出入。委中穴就掌管着身体的虚、劳、损，给委中一个信号，它来配合足三里工作，既刻意节省又加强输布，其身体的虚、劳、损就能逐渐得到改善，这就是藏象平衡所要蓄养的能量。一般膝盖出痹症问题较多，什么是痹症？五运六气中风寒湿三气杂至交织而成痹，《素问·痹论》曰："风寒湿三气杂至，合而为痹也。其风气胜者为行痹，寒气胜者为痛痹，湿气胜者为著痹也。"风寒湿最怕什么呢？就是阳气与热量。委中疏解热的能力是一流的，如果把足三里和委中管理好，就等于有了外在的阳气的枢纽。

我们从一个消耗和一个蓄养储存这两者说藏象平衡，就如同在膝盖上找到了最佳模型一样，足三里主阳消耗，委中却主阴储存；足三里是光明无私"慷慨解囊"的，而委中又是以刻意节省而反对精气"铺张浪费"的。当通过站桩静坐进入了藏象内在后，足三里的消耗和委中的节省也会偷懒，因为身体的静让足三里开很小的阀门就够用了，同样委中也不需要去"算计"消耗了。从足三里阀门的调节布控来说，适当运动时以足三里来调节脾胃运化，从而输布气机来增强活力，但一定要懂得消耗过量对藏象平衡的影响。从足三里主阳消耗与委中主阴储存，我们要学习一个词叫卑躬屈膝，卑躬屈膝是一个贬义词，我们用在站桩静坐上，刚好就是屈膝而卑躬，这就是藏象平衡的深义，以最谦虚的姿态把人生的能量储存起来，曲膝就对应了九始桩功的膝支。这个时候就要学习膝盖上的足三里与委中，它们同在膝盖上如同夫妻般如胶似漆，好好地把握和掌控着身体的阳气。

在足阳明胃经上还有气冲、承满、气户、气舍等跟气息息相关的"气"穴，这几大穴除了承满，都带"气"字，而恰恰承满却最关乎气，或者它像极了"气"的晴雨表，是平人健康之关键，更是关乎阳气变化的藏象精气指数之所在。它的特点就是食满则无气，这是针对平人健康来说的，就是吃饭不要死撑，把胃撑大了并且食物到了承满穴，胃就缺乏了动力而很难蠕动，消化就会出问题。脾胃主运化，其消化出了问题，胃气乃至全身的气机就受到了影响。若气机减弱，则气冲、气户、气舍就缺气，全身就失去了精气动能，所以说要少吃，站桩静坐时更要减少食量。

当站桩静坐到了一定程度，阳气随胃气的气机产生大变化，这个程度怎么衡量呢？它的反应也是在胃经上，为站桩到了气机生发，在头维穴位置有起风吹发感，表明胃经气机在生发并盈满阶段，阳气随胃气起来了。也正是这个时候，脸上的红润光泽也随之出现了，脸红肤润目光也慈祥了，看问题的眼光、眼界、世界观等就会自然发生改变或转变。随着站桩静坐功夫的深入，胃气借助足三里的输布调节功能，全身的阳气从太阳经、阳明经、少阳经逐渐充满后，这个时候就又反馈到承满穴了，为气满则不思食。气满则阳气入舍，以气舍为"根基"在藏象精气层面扎根下来，同时气户大开，全身精气往来频繁，尤其是阴阳气机之转换，特别强调阴转阳，这才是河车之象。气户大开，阳气也从气户而出，以螺旋圆的方式输布，这就是虚空之大布施。气舍为阳气扎根之象，如何扎根呢？既要阳气生发得充沛，又要以静摄入气舍穴。气户为气机输布之门户，尤以阳气而开门户，气户的内景相是光明又亮堂的。

说到气满不思食，这里有一个误区，就是气（要特指阳气）未满而腹胀不思食。在站桩一段时间后，阳气已出，原本随着胃气的阳气输布到全身的过程中，胃经的气貌似减弱了，以此对比而出现消化能力减弱，但又有胀满感，因为胃经的气是满的，这里就能比较平常的经络气机与阳气的区别了，阳气未满但胃经气满，出现腹胀不思食，它是一种身体机能反射，并非说阳气已满，它离满还差很远，而且只是阳气输布开始的征兆。另一个反映就是脾胃消化的动态消耗也因气机生发而减弱了，自身在站桩静坐的"静"的指令下，生发了阳气保护机制，它是自发的减少消耗，故而也有胀满感，提示不用吃太多，吃多了就会影响消化。

对比胃经气机生发并伴随阳气出，跟气息相关的"气"穴在阳明经上有了"府邸"，而承泣、厉兑二穴则主阴性之气，此阴性之气又分阴阳，阳者上走承泣，阴液下传厉兑，从哪里分呢？为太乙、天枢二穴，此二穴连通中脘穴，从中脘穴太极官募集的气血物质，走阳明胃经经过太乙、天枢首脑般的疏导。承泣、厉兑二穴则主阴性之气，故身体和精神情志中的阴性属性的，都跟它们相关联，尤其是梦魇不宁与惊魂不定，常常惹人无端哭泣。承泣为挂眼泪之象，而承泣之悲，又会上注肺经，成为肺主悲之气源。所以说或悲伤，或情绪低落，或精神抑郁，或喜哭的人，以及精神情志病患者，从这个原理就知道阳气不足，尤其关联鬼魂邪门之事，如《神应经》曰："尸厥如死人及不知人事，灸厉兑三壮。"就指出了要害，它能开脑醒神。

足太阴脾经之三阴交穴、冲门穴，是脾经非常独特的交会穴。三阴交为足三阴经之交会，冲门为足太阴、厥阴、阴维之交会，之所以能联络众经交会，在于脾以主运化独特调度作用，尤其是营卫气血的总调度官，更是血液的总统领，故而显得尤其重要。三阴交为太阴脾经提供湿热之气，为足厥阴肝经提供水湿风气，为少阴肾经提供寒冷之气，并气血交会于三阴交穴，所以三阴交既能以脾胃相表里而健脾和胃，又能以三阴经之交会而调补肝肾，更能发挥脾主运化，脾统血的行气活血、疏经通络的作用。冲门别名慈宫、上慈宫，为足太阴、厥阴、阴维之会。冲，为冲射、冲突；门，为出入之门户，为脾经气血上冲之状。别名慈宫、上慈宫，慈为仁慈；宫为聚散之所。何为仁慈呢？为脾经气血上冲炎上，不仅不克肺金，还以土生金，有脾土之母对肺金之子的慈爱之性、相生之意。由于冲门含"冲"字，故而联系冲脉。另有大都穴主虚，地机穴主脾及脾土运化之机巧。

血海穴，血为脾血，而海，为脾经所生之血在此聚集成海之象，同时脾血输布范围大如海，故此得名。此血海穴应区分冲脉之血海，冲脉之血海为十二经之海。《灵枢·海论》曰："冲脉者为十二经之海，其输上在于大杼，下出于巨虚之上下廉。"冲脉与十二经脉会聚而贯通全身而称，《素问·上古天真论》王冰注："冲为血海。"我们知道脾五行属土，主意，也就是四象五行之中宫，在四象五行的格局里为土性，故有"意"与土性结合，居中宫，这与河图图式与洛书图式都有一个属土性的中宫是一致的，它统于生化之先。也就是说"意"在六识传导之初就以上黄庭泥丸宫关联土性，故六识秉受传导动，则意与土性启动，然后才与人体五行之藏相关联，形成了以"意"和土性来关联脾官。从通过"意"与土性来关联脾官的思维过程可以看出，结合人体组织器官来言藏象，从五行之性到五藏神能量体，再到五行之藏立足于五脏来与五行之性和五藏神关联，最后才是基于五行之藏的五脏之官言说诸系统，就能形成不一样的认识论，例如在哲学视野上，就连脾官的内涵都是要远高级于人体组织器官脾脏。

常说意土补五脏气尤以土生金为主体，除了六识传导与返熏过程中在六识传导之初就以上黄庭泥丸宫关联土性，在五藏神的载体形态以及后天人体运化精气形态上，都是以意土关联脾为先，构成了意土统于诸生化及运化之先。且在运化精气形态上，脾统血，化生营气于脉中，故脉中的营气源则为脾官，也就是说脉中的营气精气态之源为脾官，为何言说"统"呢？就是以统御统筹之义统于诸生化及运化之先。以此营气精气态行于脉中就构成运化形态，尤其是以此五行之藏所在的脏腑十二官，更是以五行之藏的联动指向了经络精气源沇的所在。所以，从五藏神的载体形态到人体运化精气上，就找到源流式的交接融合。

肝藏血和脾统血有何区别呢？肝藏血是以肝魂升阳入肝之后启动肝官的作用生了肝血，藏的是肝魂，指向了肝血的源流为五藏神的魂，直到"血舍魂"后，魂与血完成了生化动能向人体运化动能的转换。魂和血是两个维度的动能形态，魂为五藏神形态的能量体，血为运化精气态。脾统血，"统"在统筹义为统五行之先，故可补五脏气以温五脏；在统御义上为统诸生化及运化之先，是能量体之源流。从统血可知，脾为血的生化以及运化精气之源流。所以从这里就解释开了，启动与运转的十二官，以及精气发源源头后的运转都为中焦的脾官所在——黄老中宫。尤其是十二正经的经脉循经起点，起于中焦上注于肺，就是起于脾官所在的黄老中宫。由此所梳理的哲学逻辑可以看出，要想解释十二正经起于中焦的真相以及起于中焦发生了什么，还有这个"起"到底相对于经络的意义是什么，答案为它是维度升降的转换与动能形态的源流，尤其是给十二正经灌注高维度精气能量体，一定是高于运化形态的精气能量体。

手少阴心经之神门穴，神为心藏神，心者，生之本，神之处也。且心为诸脏之主，明运用生，是以心藏神，亦君主之官也。神门就是心神出入之门户，也是心之君主首脑之中都。本穴以心属火，火旺而生土，故本穴属土。心者君主之官，尤以肺者相傅之官相辅相配，以发挥神明与治节之功能。在六识传导的左升右降过程中，肺的治节之官只是宰辅的相傅，必须得依君主的法令才行，所以肺的相傅治节之官启动，必须依心的君主神明之官的发令指挥，这样就形成了一个明确的路线图，为从泥丸九真敕令肺魄，在降维度视野下肺魄启动心并产生心生物电，心生物电生发心的君主神明之官，心的君主神明之官反过来启动肺的相傅治节之官，从而形成了意识电到心生物电，以及心的君主神明之官到肺的相傅治节之官。六识传导系统与精气系统这两套系统的启动路线和先后顺序，发挥心的君主神明之官的精气传导就是神门穴，它以心神出入之门户，让精气得"神"并有序。

心的君主神明之官就是从泥丸九真意识电传导生化的心生物电，获得的高能量体的神明，且还有肺魄的补充与动能推动，虽然降了维度，但还是高于精气系统的能量体强度。"神明"是因为精气神能量体强度高，也是因为五脏六腑精气未运转前业力束缚小的缘故。肺为"相傅"之官与心为"神明"之官，为何会这样命名呢？虽然是根据它们在功能属性上的显著特点来给予的，其实从根源上为取象于"在天成象，在地成形"的天象占星，为三垣紫微宫与太微宫之星象在大宇宙环境中呈现出来的功能、职责、法度属性，比如围绕北极紫薇五星所在的左枢八星与右枢七星形成的左辅右弼。从天象与星象延伸并映射大道规则和天人合一法度而发源的古代的政治体制以及官职形态，都能一一对应，找到根源，并找到可以计算称量的历法法度。

心太阳藏象，夹脊采阳精

手太阳小肠经有一套五行连贯穴位，为前谷穴属水，后溪穴属木，阳谷穴属火，小海穴属土。尤其是形成了前谷—后溪—阳谷之水生木，木化火，以此小肠经的气血来通督脉阳火。我们知道太阳经在外，而督脉主一身之阳，故而在小肠经形成了独特的前谷—后溪—阳谷格局，以五行相生在此化阳火，通督脉，成为生发阳气重要之所。同时小肠经又借督脉之阳气，反过来将小肠经气血借阳之力而化气上行于天，形成了天宗—秉风的阳性风气。在站桩静坐升阳气的过程中，气机过天宗、秉风较为困难，此二穴所处肩胛和肩关节周围，属于肌肉发达、骨肉相连非常紧密的地方，故而要让这里的肌肉、筋骨全部柔软后，其阳气的气感马上变得不一般，但在这个变化过程中会引发肩臂酸疼，诸多不适，并且在肩部酸痛的部位会有寒凉感，就是因为阳气升对比了原来阳气未升时，以此对比出现的寒凉，并非导致了寒凉，要弄懂这个对比之意。当阳气经天宗、秉风过肩胛和肩关节时，因阳气升而化寒凉之所，故会在腋下这个地方出非常冷的汗。

　　小肠者，受盛之官，化物出焉。脾主运化后的水谷精微素就从小肠吸收，化物出的就是形成气血精微物质，并以此输布和供养全身，可谓是生理生命之本。又由于它与阳气关联最深，故也成为健康之本。小肠经上的五行连贯穴位之特点也同样联系了五行所配的五藏，以此化精出气，在藏象气机里，意识电敕令肺魄启动，肺与魄五行属金，金生水，同时又有肺的相傅治节之官运转，又进一步增强了金，并促进金生水，水性的蓄积就会生木。同时，在肺的相傅治节之官运转前，启动了心生物电，在心生物电的层面，心属火，火生土，当心的君主神明之官运转后，又进一步增强了火，并促进火生土，土性的蓄积就会生土。此时土生金，就把五脏六腑的五行启动，五脏六腑的五行启动，就产生了精气运化与升降，精气运化与升降就会通过人体精气系统联动全身所有经络，来完成全身五行之藏的有机运化和联动，生理生命就这样被启动。

当五行之藏的精气运化和生理生命联动起来，心生物电启动微生物电也有了肺肠之场所。这就是先天六识秉受的右螺旋下降而生的由意识电产生的心生物电，以及心生物电再启动微生物电的临界态，启动了五脏六腑五行之藏的精气运化以及生理生命的联动机理。这就是五行在藏象精气化物的作用与原理，可谓万变不离其宗。

足太阳膀胱经有昆仑穴、魂门穴、承山穴。足太阳膀胱经同手太阳小肠经一样，皆因太阳经主阳，在外，且通督脉而主一身之阳。尤其是膀胱经独特的在后背与督脉并行之特点，成为阳气重要的生发之所，又因膀胱经以肺俞、厥阴俞、心俞、督俞、膈俞、肝俞、胆俞、脾俞、胃俞、三焦俞、肾俞、气海俞、大肠俞、关元俞、小肠俞、膀胱俞等穴位、关窍连通五脏六腑，可谓是集脏腑阳气之大要之经络，不仅自身能主阳，还能关联五脏六腑其他经络之阳气，形成共朝督脉之象。其中又有魂门接肝气，承山接脾气，昆仑接水湿气来主肝脾之血脉。膀胱者，州都之官，津液藏焉，气化则能出矣。昆仑穴集独特的膀胱经水湿气为显著，尤其是膀胱气化津液之气，成膀胱经水湿之气，在昆仑集聚。由于足太阳经阳气为重，故水湿之气在昆仑因阳而化火，火势炎上，直达风府与玉枕。魂门，肝魂之门户，却开于膀胱经，可见膀胱经若病变，必伤肝。同样，肝若病则膀胱经必受其害。肝经为足厥阴经，阴性属性强，但魂门却是肝之阳热风气与膀胱经连通；反过来，膀胱经之阳气能通过魂门入肝，而安魂定气。前面说到足太阳膀胱经的委中连同足三里，如何以足三里主阳消耗、委中主阴储存来说精气平衡。其委中与承山就是膀胱经连通脾胃之枢纽，委中与胃仓连胃经，承山连脾经，皆依赖于脾胃主运化，其运化的水谷精微素阳气则入膀胱经，有水谷精微素土堆积如大山之状。

　　说到足太阳经主阳之特点，就必然要知晓膏肓连夹脊窍之原理。膏肓，膏，膏脂、油脂，形容肥厚；肓，心脏与膈膜之间。膏肓名意指膜中的脂类物质由此外输膀胱经。夹脊为九窍之一的夹脊窍。膏肓与夹脊二窍在经络系统中相连，但通过站桩静坐之功态，可以开夹脊窍，使膏肓不但连夹脊，而且启动心太阳藏象，从而成为炼精化气之重大关窍和枢纽。我们看看膏肓穴的工作原理——膏脂提供心运转的精气动能，心主火，膏脂如同柴薪，心火烧膏为液态精气，经心主血等作用后从膏肓穴入膀胱经，心神以化火并火化膏液，到膀胱经，通过膀胱排泄尿液而丧失能量，这就是心火及卫阳漏泄。明白了这个原理，就知道为何要通过站桩静坐之功法来开夹脊窍，为使夹脊藏象开，而关经络层面的膏肓之连接，使本该通过膏肓与夹脊连接的心火及卫阳，运转到心绛宫之中丹田来炼精化气，这就是夹脊采阳之原理。夹脊采阳，首先要膏肓连夹脊窍，并启动心太阳藏象，然后依赖心绛宫独特的太极官运转，来采阳精以化真炁。

心绛宫为黄庭三宫之中，有内丹田之精田，外丹田之气田。其外丹田的气丹田就是心肺呼吸之气所化的宗气，而内丹田的精丹田就是指夹脊窍所能运化的心太阳藏象精气系统。它关乎足太阳膀胱经之阳气、心之神火、夹脊窍、中黄庭宫等，之所以强调系统，而不单指夹脊窍，就在于夹脊对膏肓有一个关和开的视野。究竟哪个开？哪个关？一定要分清楚维度和层次，这样才能明白夹脊采阳之精髓。在心绛宫，有"中元绛宫者，乃神之舍宇。绛宫不动则精不驰，而神不疲"之言说，所以要先明了心太阳藏象之原理，才能以此入心绛宫之内丹田——精的层次，来认识炼精化气、炼阳精化真炁的秘诀。其心太阳藏象，在太阳经中有手太阳小肠经和足太阳膀胱经构成主要的太阳经系统，而手太阳小肠经又与手少阴心经相表里，足太阳膀胱经又与足少阴肾经相表里，而太阳经系统的表里关系的运转又从手少阴心经开始关联，就构成了独特的心太阳藏象，为心→小肠→膀胱成关联构成心太阳藏象过程。六经藏象系统在十二正经表里流注关系的五行之藏关联上，又多了一类五行之藏的相互联系的内容。中黄庭心绛宫为藏象能量体结构中精气神之"精"之寄所，为众"精"之库。"绛宫不动则精不弛"，言说"精"之所用，这个心绛宫所关联的心太阳藏象系统的"精"就是阳精。这个阳精如何采了以化真炁呢？阳精因"阳"的属性，故呈先天态性，为神中有气精、精中有神气、气中有神精的无法单独抽离之态，只是我们在后天藏象范畴来言说它是先天态性，所以这里说的精不动神不疲就是此意。更因为精动需要神用，精不能自动，需神识的支配，故"精"视野下则是神的反照，具体的功法则是不传之秘。

心太阳藏象系统为人体阳气最大的循经藏象系统，与阳气关联紧密的还有以三焦为主体的阳气生发心包少阳藏象系统，以心和心包来统领，皆是围绕心绛宫来言说"精"之寄所，为众"精"之库。说到了主阳气的藏象系统，就应该了解阳气漏泄之原理，膏肓连夹脊窍就是阳精漏泄的一种存在。这种阳气漏泄是从藏象平衡来说的，对于平人而言，膏肓连夹脊窍能使太阳经获得充足的阳气而有养生之效用，但从消耗与存储的藏象平衡来说，就必须要懂得阳精之泄露是藏象精气非常严重的消耗方式。所以，从精气神生命根本来说，就要通过站桩静坐之有效的方式方法来打开夹脊窍，启动心太阳藏象，采阳精以炼真炁，既止了漏泄，又有效地利用了心太阳藏象之阳。

由于膏肓连夹脊窍的阳精漏泄，在站桩静坐过程中，会出现两种层次的上火情况，第一个层次的上火就是站桩静坐一段时间后，气机生发而阳气动。此时，站桩刚刚从身躁动到身静下来，从动静二相来说，外燥动转为身的站桩静，在站桩静相中，其身消耗为大，尤以心的动能态显著，加以神思之妄横飞，心神之火就大，心神之火大化膏肓之膏脂就越甚，流注到膀胱经的阳气就更多，以此而膀胱经并督脉火热，这个火热之阳又通过膀胱经所在的肺俞、厥阴俞、心俞、督俞、膈俞、肝俞、胆俞、脾俞、胃俞、三焦俞、肾俞、气海俞、大肠俞、关元俞、小肠俞、膀胱俞等穴位、关窍连通五脏六腑，出现全身火大之象。当站桩静坐时上大火，既标志着气机生发阳气动，又说明心神之妄具甚，再加上身体静的程度比较初浅和低级，这三者综合而上大火，这个大火从生理和病理上说会难受，是危害，但从藏象层面来说，适当的火热可以化阴寒湿气，消融阴凝坚冰，最重要的是要明白如何解决心神之妄，要更加静下来，要把外在和身体的躁动进行梳理和排解，要从这个热象上转变观念。另外，就是要加大站桩静坐时身体入静的程度和层次，让身体的生理消耗妄动减少，不要"火"烧功德林，这里的"火"就专指心神之妄火和身体消耗之动火。

第二个层次的上火，为通过有效的站桩静坐功法使夹脊窍开，膏肓与夹脊的连接因夹脊窍开入藏象而膏肓穴关，此时身体本来从心太阳藏象化的阳气，尤其是心神之火，经膏肓穴入膀胱经，膏肓穴中断了心太阳藏象与膀胱经的正常往来，故而全部入了心绛宫，此时内丹层面的炉鼎，就会炉火遍地，因此而上藏象阳气层面的大火，会烧得全身通红，热得汗流浃背，此阶段和功态若无明师指导，则鼎覆丹飞。其实这个层次少有人能触及，别看说内丹者众，真到了内丹的这个层次，其内丹的关窍玄机不言而自明了，只不过在这里言说，不是真正功态上的过来人，便不解其中滋味。当进入了这种内丹功态，身体里的阳火随"消息"而来，其内观的观照能力就自然洞开，这个时候就能够极其灵敏地洞悉身体中阳火的状况，太极官的景象也会现前，别说经络穴位里生发阳气之"井"，就连肺部和肠道的菌群滋生所导致的不明原因发热也会清清楚楚。也正是由于到了这种境界，更能细微而敏感地觉知气若不聚则气散而漏，以及神思若妄飞则精气驰散而漏这种根本关窍，也能在实证中反过来指导功态的深度。所以解决上火的问题，还是要解决"静"的问题，既要减少事务的烦杂与消耗，又要懂得通过调息与凝神来解决身心的躁动和神思的妄动。

说到夹脊窍开，内丹学有夹脊双关之说。夹脊双关左为太阳，右为太阴，太阳则关联足太阳膀胱经并延伸心太阳藏象系统，太阴则关联手太阴肺经，调控气机之门户。说到调控气机，当调息得当，尤其是得气机八法后，一呼一吸则夹脊双关开，膏肓穴立马滚烫，谓之阳火进符，所以夹脊与膏肓可以通过调息打开关窍，这得师传真火。其夹脊双关左太阳右太阴，实为中心绛宫内双橐龠火轮，既通内又通外，既上通泥丸，又下接涌泉，既降甘露于华池，又吸华盖之云气，还贯通五行之法轮以行阳气灌溉之能事，如同《内景图》云："夹脊双关透顶门，修行路径此为根。"

夹脊双关透顶门，要想透顶门，得过玉枕关，有夹脊双关难开，玉枕难过之谓，这一切不是随便臆想瞎猜能糊弄的。玉枕开得有金机飞电之气机，引金机飞电上达天门，息满火候足，阳德当位了，才能通关。而金机飞电必要真精阳动，真炁际出且炁足有神用，就得依赖夹脊双关以及中心绛宫和下命门宫之真炁炉鼎之火候。黄金遍地之象，才能金中见玉。玉枕一过，内景天柱则成，一条贯通三十三天的天脉（天脉即与中脉融合）轰然天成，而达唯我独尊态。此时，方能玉枕无忧，随机应化，同时玉枕的"枕"必与睡梦有关，为窈冥功态之玉枕定境，虽为睡，却为觉醒。也只有过玉枕关，达玉枕定境，方知何为不修而大修，为阳神守关，随识神因缘而悟万象万事。虽在俗世间，却了然一切之大要，达到凡夫眼中之俗相，内景之中真神神的境地，可谓我站在你面前，你不知我是谁。

肝肾接先天，天脉与中脉秘义

说到"火"，自然就要联系到"水"。在足少阴肾经上有涌泉穴、太溪穴、水泉穴、照海穴，足少阳胆经上有肩井穴、渊腋穴、阳陵泉穴、侠溪穴，手少阳三焦经上有天井穴等直接与"水"相关的穴位。水既以水克火来制火，又能水火调制得当而水火既济，最佳的养生状态莫过于"水"穴出阳气，而少阴经的阳气为阴中阳，更为可贵。肾属水，主志，其肾经之水为生化之源。我们在讲金津玉液饮刀圭以及"井"养而凝神等内容时，皆是借"水"性之精来化气，它成为诸多要领的入手之先，而且肾主藏精，肾接先天，在下黄庭命门宫有内丹田气田、外丹田精田，成为藏象精气系统重要的太极官场所。从双肾的右命门到左肾阳就构成了双肾两仪，此双肾两仪在六识传导升降和精气升降上都是关键性的门户枢纽。

肾官范畴所在的双肾两仪的空间体，分为物质范畴的外肾组织器官和精神相域范畴的内肾精气，以及相虚空间体。

其实这种物质范畴的外组织器官和精神相域范畴的内精气，以及相虚空间体，就是生理生命系统和藏象生命系统的实质。古代医学上经常争论"肾"和"命门"的所在，在《难经·三十六难》中有"肾两者，非皆肾也。其左者为肾，右者为命门"的定位，是最恰如其分的。从肾官来说，左肾阳和右命门均为肾官的一部分，而且左肾阳为阳仪，右命门为阴仪。从命门穴来说，它只是肾官所在的肾空间体中经络上的穴位。从命门宫来说，含义指向了腹脐所在的空间体，又包含了肾官以及肾官所在的空间体，如同张景岳在《类经附翼》中说："命门总主乎两肾，而两肾皆属于命门。"就是关于这几个视野的转换和认知，这就是同一个"命门"的词汇所引发的特指的不同，如果不把体系弄清楚，一定会出现学习与理解上的障碍。"两肾者，两仪也，中间有连环，是我真精。内藏赤白二炁，在母腹中，未有此身，先有此穴，因有此穴，始生此身。"从内肾两仪连环以及通上下二眼，就关联到了泥丸与心官的精明之府、肝官，而且通心官与肝官说明肾官也具左升功能，为左肾阳主。降华池出玉泉在舌内说明又联系肺降，联系肺降为右命门主。这就有了通过肾官范畴的双肾两仪把心官、肝官、肺官联系起来，且把六识传导系统与精气运化系统交叉联系起来。

足厥阴肝经形成太冲穴与急脉穴以及章门穴与期门穴组

合的气机穴，其中太冲——急脉为肝经生发之木气以及木气化火，章门——期门为肝魂"将军"出入之所，肝为将军之官，主藏魂，有三魂。肝经生木气，太冲穴为肝经的原穴，原穴有生发之源的意思。太冲生发之肝气，木气势巽，巽也属木，故气势强劲，上冲于急脉穴，在急脉穴吸热，热化火，肝气便呈火热强劲之势。若急脉不畅，则会在太冲化火，则肝经蕴热，会出现身体的病变。肝经之气养好了，则"太冲"本义——有极其虚静和谐的境界，受"青龙"守护，否则就会落入"冲""急"的恶行循环，不利健康。

　　肝主藏魂，肝有三魂，名曰爽灵、胎光、幽精。目为之官，左目为甲，右目为乙。三魂"胎光、爽灵、幽精"，也称为"主魂、觉魂、生魂"，或"天魂、识魂、人魂"。肝有非常显著的以将军之官行善恶之辨，将军明赏罚，赏则升阳气，罚则主堕落，肝官将军如何行令以辨善恶呢？在第七讲"积善则升阳气，身体中自有善恶门"有较细致的内容。肝官明赏罚，故肝主怒，怒在两个方面，第一个方面为不应阴阳四时并违背自然基本法则生活，也就是生活作息紊乱，以乱肝气，并乱肝之火气，肝经蕴热化火过重，肝的负担则重。常说肝解毒，解的就是身体精气气机之乱和世间道德之祸，肝负担重，就是这个意思。所谓肝胆相照，胆最心知肚明，胆如何明呢？为心胆相连，心（身心）的苦，胆最清楚，不信你尝尝胆汁就知道，都是它化苦解毒从眼中（肝胆通先天眼）自落泪储存于胆囊，而且胆汁透亮明澈，意喻人切记不要昏和乱。如何自落泪呢？就是肝之三魂（天魂、地魂、人魂）行善恶之辨，其善恶之辨的层面就是"怒"的第二个方面，它主辨粗重习气染身，以及道德层面上不被世间法律惩处的恶行，并察觉对事物的起心动念的善恶，所谓举头三尺有神明，它自在身中。

在站桩静坐初起，当经过身体"初守形"的阶段后，只要身体稍微静下来，身体气机初动，则有气机过章门，气过章门，在章门穴的肝区，会有酸胀并大有气机憋闷不适感，为何会有这种情况呢？肝经木气势循，主全身气机之生发，章门作为肝经之门户，故章门穴最先感知。章门之"章"，立早为章，何为早呢？为寅时之早。道家养生常说的"履天光"即是寅时天微亮，肝气已升，就要早起应天地生发之气，此时寅木初生阳气猛如虎，势如巽。所以，身体之气机以及阳气皆要过章门之门户。说到寅木就要联系子午流注之周天，并五运六气之大周天，懂了这个层次的天地人大气机，天地悉皆归。当气过章门现象出现后，预示着通过站桩的身静把往常规律下生理躁动要消耗的气机积攒了下来，同时也是站桩静坐"初守形"所得到的肝经气足之表现，为站桩静坐升阳气并发的气机感在提示你，这是利好现象。利好的原因在于从厥阴经升起的气机，为气的根基牢固，伴随气机生发，阳气也会逐渐起来，就更应该坚持并深入站桩静坐中。若要感知章门寅木势如巽的气机，在章门穴针灸同时站桩静坐，则腹部会有翻江倒海气机冲发之势。同时，在站桩静坐的适当阶段针灸章门穴，会帮助提升和调理气机。

我们说章门——期门气机为肝魂"将军"出入之所，从肝官善恶之辨来明赏罚就知，若顺天时应道德，则三魂自安；若逆规则，肝魂则忙碌辛苦，经常出入肝之"门户"来排忧解难，如同领兵打仗。说气机生发章门最先知，那么期门就特别强调阳气之强弱，有气机过章门，阳气进期门之谓，要得足了阳气，才能入期门而扎根。这个期门的"期"，如同七日来复，以及百日筑基等词汇一样，它明显预示着时间，而时间的长短则预示着站桩静坐是否精进与努力，所以章门见气机容易，而期门得阳气不易。期门之太极官最易扎根真阳之炁，当真阳炁足后，便能从期门直入泥丸宫，以此真阳炁来炼气化神，炼气化神得神则瞳仁深邃，为泥丸九真存真之象。由于肝开窍于目，故太冲与急脉之气机，多显于眼白；而章门与期门之气机，多显于瞳仁。瞳仁深邃，则神足悟性深，神思觉知能力强。在手足三阳经和手足三阴经中，我们说太阳在外，则厥阴在最深里，当厥阴出阳，为阴中阳，阴中阳为阴极而生阳，是从阴之极处所生阳，故极其宝贵。我们说内丹温养阶段时，就要以丹火之阳来温养全身之阴，而行大周天之实质。当然，这个功态阶段极深，常人不可触及，以这个温养之理，就算在普通的站桩静坐出阳气时，其太阳之阳也要传感入里来温养阴经之阴，以求阴阳平衡而更好出阳气。那么厥阴肝经之阴性，为何能出阳气呢？在厥阴经有中都穴交脾经，接受脾主运化之水谷精微气血物质入肝经，并且参与调控肝脾之血。

　　肝官如何以经络联系双目来关联泥丸宫并连接先天呢？在藏象生命形成之初，在胎形体生成之前，有先天因缘的布局以及先天精气神能量体的灌注。尤其是先天精气神能量体生化转换成胎形的融合，也就是藏象生命系统与生理生命系统的融合态，在融合态形成藏象生命系统还有非常重要的天脉与中脉气机冲升的过程，或者说是伴随天脉与中脉气机冲升过程，天脉的内系统与中脉的外系统按五藏神五行之藏法则发生融合与布局关联，最终形成藏象生命系统。天脉与中脉关联态下气机冲升，为藏象天脉以内系统冲升形成胎形体的魂神魄意志五藏神精气神形态，命象中脉以外系统冲升形成五脏五行人体经络系统，这两者在布局融合与冲升生化形态下，生成胎形体，形成胎形体结构下的命象精气神形态和经络运转系统，共同组成藏象生命系统，就构成了通过天脉与中脉关联态下气机冲升，把内系统中的五藏神能量体形态与外系统中的五脏五行所在的人体经络系统结合在胎形体上，真正实现了既从唯识上按先天二因牵引布局，又在能量体和空间体上完成了融合，既让唯识因缘在胎形体上有了落脚点和现行现量特性，又让胎形体从此被赋予了唯识层面的精神主导地位。

天脉与中脉关联态下气机冲升遵循"冲气以为和"动态和"负阴而抱阳"机理。天脉冲升在泥丸宫以先天九气禀受，禀受九气有两个含义，一为先天精气神能量体的灌溉禀受，二为先天因缘布局，可称为禀受布局义，禀受布局产生了"神"居泥丸宫并生脑，《素问·脉要精微论》曰："头者，精明之府也。"又说："精明者，所以视万物，别黑白，审短长。"为禀受布局九天气后，伴随天脉三宫与中脉三田的所有精气融合，在泥丸宫有"幽室内明照阳门"的黄抱紫幽室突现光明。为何有精明之府能视万物呢？就是禀受九天之气，在泥丸宫生目瞳紫烟。目瞳为神的精气关联之义，神降泥丸，因精气关联义为高能量态，让泥丸宫成为精明之府。紫烟为目精之气。后目瞳紫烟生化三素云之素气（紫素、白素、黄素三素云），以三素云素气灌溉泥丸精明之府，在神因明的主导下，三素云素气相融合而先生左眼再生右眼继而成双目。

黄抱紫幽室突现光明的含义，为神降泥丸精明之府，以神的精气关联义高能量态的大能量缘故，为精；又因三素云素气相融合生了双目而能见，为明。黄抱紫为三素云素气相融合的层次结构，故而黄抱紫幽室突现光明，幽室就是泥丸宫，后转换生化成人脑三界构。此时状态的三素云因目瞳紫烟神的精气关联义，双目为天眼，能视万物，毫无障碍。由于天脉与中脉在冲升动态中同步融合，天脉冲升时中脉也在同步的动态中，在命象的脑部，先天九气入泥丸宫，再转化九宫，九宫化人脑三界构。先天九气禀受中，先天精气神能量体的灌溉禀受因神降的精气关联义，五藏神之神魂魄意志全部入泥丸宫，并全部藏以目瞳紫烟中，神化为紫素云，魄化为白素云，意化为黄素云，魂与志化为瞳仁。

天脉冲升在心绛宫接三素云素气之降，以五华灌溉灵根。同步的中脉在命象的膻中心肺部生五脏之形。五华为大道自然法则五行属性之气，也就是木性、火性、土性、金性、水性之气为五华，为伴随神的精气关联义在泥丸精明之府连同九天气禀受所生。五华随素气下降（三素气内尽含五行属性），结合命象的五脏之行，五华融合五脏形成五华五脏之气。五华五脏之气周游五脏形以及素气周游泥丸精明之府，形成了五华五脏气与素气集合形成灵气。灵气生灵根，眼耳鼻舌身意灵根生成，五华五脏之气与素气既循环灌溉五脏，又升在泥丸宫周游九宫，灵根与脏腑发生关联来形成五脏五行系统。

王华五脏之气周游五脏形以及素气周游泥丸精明之府，

形成了五藏神魂神意魄志与肝心脾肺肾的关联与融合，构成了灵气的具体形态内容为肝魂、心神、肺魄、脾意、肾志。同时，又以灵气生眼、耳、鼻、舌、身、意灵根，五华五脏之气与素气既循环灌溉五脏，又升在泥丸宫周游九宫，是灵根与脏腑发生关联，形成六根统御下的五藏五行系统，肝魂、心神、肺魄、脾意、肾志灵气五态与五脏五行系统结合，成为五藏神统御主导并生化转换下的胎形体灵气五态形态。以此标志着五藏神彻底生化并转换成命象能量体形态，称为五藏神统御的灵气五态（五脏五行）能量体。

天脉冲升在命门宫接素气、五华五脏气、灵气之降，在命门宫生七液之妙气。同步的中脉在命象的关元腹脐部，先生玄阳（左肾）后生牝阴（右肾），并以玄阳和牝阴形成双肾。七液为心液、肝液、脾液、肺液、肾液、气液、血液，但此时命门宫生七液之妙气，为七液皆为妙气形态存在，因为名为七液且只以气在，而非以液在，故玄妙。七液妙气循环双肾，伴随外四气与内四气融合，再一次形成冲升与降阴态下的天脉内系统与中脉外系统融合，融合后出现七门窍以及十二结节通道临界态，呈现在双肾空间体与能量体轨道仪上，形成与七门窍以及十二结节通道临界态的关联。

外四气为四象二十八宿所在的列星气轮义，也为青龙、白虎、朱雀、玄武四灵所寓意代表的外四灵气，内四气为阴阳二气与父母媾精所寓意的天地（父母）二气。外四气与内四气融合再一次形成冲升与降阴，在胎形体内形成由两肾间的幽关、两目间的阙庭相联系并降于华池（在口中出舌本），形成胎形长成胎体后玉浆、玉液、玉泉与玄泉的联系，成为养生功态饮刀圭的实质，为何会有饮刀圭玄泉的实质呢？因为七液之妙气在冲升融合阶段为妙气，当到了胎体阶段就要生液。

正所谓"两肾者，两仪也，中间有连环，是我真精。内藏赤白二炁，在母腹中，未有此身，先有此穴，因有此穴，始生此身。左为玄阳，右为牝阴，中穴实，我后天之精海，又为真铅，儒名太极，道名水乡铅，乃北方肃杀正气紫河车。顺则生人，逆则成仙，一名漕溪，一名祖宫，通上下二眼，降华池。在舌下窍内出，名玉泉"。通上下二眼为两肾间的幽关与两目间的阙庭联系相通，双目为上眼，双肾为下眼。降华池在舌内出，名玉泉，玉泉就是玉液和玄泉之统称，有了上下二眼的连通以及玉泉的实质，则有"舌下玄膺生死岸"之称谓。玄膺为气管受精符府，为通津液之岸也，它为七门窍楼门（十二重楼）之门户。

"冲气以为和"是气机冲升动态过程中天脉内系统和中脉外系统布局融合的"和"，为天脉与中脉两个道元维度的气机同步冲升融合，先天运相外四气与胎形过程中内四气融合，黄庭三宫与内丹田以及中脉与内外丹田融合，内外系统各层面形态的精气与五华五脏气与素气集合形成灵气的灵光融合，以胎形体将四大融合统一，融合后五藏神统御的灵气五态（五脏五行）能量体和七液妙气按五行之藏规律，灌溉全身七万两千多条经络，形成胎形能量体，天脉内系统与中脉外系统融合形成藏象生命系统。

奇经八脉之维度，三焦所出与营卫规律

在人体经络的相视野里，发生维度联系并贯通维度以及实现精气连通的为维脉，阳维脉联系升，阴维脉联系降，而且阴、阳维脉从经络的藏视野在六识维度层面就发生了联系，所以说它贯穿了维度之间的联系，又以维度联系将维度差异的精气连通。也可以说人体经络从藏视野到相视野发生维度联系的为阴、阳维脉，阴维联系降，为阴，故沉入里，从维度贯穿上主一身之里；阳维联系升，为阳，故透于表，从维度贯穿上主一身之表。由于它贯穿维度，从先天能量体维度连接到后天能量体维度，故有透彻乾坤之说。李时珍《奇经八脉考》云："故阳维主一身之表，阴维主一身之里，以乾坤言也。"所以阴、阳维脉贯穿乾坤维度视野，可谓维度与阴阳主轴，因透彻乾坤而贯穿维度视野，阴阳主轴因阴维脉在贯穿

维度的基础上"维络诸阴"，阳维脉"维络诸阳"，贯穿乾坤维度而谈阴阳为人体经络从先天到后天的第一层面的阴阳观，也正因如此它在内证内景层次上可谓是最高最深的经络隧道，因为从阴、阳维脉精气升维度就是三大意识维度的关联，阴、阳维脉通透不仅能入内景禅定，而且诸多细微流注因缘形态的来龙去脉皆能降伏。阴、阳维脉的贯穿乾坤维度与阴阳主轴同任督脉的阴阳视野区别很大，从藏视野到相视野的阴阳维脉位置，就能区分从相视野到象视野的任督冲带脉的维度差异，督脉的阳脉总督与任脉的阴脉之海，再加上冲脉的十二经脉之海是从后天人体视野来说阴阳诸脉的关系，而阴、阳维脉是先天与后天生命形态交接融合时的贯通视野。生命形态的时空奇点不在同一维度层面。这就是医学和道家内证所关注视野的区别，医学要通俗易懂并强调致用，故从任督冲带入手即可。以这种视野和哲学深度认识阴、阳维脉，对认识人体经络系统有着十分重要的作用，尤其是我们把人体经络系统连接先天和后天，并且赋予了它在藏象生命系统和生理生命系统的统御主导作用。

阴、阳维脉对于内证中从内景隧道而言内证功态实质的重要意义不言而喻，由于阴、阳维脉为内景层次上最高最深的经络隧道，故不能直接从阴、阳维脉入手，同阴、阳维脉联系的就是阴、阳跷脉，阴、阳跷脉是入阴、阳维脉的前提和基础。阴、阳跷脉尤其是对于破玄牝之生死玄关有极其关键的作用，当破玄牝玄关，阴、阳跷脉就可借助炼精化炁所在的真阳而有精气升维度入阴、阳维脉，渐入功态内景，可谓"玄牝玄关阴阳跷，玄关入后阴、阳维，阳维通透阴维连，阴维连贯经络全"的金丹绝对玄妙视野。如果把阴、阳维脉理解成纵向乾坤轴，那么阴、阳跷脉联系的就是横向前后轴，或以左右向、东西向言。阳跷主一身左右之阳，阴跷主一身左右之阴，以东西言也。阴、阳维贯穿乾坤的维度联系与阴、阳跷贯穿前后（或左右、或东西），正是以此空间体的时空关系言明先天、后天、人体的维度差异，自然就会呈现从先天到后天的人体精气神能量体的源流变，它赋予了维度升降与动能流变下的经络精气的流注。关于阴、阳跷脉与阴、阳维脉在内丹上的内证视野，李时珍《奇经八脉考》引张紫阳《八脉经》云："凡人有此八脉，俱属阴神，闭而不开，惟神仙以阳炁冲开，故能得道。八脉者，先天大道之根，一炁之祖，采之惟在阴跷为先。此脉才动，诸脉皆通。次督、任、冲三脉，总为经脉造化之源。而阴跷一脉，散在丹经，其名颇多：曰天根，曰死户，曰复命关，曰酆都鬼户，曰生死根，有神主之，名曰桃康。上通泥丸，下透涌泉，倘能知此，使真炁聚散，皆从此关窍，则天门常开，地户永闭，尻脉周流于一身，贯通上下，和炁自然上朝，阳长阴消，水中火发，雪里花开。所谓天根月窟闲来往，三十六宫都是春。得之者，身体轻健，容衰返壮，昏昏默默，如醉如痴，此其验也。要知西南之乡，乃坤地，尾闾之前，膀胱之后，小肠之下，灵龟之上，此乃天地逐日所生炁根，产铅之地也，医家不知有此。"

奇经八脉者，先天大道之根，一气之祖。这才是从先天到后天的认知，也是从奇经八脉的角度去赋予十二正经的五行之藏的联系，为何会发生在十二正经内连同五脏六腑形成了十二正经精气源流变形态呢？就是靠奇经八脉从维度升降与动能流变上贯穿联络并交汇，因为五行之藏的整体观并非停留在五脏六腑的狭义视野上，而是全身的联络流注以及转换。李时珍《奇经八脉考》云："奇经八脉者，阴维也，阳维也，阴跷也，阳跷也，冲也，任也，督也，带也。阳维起于诸阳之会，由外踝而上行于卫分；阴维起于诸阴之交，由内踝而上行于营分，所以为一身之纲维也；阳跷起于跟中，循外踝上行于身之左右；阴跷起于跟中，循内踝上行于身之左右，所以使机关之跷捷也；督脉起于会阴，循背而行于身之后，为阳脉之总督，故曰阳脉之海；任脉起于会阴，循腹而行于身之前，为阴脉之承任，故曰阴脉之海；冲脉起于会阴，夹脐而行，直冲于上，为诸脉之冲要，故曰十二经脉之海；带脉则横围于腰，状如束带，所以总约诸脉者也。故阳维主一身之表，阴维主一身之里，以乾坤言也。阳跷主一身左右之阳，阴跷主一身左右之阴，以东西言也。督主身后之阳，任、冲主身前之阴，以南北言也。带脉横束诸脉，以六合言也。是故医而知乎八脉，则十二经、十五络之大旨得矣。仙而知乎八脉，则虎龙升降，玄牝幽微之窍妙得矣！"

精源灌注和气源灌注这种先天之源的动能灌注对身体有三次藏象调节，最后一次的调节就是发生天癸至现象的原因。先天精气灌注通过阴阳跷脉的融合连通形成了跷脉先天精气融合态，此跷脉先天精气融合态通过阴跷脉连通冲脉，再从冲脉走任脉，从任脉降则天癸至。从冲脉来言说象视野层面所在的任督冲带，以及营卫气血的运化层面的十二正经所关联的十二经别、十二经筋、十二皮部以及络脉的流注。

任督冲三脉皆起于胞中，且为水谷精微所化。其实这个胞中之三脉源的视野就是循迹太冲脉，太冲脉赋予了冲脉与冲脉气街的源，而太冲脉之源又是从阴跷脉注入的跷脉先天精气融合态，跷脉先天精气融合态为精源灌注和气源灌注先天之源的精气动能，先天之源的精气动能从阴跷脉赋予到太冲脉，有一个汇聚之处——胞中。也就是说太冲脉通过阴跷脉所连通的先天之源的精气动能到胞中，然后才起源了象视野层面的任督冲三脉，也以此对比了太冲脉与阴跷脉为相视野的不同维度层面。所以，太冲脉在先天之源的精气动能赋予下才有任督二脉与冲脉的起源，它们之间有先天与后天的维度升降和动能流变，冲脉以太冲脉秉受先天精气的基础上，又以自身输送后天运化精气，以此濡养五脏六腑，被称为"五脏六腑之海"。那么什么是被先天之源的动能赋予的后天之胞中呢？胞中者，包含丹田、下焦、肝、胆、肾、膀胱，为精气所聚之处，为任脉、督脉、冲脉、带脉和肾脉之根源，以调和阴阳调理气血成为后天人体生命之根。任督冲起源于胞中，为一源而三歧，其中任脉任养一身之阴经，督脉总督一身之阳经，冲脉者为十二经之海，冲脉通过交会任、督二脉而通行十二经气血。"冲脉者，起于气街"，气街有四，《灵枢·卫气》云："胸气有街，腹气有街，头气有街，胫气有街。"又称四街、四气街，为脉气所行的路径，经脉之气汇聚和流通的共同通道。冲脉循行范围广泛，其上者"出于颃颡，渗诸阳，灌诸精"；其下者"渗三阴"；其前者"渗诸络而温肌肉"。张景岳曾对冲脉分布给予高度概括："其上自头，下自足，后自背，前自腹，内自溪谷，外自肌肉，阴阳表里无所不涉。"冲脉'血海"特性有通行、溢蓄全身气血的作用，与女子经、孕，男子发育、生殖功能有密切联系。

带脉者，起于季胁，回身一周。十二经与奇经八脉除了带脉，皆上下周流。带脉围身一周有束缚之象，以束的功能来进行纵行维度转换，让十二经和其他奇经脉在周流中唯独在带脉所束处停留减速，以供胞中运化转换生殖精足够的精气源，有减速后截流以供应身体的意思。所以修真证道就要脱带脉之束，这也是为何筑基过程漫长且艰辛，生殖之浊精总是能生发人的诸多欲望尽在此。也由于带脉的"束"特性，就会有身重之沉淀，从右旋降阴理论来说，什么会被束缚而逐渐沉淀并沉重呢？就是德行有亏者，必然习气深重且身重，带脉有警醒人要反省躬身修德之寓意。

经络维度和精气动能在精气神的能量体方式被赋予，就从精气神界域流变过程，找到了精气源流，从黄老中宫以及内丹田给予了运化精气的动能源，同时赋予了人体经络的维度升降；但是它伴随着六识传导与返熏过程来启动人体五行之藏的诸脏器官。六识传导与返熏所依赖的生化动能以及人体五行之藏的诸脏官的人体运化精气动能，就呈现了维度升降，而且这中间还有五藏神的源流载体的交接身份。相视野下的经络动能维度与能量源流层面结合精气神能量体方式的流变过程，就形成了经络能量体方式的源流变形态，为黄老中宫→内丹田→外丹田→中脉与三脉七轮；维度升降上就从意识电维度→心生物电维度→微生物电维度→三焦内运化精气维度。从黄老中宫发源的十二正经的精气灌注的源头，依十二正经的流注顺序，就在十二正经内连同五脏六腑形成了十二正经精气源流变形态，以此共同联系三焦内运化精气维度，形成动能能量源流与人体脏腑维度结合的生理体征形态。

尽管如此，在象视野里因能量体方式的差别，又形成了维度升降，为精气融合态的三脉七轮的主体能量体结构→运化精气下的十二经与奇经八脉→以任督冲统人体六经藏象系统的全身流布与关联格局。既然象视野的经络动能以运化精气为主体，那么就有运化场所和动能输出源，就是独特的三焦精气运化系统。为何三焦精气运化系统成为运化场所和动能输入源呢？主要就是在能量体结构上有空间体的对应，以及在生化之源的动能转换上赋予动能源的关联。在空间体的对应上，先天之源的精气动能内精外气的"精"结构与内气外精的"气"结构所在的人体部位相关联对应了人体的中丹田与下丹田，而人体的中丹田和下丹田几乎就是三焦的空间体所在。这种空间体的对应，虽然有维度差异，但处于维度差异的同区域能量场空间体，就能把藏视野、相视野和象视野之间联动交织在一起，这样就在生化之源上，给予动能转换的直接关联，尤其是通过水谷精微运化营卫之气。

关于上中下三焦，在《灵枢·营卫生会》中曰："黄帝曰：愿闻三焦之所出。岐伯答曰：上焦出于胃上口，并咽以下，贯膈而布胸中，走腋，循太阴之分而行，还至阳明，上至舌，下足阳明，常与营俱行于阳二十五度，行于阴亦二十五度，一周也，故五十度而复大会于手太阴矣。黄帝曰：人有热饮食下胃，其气未定，汗则出，或出于面，或出于背，或出于身半，其不循卫气之道而出，何也？岐伯曰：此外伤于风，内开腠理，毛蒸理泄，卫气走之，固不得循其道。此气慓悍滑疾，见开而出，故不得从其道，故命曰漏泄。黄帝曰：愿闻中焦之所出。岐伯答曰：中焦亦并胃中，出上焦之后，此所受气者，泌糟粕，蒸津液，化其精微，上注于肺脉，乃化而为血，以奉生身，莫贵于此，故独得行于经隧，命曰营气。黄帝曰：夫血之与气，异名同类，何谓也？岐伯答曰：营卫者精气也，血者神气也，故血之与气，异名同类焉。故夺血者无汗，夺汗者无血，故人生有两死而无两生。黄帝曰：愿闻下焦之所出。岐伯答曰：下焦者，别回肠，注于膀胱而渗入焉。故水谷者，常并居于胃中，成糟粕而俱下于大肠，而成下焦，渗而俱下，济泌别汁，循下焦而渗入膀胱焉。黄帝曰：人饮酒，酒亦入胃，谷未熟而小便独先下，何也？岐伯答曰：酒者熟谷之液也，其气悍以清，故后谷而入，先谷而液出焉。黄帝曰：善。余闻上焦如雾，中焦如沤，下焦如渎，此之谓也。”这里解释中医无法厘清的几个源起的问题，“愿闻营卫之所行，皆何道从来”，就是说营卫的运行从哪儿先开始？岐伯回答说，“营出于中焦”。营出中焦也就是营气的化生出于中焦，然后从中焦输出，这个中焦为黄老中宫，从黄老中宫而出，上注于肺，就是手太阴肺脉起于中焦，下络大肠，还循胃口，上膈等。“卫出下焦”，卫气也是水谷之气化生的，卫气运行的第一条经脉是足太阳膀胱经，肾与膀胱相表里同属下焦区，就对应了内气外精的"气"结构的内丹田气丹田和外丹田精丹田所在的空间体，而且连接太冲脉。

"愿闻三焦之所出"的"之所出"，讲的是三焦的部位以及输布精微的基本路线。"上焦出于胃上口"，从起点后上注往上到胃上口，胃之上口叫上焦，然后从胃上口"并咽以下，贯膈而右胸中"。贯通膈膜从食道往上到达于胸中。那么上焦从起到贯到布的过程，就从起点黄老中宫贯膈膜，连接了内精外气的"精"结构所在的内丹田之精丹田和外丹田之气丹田，连接之后才是"走腋，循太阴之分而行"到"还至阳明"，为循经手太阴肺经与手阳明大肠经相表里，进入循经，同时也是气的路线。下足阳明，卫气是与营气相偕而行，进入了营卫之气的循环之中。"常与营俱行于阳二十五度，行于阴亦二十五度"，以此延伸经脉运行与子午流注，就是人体内历法的度和数的问题，就涉及经脉与气的数理逻辑层面，而且从数理关系上就可以厘清经脉与气的维度升降。"其气未定，汗则出"，其气未定为饮食水谷还没有化生精微就汗出了，这是说皮肤汗孔的开合是以卫气司开合，所以汗、腠理与卫气相关。

"中焦之所出"，中焦亦并胃中，上焦出于胃上口，中焦亦并胃出，从"并"可知出上焦之后再出"此所受气者"，为中焦接受水谷之气。中焦接受水谷之气就行使"泌糟粕，蒸津液，化其精微"的主要功能。"泌"是泌别过滤糟粕，同时又把糟粕和津液通过蒸化的方式分开，化其精微，从而转化了水谷精微素，化生的水谷精微素上注于肺，就成为营气。营又为血之气，经过肺官、脾官、肝官、心官、肾官共同作用化生血，再"奉心神而化赤"以心主血，故血以赤为主，里面兼有黄色、青色、白色、黑色等五行色。"以奉生身，莫贵于此，故独得行于经隧，命曰营气"，身体里最贵重宝贵的东西莫过于行在深层经脉里的营气了，因为就是它奉养滋养生命和身体。

在营卫的运行规律上，"卫气行于阴二十五度，行于阳二十五度"，其中"行于阴"是指行于五脏内以及行于夜，"二十五度"为二十五周。"循于阳二十五度"为在白天循着阳经而运行二十五周，以夜里循于五脏，白天循行阳经而"分为昼夜"。同时，"故气至阳而起，至阴而止"，起、止是指息的规律，即卫气行于阳的时候，阳气就起来了，"至阴而止"，阳气止则阴气起。起和止也以气和人的活动关系说明了是起床与睡眠的规律。"故曰，日中而阳陇为重阳"，日中，阳气隆盛，"陇"为陇盛的陇，日中卫气也行于阳，自然界的阳气也最盛，所以叫"重阳"，意思是自然界阳气最盛时人体的卫气行于阳，也最盛。同样，"夜半而阴陇为重阴"，为夜半气行于阴和自然界的阴气构成重阴。"故太阴主内，太阳主外"，其中"太阴"为手太阴肺经主内，营属阴是从手太阴肺经开始行于脉内，所以"太阴主内"。"太阳"为卫从足太阳膀胱经开始行脉外，所以叫"太阳主外"，并且"各行二十五度，分为昼夜"。卫气的运行规律中，有卫行脉外与营气并行，以及故卫气之行，一日一夜五十周于身，昼日行于阳二十五周，并且还有其始入于阴，常从足少阴注于肾，肾注心，心注肺，肺注肝，肝注脾，脾复注于肾为周等特点。

营气与卫气运行的规律中营卫的会合问题，有营气自会、卫气自会、营卫交会、营卫脉内外的交会、营卫大会等特点。其中营气自会，为营气五十周大会一次，始于手太阴五十周还是会于手太阴；卫气自会，卫气循经而行，白天行于阳经复会于足太阳，夜行于五脏，昼夜五十周于身，大会足太阳。营卫交会，营卫在运行当中是相互贯通，"营在脉中，卫在脉外"，但这内外二气又相互感应、相互交会。张介宾说"虽卫主气而在外，然亦何尝无血；营主血而在内，然亦何尝无气"，又"故营中未必无卫，卫中未必无营，但行于内者便谓之营，行于外者便谓之卫，此人身阴阳交感之道，分之则二，合之则一而已"。

《针灸大成·论子午流注法》曰："三焦乃阳气之父，包络乃阴血之母，此二经虽寄于壬癸，亦分派于十干。每经之中，有井、荥、俞、经、合，以配金、水、木、火、土，是故阴井木而阳井金，阴荥火而阳荥水，阴俞土而阳俞木，阴经金而阳经火，阴合水而阳合土。阳经有原，遇俞穴并过之，阴经无原，以俞穴即代之。"三焦精气运化系统，以运化呼吸精气所在的光子素和水谷精微所在的水谷精微素，构成独特的营卫气以及卫气营血系统，主导并运转着人体的生理生命系统，从而构建起精气融合态的三脉七轮的主体能量体结构→运化精气下的十二经与奇经八脉→以任督冲统人体六经藏象系统的全身流布与关联格局，并且每经之中，有井、荥、俞、经、合，以配金、水、木、火、土五行相生相克来制化运转。其中既有来源于先天的精气融合态的三脉七轮的主体能量体结构的能量库，又有营卫气以及卫气营血系统下的十二经与奇经八脉能量结构，还兼顾任督冲统人体六经藏象系统运转下的生理生命象，结合于人体就把藏视野、相视野和象视野之间的能量体结构与能量体方式联动交织在一起。

第五讲　藏象平衡，病从何来

何为藏象，玄天造化场

何为藏象呢？"藏象"二字，见于《素问·六节藏象论》。"藏"，《说文解字》曰："藏，匿也。"就是隐蔽、藏匿的意思。从四象五行义上说，这个"藏"应该广义的指五行之藏，因为五脏六腑统一在五行属性之中，五行之藏还泛指宇宙与生命的五行所有能统一的属性。"象"，一般来说，第一类有某些具体事物的表现、现象、形象的意思，《系辞》曰："易者，象也。"也和八卦乾、坤、巽、震、坎、离、艮、兑，取象天、地、风、雷、水、火、山、泽等。第二类是象征，象征的本义是指被象征的本体是抽象的，或不可见的某种物的可以看见的标记，这个尤其以卦爻为例。卦爻的象本体是抽象的，从卦爻的象推断自然和事物的变化以及相互之间的关系。

《素问·六节藏象论》曰："帝曰：藏象何如？岐伯曰：心者生之本，神之处也，其华在面，其充在血脉，为阳中之太阳，通于夏气。肺者气之本，魄之处也，其华在毛，其充在皮，为阳中之太阴，通于秋气。肾者，主蛰，封藏之本，精之处也，其华在发，其充在骨，为阴中之少阴，通于冬气。肝者，罢极之本，魂之居也，其华在爪，其充在筋，以生血气，其味酸，其色苍，此为阴中之少阳，通于春气。脾、胃、大肠、小肠、三焦、膀胱者，仓廪之本，营之居也，名曰器，能化糟粕，转味而入出者也，其华在唇四白，其充在肌，其味甘，其色黄，此至阴之类，通于土气。"中医藏象学说认为，藏指藏于体内的脏腑，象指表现于外的生理、病理现象，藏象包括各个内脏实体及其生理活动和病理变化表现于外的各种征象。

藏象学说以脏腑为基础，脏腑是内脏的总称，按脏腑生理功能特点，可分为脏、腑、奇恒之腑三类：肝心脾肺肾称为五脏；胆、胃、小肠、大肠、膀胱、三焦称为六腑；奇恒六腑即脑、髓、骨、脉、胆、女子胞。目前医学界对藏象学说的定义为：藏象学说是研究人体各个脏腑的生理功能、病理变化及其相互关系的学说，它是历代医家在医疗实践的基础上，在阴阳五行学说的指导下，概括总结而成，是中医学理论体系中极其重要的组成部分。现代更广义的藏象五系统是指：心系统、肝系统、脾系统、肺系统、肾系统。

在《黄帝内经》中关于五行之藏对神志活动的分类，为肝属木藏魂，心属火藏神，脾属土藏意，肺属金藏魄，肾属水藏志。其魂、神、意、魄、志称为藏象五神，或五藏神。在这五藏神里按照五行生克规律，五藏神又总统于心神，《类经·疾病》曰："心为五脏六腑之大主，而总统魂魄，兼赅意志，故忧动于心则肺应，思动于心则脾应，怒动于心则肝应，恐动于心则肾应。"五行之藏的藏象系统，以五行的相生相克发生关系。同时，五藏间有经络系统相互作用，十二经脉在体内与脏腑相连属，其中阴经属脏络脏，阳经属腑络腑，一脏配一腑，一阴配一阳，形成了脏腑阴阳表里属络关系。即手太阴肺经与手阳明大肠经相表里，手厥阴心包经与手少阳三焦经相表里，手少阴心经与手太阳小肠经相表里，足太阴脾经与足阳明胃经相表里，足厥阴肝经与足少阳胆经相表里，足少阴肾经与足太阳膀胱经相表里。互为表里的经脉在生理上密切联系，在病理上相互影响，在治疗时相互为用，构成一个闭合循环的系统。《灵枢·本输》曰："凡刺之道，必通十二经络之所终始。"五藏神是藏象生命的重要特征，也是《黄帝内经》言藏象生命的精髓所在。

五藏神的"藏"又有哪些具体内涵呢？首先，直指人体命象中肝、心、脾、肺、肾五脏以及能统一在五脏里的六腑，以此脏腑含义来言说主导和运转的"藏"义，为在五脏系统中看不见的内在联系"藏"系统；其次，结合人体命象五脏与藏义运转系统而言说藏象义，藏象义是"藏"义的更深一层的指向，为联系五脏系统来说统御、主导和运转五脏系统的本质规律，为五脏系统和"藏"义主导运转系统两者构成，且有藏相法则中的五脏为外象系统，"藏"义系统为内相系统，为五藏神的藏象本义。

五藏神的"神"之所以神，是因为五藏神生化转换为依宫库田轮三库轮态能量体，且在"神"形态、"精"形态、"气"形态三者的后天藏象视野，对比人体命象五脏系统来说，其道元维度要高好几个层次，故此"神"可以理解为精气神三者高能量态的生化转换，一切人体命象系统统御、主导、运转的发生，都是精气神系统以能量传导来实现的，这个能量传导的本质就是"神"所寓意的精气运动态，高维度和高能量传导运动的状态，类似于目前科学研究的量子意识，实际上要高出量子意识诸多层面的维度与能量态，不仅如此，它更是内丹田层面的"神"的写照。以此"神"义对比人体命象五脏系统和"藏"义运转系统来说，它为藏（cáng）在藏象义规律下且在高道元维度上的交互体用相义，是构成五藏神所有层面的能量"源"，且这个能量源依宫库田轮三库轮态能量体指向了后天藏象胎光玄精聚合态，以此聚合态联系先天和后天，有机联系了界带膜外的先天域界。

综述之，五藏神的"藏"义，为人体命象五脏系统以及基于五脏的藏义系统，前者构成外象与后者构成内相之藏象义，五藏神对人体命象诸系统的主导、运转乃至组织器官、经络气血的生化具统御功能和作用。除此，从五藏神的"神"义来说"藏"，为统御功能和作用背后的藏象原理的能量"源"。关于五藏神藏象原理能量源层面与藏象义下统御功能与作用，从命门离转和中位离散对宫库田轮三库轮态能量体的离转，就可以窥见精气神能量的高维度状态。为了理解上的方便，把五藏神立在与五脏系统相联系的内容上去言说生命，为立足于藏象层面去言说人体命象，为从高维度能量态向低维度能量态的人体命象系统的叙述，从而从生化转换的过程和本质去显而易见主导与运转下的统御功能和作用。但五藏神的复杂就是在后天藏象时空体、在内丹田诸形态毕具后，五藏神就已经具人体命象的五脏义，只是还没有显化出来而已，所以对五藏神的解析，就要先联系人体命象五脏和五脏系统又反过来说五藏神。

从五藏神言说统御功能和作用，除了五藏神在内丹田的能量形态，在外丹田与人体命象层面为以五行之藏规律来统纳运转。五藏神依五行之藏形成藏象与人体命象之间的联系，且在藏象系统中起统御的功能和作用。在五藏神含义解析里说人体命象的五脏系统（传统藏象学说系统）在藏象义下构成外象系统，而联系人体命象五脏的藏义系统在藏象义下构成内相系统。此外象与内相的关系为藏相法则（九易法则中的藏相法则）中的内涵与特性，构成一个基本的内藏外象内涵形态。五行之藏为木、火、土、金、水五种属性的藏象生命系统，统一在五行之中。五行为属性，具藏义，藏（cáng）在藏象与人体命象诸多系统之中，成为五行之藏规律与法则，其五行之藏，是运用五行学说对五脏六腑的特性以及脏腑间的关系加以说明与解释，一方面把五脏归属于五行，另一方面用五行的生克规律说明脏腑间的生化制约，使之处于平衡的运动状态，这就使藏象学说更为系统化、理论化。五行之藏除了人体的脏腑、经络、气血按照"五行"的生克规律来运转，人体外的宇宙与自然也统一在五行之藏里，形成人与自然的相互感应的天人感应系统，这个系统是自如循环调节的严密系统，也是大宇宙与生命观的生命之轮。

如何理解五藏神精气神能量体在藏象与人体命象诸多系统中贮藏和隐藏呢？藏（cáng），有藏匿、隐藏的意思。《素问·金匮真言论》曰："东方青色，入通于肝，开窍于目，藏精于肝；南方赤色，入通于心，开窍于舌，藏精于心；中央黄色，入通于脾，开窍于口，藏精于脾；西方白色，入通于肺，开窍于鼻，藏精于肺；北方黑色，入通于肾，开窍于二阴，藏精于肾。"这个藏并非单单指人体的五脏，而是天与人的藏，在天，为东方、南方、中央、西方、北方的四象五行，总御得失的中央三垣与二十八星宿。在人，即是肝、心、脾、肺、肾五脏系统。除了五脏，还有与五脏紧密相连的目、舌、口、鼻、二阴等器官，这些器官与五脏的联系又是什么呢？就是全身的经络、气血、精气，无不联动联系在一起。这是天人合一的大视野，所以说这个精、气、神在宇宙、人体、器官、自然界等无处不显，毛孔、毛发、器官、人体、自然界、星系、大宇宙等无不是指挥部，无不是生产车间，无不是生命的全部真相。一颗露珠、一个介子、一个星球、一个超级大星系等都是生命的真相，内证大道者，在觉悟的那天，从自己身体内部看去，无不是宇宙星辰身外的一切，正如《素问·生气通天论》所说："天地之间，六合之内，其气九州、九窍、五脏、十二节，皆通乎天气。"

　　这就形成了天然的天地人玄天造化场，它以五天五运气从人体视野上看是日月星辰的变化，如《管子·内业》说："凡物之精，此则为生，下生五谷，上为列星，流行于天地之间……是故民气，杲乎如登于天，杳乎如入于渊。"从生命形态天人合一的哲学视野来说是移精变气内外空间联系，从"凡物之精"的"精"与"是故民气"的"气"，可见描述能生五谷并上为列星的指向就是精气关联的太素生命素，凡物与五谷皆从太素生命素"精"的能量体而生，而且太素生命素往物质形态的转换就是光子素所在的可见光。"上为列星"何意呢？就是天地构精形成的坤地体世界在宏观上的轮态，如列星星云旋涡的轮一般，它是以精气关联的藏相动能态。以此藏相动能态的精以气动与气动必是精用的精气关联义，从三维的眼界来看，为列星。列星的实质却是库轮义下的精气关联义所说的坤地体世界的独立时空体。

从唯识因缘的本质上看是相由性显的好生之德，如《素问·天元纪大论》所说："在天为气，在地成形，形气相感而化生万物矣。"从藏相动能视野下描述精气关联的太素生命素，它为凡物之精，可下生五谷。如何"下生"呢？就是此种太素生命素层面的"精"形态，为游行于天地之间，充斥在宇宙任何一个角落。它如何游行呢？按五天五运规则和运动规律。如何理解这个"下生"与"游行"呢？以地球上的凡物与五谷来说，它们依赖太阳的光子素能量，太阳光照就是下生义，太阳光在太阳系空间和凡物与五谷根据自身形态吸收太阳能为游行义，如植物的光合作用，游行于植物经络来转换能量。在藏相动能视野下，形成太阳光子素能量的来源材料就是太素生命素，也就是说太阳能的能量来源为太素生命素。《素问·五运行大论》说："虚者，所以列应天之精气也。"

描述"虚者"如何列应天之精气，也就是说如何与天——五天五运的精气运动形成沟通往来的渠道。在太极五生象生育系统的后天五生过程里，从三元一体到元神、元精、元炁三者，以及神主气精和胎光玄精，它们之间的流变转换过程都有一个必然的联系。其实天人运相、天人藏象、天人命象描述的就是列应天之精气在人体的流变转换过程，这样就不难理解《素问·天元纪大论》说："太虚寥廓，肇基化元，万物资始。"以肇基化元指向了万物资始的根本和源流。

"藏（cáng）"的第一个目的是为了人体命象生理代谢、生命之轮之用。藏精，是因为精化气、精生血等一切生命运动都在消耗精，必须有足够的能量来支持。身体每一刻都在剧烈快速地运动，如微观到细胞分裂、气血运转，宏观到吃饭、睡觉、工作等都在消耗精，这个时候就需要精给予能量补充。藏就是这个目的，藏以致用。天人的大运相在给我们补充，脾胃运化在补充，肺系统在补充，我们每天每刻都在与宇宙自然发生密切联系，都在大运相，同时也反过来影响着宇宙的其他一切。"藏"的第二个目的就是成为藏，宝藏的藏。对于人体命象的生理功能而言，这些魄与精能量体藏（cáng）起来就变成了生理活动与精神面貌的宝藏，尤其是补充营卫以防御外邪入侵形成正气成为无形的宝藏。为何呢？因为既要补充生命运动消耗的精，又要躲避生命运动带来的无明沾染，这是生命渴望光明的自发自觉，给自己的生命留一处宝藏。只要是生命运动包括起心动念都会增加无明障碍，所以在"神"需要明的作用下，要藏起来，躲起来，在五行之藏和五脏神的规律法则下，贮藏起来成为生命的宝藏，不然原本的胎光玄精，先天至阳的精气，就会越来越弱。鬼云为魂，鬼白为魄。先说何为"鬼"字，就是能量减弱，已经不再纯阳至精，再如此被无明障碍和堕落下去，只能成鬼了，以"鬼"喻是为警醒世人，不要再让魂魄堕落和沾染无明。《黄帝内经》里说到病与精气关系的不胜枚举。

除了玄天造化场的太素生命素，身体还能通过哪些途径获取"精"素——"素"形态能量体方式呢？从运化精气态的运化机理来说，生理生命的人体可以运化什么呢？有通过食物运化水谷精微和通过呼吸运化呼吸精气两大方面，身体能运化的最高级形态就是光子素，动植物通过光合作用运化了光子素，人体再经过生理机能运化这种光子素中的热量，所以"素"就是高能高维度的精华与精粹，"素"的能形态就是指高能量，它指向了"精"的含义。

通过食物运化水谷精微的途径是脾胃系统，脾胃主运化。《素问·奇病论》曰："夫五味入口，藏于胃，脾为之行其精气。"《灵枢·五味》曰："谷始入于胃，其精微者，先出于胃之两焦。"除了脾胃主运化，参与工作的还有与其相应的经络气脉等。这个精微，除了消化系统吸收我们已知的各种营养成分，重要的是提炼"宇宙生命素"，宇宙生命素通过五天五运以气的形式从太空中经过地球，地球表面的所有物质如植物、动物、水、岩石、土壤等都可以将其截留并贮存，都可以根据自身的特性吸收并保存这种生命源动力，从而获得能量与能源，这也是为什么远古森林能变成煤炭，供给能量，那是因为森林每天吸收和储存这种宇宙能量。中药的原理也是源于此，以中草药为例，具备某种特性的植物，在宇宙生命素随大运相经过地球进入大气时，植物就把宇宙生命素给予截留和储存，并按照自身特性来运化，这个自身特性就是自身独特的太极器官结构，自身独特的太极器官结构运化宇宙生命素，而转化成自身独特的特性，每种生物转化的生物能就不一样，就有了治病的机理，这个机理就是植物通过宇宙生命素转化成生物能，以生物能来"补"病体。祖先的伟大就在于懂得用植物不同的属性组成一个配伍，让配伍的草药之间相互作用，通过药汤饮于胃，吸收成气（生物能），这个气按照配伍组合要达到的目的，走向需要"补治"的病体，这就是中草药治病的原理。这种配伍效果以及汤药以气的形式运行到需要"补治"的病体的过程，是通过内证准确观察的，这并非一个摸索的过程，而是一针见血的内证观察。伏羲、神农氏、黄帝、岐伯这样的已经内证大道的人，以其证悟的成就而言说的密码，也说明药食同源的科学性。在《道医论》里就从医在道的源流上讲清楚了中药与中医的理论原理。

中医就是生命哲学为体与辨证论治为用的体用兼具的学科，有了生命哲学的认识论，在哲学观的指导下，根据认识问题的角度和方法论不同，出现了诸多养生治疗上的用法，如基于配伍原理下的方剂治法，基于精气经络原理下的针灸与推拿治法，基于精气升阳原理的站桩与打坐养生法，基于移精变气实质的符咒祝由之法，基于人与自然合一的自然属性疗法等，门类极其之多。以配伍原理下的方剂治法为例，方剂的配伍，以生命哲学的认识论为辨证基础，从精气动能与经络维度视野出发，通过君臣佐使的五行生克制衡原理，来对病症有作用的药加以分析并进行配伍，从而达到治病养生的作用。配伍的学问里有君臣佐使的道元维度，以及五行生克的制衡法则，就能形成基本的配伍方法或计算公式，如张仲景《伤寒论》所借鉴以及所呈现的《汤液经法图》就可以形成配伍的计算公式。关于中药的动植物经络精气原理以及形成治病的药性，配伍的中药如何搭配并在人体里转换成药气，药气如何运转以及与身体病灶形成什么样的生克机理达到养生治病的目的，这不仅是解读并弘扬中医哲学无比精髓的内容，也是透彻洞悉生命奥秘的生命哲学。

通过呼吸运化呼吸精气。《素问·六节藏象论》曰："五气入鼻，藏于心肺，上使五色修明，音声能彰。"第三个能量途径是肺，肺通过呼吸空气，肺系统在空气中提取宇宙生命素。肺系统运化后的气与脾胃运化水谷精微提取的气，形成人体系统的源动力。这些途径的精气，都是后天精气，虽然同是依赖于宇宙生命素，但是这三个途径的宇宙生命素经过了生命生理，参与了生命运动，实际上伴随了业气，所以都是属阴。后天之精的形态是可见的，血、津、汗、液等都是精所生和转化，如"汗者，精气也""精生血"等。精不但可以生化气血、津液，而且它还是五藏神的能量来源，"是故五藏主藏精者也，不可伤，伤则失守而阴虚，阴虚则无气，无气则死矣"。后天之精气运转到五藏的，称为五藏之气，行于经络者称为经络之气。经络之气又分为营气、卫气，营气行于脉内，气在十二经络奇经八脉和五藏各部间，片刻不停滞。人体各部位上不但经络、五藏、六腑有气，皮肤、骨骼、毛发都有，全身之气，分则无数，合则为一。

从运化机理后的运动过程来说，人体或动植物接收光子素的过程就是通过光合作用，依赖太阳光，而且人体运化光子素后形成水谷精微之精气传导，也是光态。很多人可能会说吸收的是营养或者是生了血液，营养和血液是水谷精微运化光子素在人体经络系统里以光速传导，入脉形成营卫之气，然后在藏相动能态下形成，那么营养中精华和精粹就是分解了光子素能量而形成了营养素，营养素的部分构成形态就是我们标榜在嘴边的科学或化学。那么"素"的光形态就是指运动传导过程，无论是运化也好，转化、吸收、分解也好，它传导的动态过程指向了"气"的含义。"素"的能形态和光形态结合就是高能量体所存在的形迹，为"素"的热形态。通俗一点讲，高能高光的素形态，都是高热的。这个"热"形态的依能形态和光形态的道元维度而存在道元维度关联，也就是说你只有在同等的道元维度才能接收或打开它的高热，这也是为什么要强调内证精气态，以及强调内证精气态中的"药材"的能量体维度。

生命藏与生命象

何为藏象生命？藏象生命为在藏象生命系统中立足于生育、流变转换、统御、大运相、意识传导与熏习视野，认识从生命唯识生化发端起，到微观生育过程以及胎体合而成形生育后，人体藏象生命系统（藏象五系统）主导并运转生命命象与运相的机理和整体过程，并在藏象生命动态中认识意识传导原理，尤其是后天意识如何在生命动态与环境（思想、行为、生活）中形成唯识种子因缘以及因果统一场认识，形成本质生命观下的广义生命内涵。藏象生命所依赖的藏相系统为乾藏界、相虚界、坤形界承载的道→母→器程式视野下的大道体系，在藏相三界域大系统中围绕人体与生命相关联，有太极五生象生育系统、精气神界域流变转换系统、五藏神与阴阳五行之藏统御系统、天地人五行经络运相系统、意识三脑（大脑、心络脑、肺肠脑）传导与熏习系统藏象生命五系统。我们在藏象生命系统里说藏象生命，在构建的藏象生命五系统中又依赖藏相系统生化本质和生化联系，这便是从大道生化上建立的藏相系统到藏象生命系统的联系。

在藏相系统里用了"藏相"，而藏象生命系统里用了"藏象"，藏相与藏象两者有何联系与区别呢？首先，藏相是描述大道生化原理与生化联系的系统，而藏象是从描述人体脏腑形象化象征并以象征义言说主导并运转生理系统的支配与运化系统；其次，藏相里的"相"为道→母→器程式中道对应性相、母对应法相、器对应用相的整体观，而藏象的"象"立足并依附人体肉身的外象，以及取外象形象化的象征义；最后，柜与象为藏相法则中的法则属性与特征，藏象为藏相的独特形式与内容。一般来说，在用法上凡言说大道视野的常用"藏相"，而言说生命内容与形态的常用"藏象"。

生命的形态，联系生命的生化转换过程，同时也赋予了藏象生命系统统御并主导的生理生命系统的必然联系，既然有生理生命系统关于人体的生命体征，就有主导和运转它的藏象生命系统相联系，而且每一点滴的生命体征的内容以及围绕生命体征运转的藏象系统和因缘系统，在它们的背后都存在着一个巨大且紧密联系的哲学系统。围绕藏象生命系统与生理生命系统而言说藏象与命体的结合，这个结合非单独两套系统言说而结合，而是融合。藏象生命系统无不是与生理生命系统完美地融合在一起，且从精气神来言说生命形态的本质，精气神藏象形态最显著的特征就是围绕"藏"，也正是因藏义才有人身肉体乃至生理生命的象，从而从生命形态的生化转换过程，来赋予生命藏与生命象在基于藏相法则上的深刻关系。

何为生命藏？从生化过程以及生化内容上来看，胎形体（生理生命系统）只是人体命象界的一个形态，因缘布局的实质是在人体命象界，只是从胎形开始显象，伴随胎形长成胎体以及胎儿发育，出胎到死亡整个生命过程，都是以人体生理生命来显象的，构成一个生命生灭的单位。一个生命生灭的单位是从胎形体开始承载的，但在人体命象界因先天因缘的业力牵引，这样从生到死的生命生灭单位可能是无量的，有多少先天因缘就有多少个生命生灭单位，就会呈现多少胎形体，这就构成了轮回轮转的根本义。胎形体界只是人体命象界在生命形态上的具体显象，为因缘生起的现行变成现量的一个表达和呈现，所以构成一个生命生灭的单位开始——

胎形体，就是生命象，以此类推凡是显象生命形态呈现在形与体上所有因缘单位以及因缘单位内生灭因缘的集合，都构成生命象。而承载了生命象显象生化转换流变过程的先天运相界域、后天藏象界域、人体命象界域，以无量种子因缘库形态构成生命藏。这三大界域只是生命藏的不同生命形态，它们并未随胎形体独立显象而消失，而是真正的生命形态藏库，是生命的宝藏。

生命象在生命藏里只构成了一个生命生灭的单位。如果说一个生命象过程里从胎形长成胎体，再从出生到死亡集合了无量的生命象因缘，构成了生命象过程内无量的生灭形态，就能明了在生命藏库里有无量的生命象单元，不仅生命藏库本来就有无量的生命象单元，而且还受生命象过程中无明业的熏习，返熏到生命藏构成其他生命象的因缘。以此认识，可把阿赖耶识认为是生命藏，而立三世两重因果的十二因缘关于生命生灭单元的显象过程看作生命象。如果先天运相界域、后天藏象界域、人体命象界域以无量种子因缘库形态构成生命藏的话，人体命象界就是生命象——生命生灭的单元里所有生命内容和轨迹的集合，也就是自胎形到长成胎体以及从出生到人死亡的所有因缘呈现，都写就在人体命象界域内，这就是布局的真实含义和形态，以此布局义，人体生命的每一个阶段和过程都只是现量，可以看作是存了一定量的存款，生命轨迹的因缘只是按每天的取款计划取款一样，无量的因缘现行变成现量然后又生灭，构成了时间轴上的生命空间关系。我们说凡是显象生命形态呈现在形与体上所有因缘单位以及因缘单位内生灭因缘的集合，都构成生命象。所有因缘单位以及因缘单位内生灭因缘的集合，以人自胎形到长成胎体以及从出生到死亡过程看作一个因缘单位，也就是前文所说构成一个生命生灭的单位，这就叫因缘单位，而在因缘单位内从生到死的生命轨迹就是生灭因缘的集合。

胎形长成胎体为从合而成形到形而成体，从而也完成胎形长成胎体的生命形态，正如《灵枢·天年》说："血气已和，荣卫已通，五脏已成，神气舍心，魂魄毕具，乃成为人。"这是对形而成体的具体描述。从五藏始定到五脏已成，从神气与魂魄到血气与荣卫，明显就是从合而成形跟形而成体的对比，也是藏象生命系统与生理生命系统的描述。五藏为藏象生命系统中的五藏神统御的灵气五态（五脏五行）能量体与五行之藏，是胎形体全部的五行属性系统，也包含五脏系统。"神气舍心"为先天运相界、后天藏象界域、人体命象界域随七门窍关和十二结节结固，通过禀受布局完成，生命象的胎形体完成与生命藏的隔离。"舍心"的心指生命藏内无量种子因缘库形态，为生命象单元的库源。而"神气"指禀受布局层面生命象单元的因缘集合，也就是上文所说写就在人体命象界域的胎形界承载的一个生灭单元（从生到死）生命因缘，它是以布局义和胎形体发生关联，并赋予胎体生命信息和生灭因缘。"魂魄毕具"为胎形体中五藏神统御的灵气五态（五脏五行）能量体，通过天脉与中脉关联态下气机冲升四大融合，在胎形体有了以中脉为主导的三脉七轮结构下的藏象生命系统，成为胎形体精气神形态的五藏神内容，同时魂魄毕具的形成过程也是天脉与中脉关联态下气机冲升动态融合过程呈现的；也是"神气"如何通过生命藏以布局义把生命单位的生灭因缘显象在胎形体，从而此神气与魂魄一起成为胎形体的五藏神内容形态，以能量体形式入藏象生命系统。荣卫通、血气和是形而成体乃成为人的具象描述，也是五藏神统御的灵气五态胎形能量体在胎体临界态对于生命形态来说，完成的最具伟大意义的一次生化成体，它指向了血液的生成以及心脏的第一次跳动原理，并以此激发身体的自我命象生理机能，让藏象生命系统统御并主导的生理生命系统，具足生理生命形态，乃成为人。

《管子·内业》说："凡人之生也，天出其精，地出其形，合此以为人。"正是对天地人三才关于生命形态相联系的大运相描述，天出其精为精气神三元一体到命象精气神生化流变过程，以神主气精关联的精以气动与气动必是精用的精气关联蕴藏"精"的高维度能量形态；地出其形为天地构精义和父母媾精义，合此以为人，为天地人三才大运相的融合。

禀受并布局义承载的生命维度形态分为先天运相界、后天藏象界、人体命象界，最后以五藏始定与五脏已成描述在藏象生命系统和生理生命系统两套生命系统在胎体融合。无论是从"神气"的含义指向，还是从"人始生，先成精"的精气关联义蕴藏"精"的高维度能量形态，都是从识神种子与种子因缘与精气结合，形成精气神广义所指的生命形态，也同时成就生命在不同维度体内呈现不同的生命形态，以此就能明了人体肉身只是生命形态中的一种内容和存在形式。当你以肉身形态出现，从运相生命形态藏象生命形态以及人体命象生命形态来说，已经是藏相动能视野下的堕落形态，业障染浊，烦恼如麻。我们说作用藏象生育阶段向命象发育流变转换的就是天人命象离一，以此有了藏象空间体向人体命象空间体的转换，且依七门窍关和十二结节结固，在胎形视野下以天脉与中脉关联气机冲升的四大融合，伴随藏象第一次平衡和藏象第二次平衡，形成藏象内外丹田精气神能量体形态向命象精气神形态生化流变转换，最终在胎形体形成以中脉为主体的三脉七轮统御人体经络系统。伴随五藏始定与五脏已成的胎体长成，在肉身形成藏象生命系统和生理生命系统两套生命系统的融合。

藏象内在与生理外在平衡

　　什么是藏象平衡？藏象平衡为藏象精气系统与生理体征之间因生化与消耗差异发生的调节性动态平衡，它有维度内源流平衡和维度升降流变平衡两种形态，以及每种形态下的常规平衡、亚平衡、非平衡、再平衡三阶四象结构组成。藏象平衡是围绕精气的生化与消耗而构成的独特生命现象，也是人体中藏象生命系统与生理生命系统交融配合并运转着生命的最重要哲学原理，它是藏象内在与生理外在的桥梁，更是从哲学向应用学转换的关键所在。

　　作为藏象内在与生理外在的桥梁，就是从藏象生命系统和生理生命系统各自的道元维度视野以及动能形态而言说，也正因为道元维度的不同，故而存在动能形态的本质性区别。藏象生命系统立于精气神三大界域流变并经过先天神主气精秉受，生理生命系统立于人体五行之藏的脏腑机能后天运化转换，以先天和后天之道元维度的本质性差别，赋予了动能形态的迥异，同时也出现了与道元维度相匹配的动能形态，藏相内在的先天维度视野为神主气精生化动能，生理外在的后天维度视野为后天人体运化功能下的运化精气动能。先天和后天两种道元维度的生命形态进行交接、融合、沟通的桥梁，就是藏象平衡。

藏象内在与生理外在既存在道元维度视野下位域间的动能生化关联，又有"桥梁"视野下的动能平衡，这就赋予了生化和消耗发生的机理。当生理运化系统启动以及生理体征开始运转，也就是说人体开始有诸多复杂的生理体征的活动，就产生了消耗。基于生理体征下的消耗形态与藏象内在的生化形态，就构成"桥梁"视野所在的动能平衡，称为藏象平衡。

藏象内在的生化形态有先天源生化与续动能灌注和人体精气运化这两大体系。先天源生化与续动能灌注为精气神三大界域流变过程，在内外丹田已经藏象两次平衡态下赋予并秉受的，续动能灌注为先天之源的总源灌注、精源灌注、气源灌注三种灌注，实际为先天内精外气的"精"结构与内气外精的"气"结构的能量体方式与人体发生的源生化联系。当先天源生化发生完成后，在人体内就会出现藏象内在的总能量体，这个总能量体"藏"在身体内在，构成藏象内在，而尤以精气融合态能量体的三脉七轮为主体，以及被三种灌注下的全身经络系统和经络系统下的动能源流，共同构成了总能量体形态下的不同能量体方式，且以不同的内容和形式存在。这是藏象内在的生化形态在先天源生化与续动能灌注上的体系。

藏象内在生化形态的人体精气运化体系，就是以三焦精气运化系统为主体的人体精气运化体系，以运化呼吸精气所在的光子素和水谷精微所在的水谷精微素，共同构成独特的营气卫气以及卫气营血系统。三焦精气运化系统不仅转换身体需要的热量、水液，更重要的是能运化一定的"素"形态，如光子素和水谷精微素，它被任督冲所统御而由人体六经藏象系统在全身流布，它们也成为藏象平衡下的生化体系。所以藏象平衡下言说的生化体系，有先天源生化能量体结构，呈现为身体内先天藏魄与藏精系统，经络的原始动能以及心脏原始动能赋予，以及续动能灌注所在的精气融合态的三脉七轮的主体能量体结构，此为总能量体，为定量。这个定量的含义就是先天赋予并秉受完成后，便与先天发生了维度隔离以及联系中断，这就是先天因缘与因果秉受之所在，因缘和合在现世中的因缘总量是一定的，故与之相应的先天精气动能的秉受赋予也是定量。除了此定量下的总能量体，人体精气运化体系就是后天非定量形态，这两者结合构成了藏象内在生化形态。

藏象平衡下生理外在消耗形态有生命活动消耗、生理代谢性消耗、思想意识活动消耗三大体系，形成外、身、内为结构的消耗体系。生命活动消耗为人作为社会属性的分子融入社会并产生诸多社会属性的活动，如围绕衣食住行产生的走路、工作、忙碌、交际应酬等与生命所在的社会属性相关联的外在活动，构成了外生命活动消耗形态，这种消耗主要是热量的消耗。生理代谢性消耗为身体内的组织器官、气血水液所在的细胞微观代谢，属于机体与外界环境之间的物质和能量交换，以及生物体内物质和能量的自我更新过程的新陈代谢的范畴，无论是身体与环境，还是身体内的代谢联系，都是因缘与因果生灭呈现在物质形态上的生化代谢和消耗，而不是纯粹的精神相域层面的相虚义代谢。也就是说它存在物质形态的基础和前提，就连光合作用都存在可见光的物质域视野，虽然也是非眼见的微观，但还是基于物质域层面的因缘与因果生灭的具体形态。思想意识活动消耗是基于人内在的思维意识活动而产生的能量代谢性消耗，对比物质域形态的微观生理代谢，思想意识活动就呈现在精神相域的相虚义上，进行思想意识活动就会发生能量的传导。

　　对比外生命活动消耗、身体生理代谢性消耗以及内思想意识活动消耗，前两种消耗为热量和物质域形态的能量消耗。何为物质域形态的能量消耗呢？也就是说是基于物质形态的转化与运化形成的能量方式，太阳系的常规能量源为光合作用下的光子素，为可见的物质形态属物质域范畴。对比前两种能量方式的消耗，意识活动消耗为根本消耗，是六识传导的精气层面，也是身体中能量方式最高级的形态，同时它也是最微观的因缘与因果生灭的具体呈现。先天因缘秉受后通过六识活动而有精气传导，六识所在的思维意识活动为精气本根的活动形态，六识秉受的传导过程为先天炁的速度，先天炁的六识活动又依赖先天精素的动能，故为精气本根的精气关联义。同时，六识所在的思维意识活动更是因缘与因果生灭的在唯识层面的呈现，要远远高级于从精神相域生化转换成物质域的物质形态。也正是精气本根下的精气关联义的六识活动消耗，成为唯识所在的因缘与因果生灭而产生的根本性消耗，并且从思想意识活动消耗延伸到身体物质层面的代谢的根本，也是因缘与因果的生灭。只要因缘在聚合生灭，就要消耗大量的精气能量体。所以，藏象平衡下生理外在消耗形态以六识因缘为巨，在六识因缘生灭格局下，会产生因缘的唯识形态聚合成物质，通常为身体的组织器官的代谢转换，为精神相域向物质域的两种形态的生化转换的消耗。总体归纳为因缘生灭与物质形态生化消耗，为消耗的主体。而且从大彰图式所示的四维动态的宏观来说，物质域下的生命形态是顺从右旋堕落的宏观运动的，这种宏观业力形态是无明因果而不可逆的，右旋下降堕落的态势是无法阻止的，这就更构成了消耗的宏观格局。

消耗的宏观格局与微观形态，都是因缘和因果的生灭根本。在因缘和因果生灭根本的消耗形态里，还有一个消耗法则，这个法则就是习气与恶行消耗法则。六识因缘形态下的因缘与因果生灭，在唯识现行并产生现量的生命活动上，就产生了受想行识过程。从受想行识的过程来说，"受"有身受和意受，其中外生命活动消耗和生理代谢性消耗为身受消耗，思想意识活动消耗为意受消耗；"想"有外在思维活动想和六识善恶之辨想；"行"有生命活动行与身体代谢行和因缘生灭行，其中生命活动行上又以习气和恶行成为最大的消耗因素，同时习气和恶行又反过来影响身体代谢和因缘的生灭，并且关联到受与想的诸多内容和形态，成为消耗的主体形态。在习气上尤以贪嗔痴慢疑五毒为甚，在恶行上又以积不善法而无积善厚德之实质为基本，关于积善法和积不善法为德当位、称位、配位的体系与内容。

习气与恶行反映在受想行识过程，反过来影响着生理外在消耗的三大体系，形成了消耗结合熏习影响的连环消耗恶果形态，就构成了习气与恶行消耗法则。习气与恶行消耗法则是立于人身而言说生理外在消耗三大体系的消耗法则，它不是以此法则来判断藏象平衡下生理外在消耗形态是否发生，而且在必定的消耗总格局下，判断是否会消耗更甚，情况会不会更糟。在外生命活动消耗和身体生理代谢性消耗一般为人体精气运化体系的热量供应，而且这种由物质形态转化和运化的热量在身体里就更依赖于意识传导和心脏动能的推动，以此来供应全身的代谢，同时在依赖意识传导和心脏动能推动的生命动态里，又从高维度的形态消耗精气。这种被消耗的精气在身体里呈现的就是阳气，如果有习气和恶行来加重消耗，习气与恶行直接消耗的阳气就会更多，就更需要身体加速运化以及负荷运转来供应，就形成了由消耗来主导的生理活动。

由于习气与恶行在受想行识过程中也承载了生理外在消耗形态三大体系的内容，故习气与恶行消耗直接呈现了阳性消耗，消耗的为阳气。如果联系六识的升阳返熏，就直接关联到五藏神对五行之藏的脏腑官能运转，就会从根本上减弱人体精气运化，就会出现精气更加不足的局面，形成一个恶性循环。

在生理外在消耗形态下，当阳气的消耗大于身体运化热量供应，就会启动藏象内在的生化形态供应。当生化形态的供应和消耗在一个常规平衡状态时，就构成了藏象平衡下的常规平衡。由于人体运化精气形态转换的热量以及物质形态的能量都属于阴性的能量体，故阳气的不断消耗，就会发生维度下降的降维度形态，当阳消耗大于阴转化，就会出现藏象平衡下的亚平衡，而随着亚平衡往阳消耗的持续发展，就会出现维度下降后降维度形态发生的非平衡。那么这个非平衡是指什么样的非平衡呢？是指阳消耗与阴转化的总体与总能量体的对比，这里有个视野的转换，前面的常规平衡和亚平衡都是基于阳消耗和阴转化与运化的关系上言说的，而藏象非平衡是以阳消耗与阴转化为总体，与总能量体的比较。当非平衡状态发生时，就会发生总能量体向藏象非平衡供给能量体和发生维持平衡的再平衡现象，那么这个藏象再平衡一定是总能量体减弱，以及藏象非平衡维度降低的共同形态，它已经不在最初始的藏象常规平衡形态下，从藏象非平衡到藏象再平衡就如从银行提取积蓄一样，只会越用越少。

既然如能量体的提取形态，习气与恶行所在的生理外在消耗的阳气消耗，就直接与世间福德相关联，阳气消耗得越多福报就越薄，顺延藏象非平衡与再平衡含义，俗语所谓的不是不报时候未到，习气与恶行导致的"德"的亏损，当常规平衡和亚平衡下的阳气消耗到了一定阶段的时候，当藏象平衡的维度差异彻底发生，无法有同维度形态下的运化供给桥梁作用时，就是恶果现前。如果以不善法不积阴德而损阳气的情况下，六识的升阳返熏功能就会减弱，人体内的六识返熏就呈现了以顺承业识自然返熏为常态和主体，精气运化的能量体越来越弱，善因缘越来越少，堕落越来越甚。

藏象平衡下生理外在消耗形态与藏象内在的生化形态，从宏观上说构成藏象平衡"桥梁"视野下两种动态变化，这两种动态变化为藏象内在生化与生理外在消耗，立于人身而发生的内、身、外转换平衡。这种平衡状态常指藏象内在人体精气运化的生化与生理外在消耗形态三大体系的平衡内容和形态，为常规藏象平衡态，由于它特指人体精气运化的范围而构成常规的认识视野。而实际上以消耗的宏观格局与因缘与因果生灭的实质来说，会有建立在常规藏象平衡态下的本质藏象平衡态，这个平衡态就是有藏象内在的生化形态的先天源能量体的介入，以及要有透彻到生命状态实质的因缘和因果的生灭，人体的物质形态的本质也是唯识变现成现量的因缘和合，而且生命状态不是死的定性的，而是无微不至地在发生宏大的因缘和因果的生灭，所以它必然构成本质藏象平衡态。本质视野下的生命活动就解构了人身的内、身、外视野，也没有立于人身而说宏观或者微观变化了，它直接入唯识层面的精神相域范畴的相虚义。也就是说从"色"直接入"空"，哪怕是身体的物质形态范畴的变化，也从物质域的物质形态指向了物质形成来源和机理——唯识所变的精神相域的相虚义的因缘和合。

本质藏象平衡态就进入了因缘和因果的生灭的形态本质，从唯识层面描述精神相域相虚义的因缘和合过程，也就是精气关联义下的精气本根哲学，所以它就要从藏象内在的先天源生化能量体的层面来言说，至于人体精气运化只是其中的一种内容和转换环节。那么在人体中属于先天源生化能量体的就是藏象内在的总能量体，而且这个总能量体的来源为经过精气神三大界域流变过程的先天源生化，以及生化动能向人体运化动能交接融合的续动能灌注。故，本质藏象平衡态是在常规藏象平衡态的基础上，有总能量体进入调节的平衡状态。

何为总能量体进入调节呢？虽然是调节，实际上是伴随常规藏象平衡态下消耗的非平衡而产生维度升降，以此提取总能量体来维持生理体征而已。虽说在生理体征上维持了一定程度的再平衡，但从生命总体格局的能量体方式来讲，都是消耗态且总能量都在减弱降低，只不过身体里的生理体征能量方式被消耗后是由总能量体来以提取的方式供给，造成生理平衡的饮鸩止渴的假象，只不过是动用了积蓄而已。由于人体先天源的总能量体在人身长成就被秉受赋予了，为定量，且伴随精结带和气结带的关闭与隔离，先天与后天失去能量联系，只能在被储存的总能量体上提取，所以消耗的格局与因缘从因果生灭的实质来说，总能量体是被持续消耗的状态。

从人体生理体征要保持平衡的机理来看，每一个维度升降的平衡，就会发生总能量体被提取的实质，而且总能量体为人体五藏神、意识传导、精气动能补充的根本动能，故当总能量体被提取消耗到一定量的时候，就会出现生理体征根本动能不足而发生病变。由此可见，藏象平衡视野就是身体病变的根本原理。

总能量体因藏象生理外在消耗从常规藏象平衡态到本质藏象平衡态的消耗实质，被提取，能量体维度不断降低。就算在通常无有大恶行消耗阳气降低维度的局面发生，由于人的诸多习气是无法觉察和根除的，生理外在消耗也会使总能量体不断地被提取，直到现世的现量生命的终结，而发生轮回轮转下的生命形态被秉受赋予的生育过程，再从生到死。在生命形态的从生到死的轮转过程中，其恶行因六识返熏路线和形态的不同，直接影响到未来世的空间体格局维度。何为空间体格局维度呢？就是福德相层面的体世界，通俗来讲为六道轮回中三恶道的轮转轮回，为现世现量以现世果严密书写着未来世的因缘和因果生灭的形态与内容。

那么本质藏象平衡态是纯哲学式的思维或内容么？实际上它既是生命科学的本质，又是高层次和高级的功态描述，也正是由于内证对本原的洞悉，才有如此坚实的哲学逻辑形态来描述未来物理学、生命学以及科学要抵达的领域；但要知道中医的哲学认识论从一开始就占领了极高的制高点，而诸多中医在诊治上的方法论还未被发现它的价值。

藏象平衡"桥梁"视野下的生理外在消耗形态与藏象内在的生化形态的视野两端，通过"桥梁"的融合转换，就构成了立于藏象内在和生理外在体系上的藏象平衡三阶四象结构，这个结构就是藏象内在和生理外在的能量消耗动态模型。既然说消耗的总体格局以及能量体提取形态是无法逆转的，那为何要以藏象平衡来言说能量消耗动态呢？那是因为有消耗的路线就会有存储的路线，视野两端都能发生转化才能构成平衡，否则就成为了单一的形态了，而且就在能量消耗的路线里，以此藏象平衡三阶四象结构记录着非常重要的一个哲学原理，那就是藏象平衡能量体方式下的能量维度升降。

何为藏象平衡能量体方式下的能量维度升降呢？从藏象平衡视野两端的不同形态，就有两种不同的能量体方式，为消耗能量体和生化供给能量体。在生化供给能量体中又有先天源总能量体方式与人体运化精气能量体方式，产生能量维度升降就是当有先天源能量体因消耗被提取时，因先天源能量体形态的介入使藏象平衡从非平衡阶段向再平衡阶段的过渡，就构成了维度升降联系下的平衡动态。在这个动态过程里，首先就会发生消耗能量体和人体运化精气能量体的平衡状态，当这个平衡被总消耗打破，就会发生先天源总能量体的介入，这种介入就是提取，为总能量体被提取去供给总消耗能量体。

此时又有一个视野转换，为总消耗能量体中包括已经被消耗的人体运化精气能量体，因为正是人体运化精气能量体的消耗平衡被打破，才有先天源总能量体的提取供给，人体运化精气能量体从常规平衡态到亚平衡态，再到被消耗成非平衡态，总消耗能量体对比之前常规平衡态的人体运化精气能量体来说，维度就产生了下降。维度下降就标志着人体运化精气能量体无法供给消耗，而先天源总能量体的提取供给介入就是维度下降状态下的再平衡。

天地人法度与病从何来

上医治未病，无论医术如何精湛高超，皆是围绕"病"的术和用，离开了病，便无从谈医，可医者不能停留于围绕病而谈其技艺，而要崇尚于道的层次来谈养。在《道医论》的广义道医观念的叙述中，建立了"从道者说——从于道、依其度、立于德"和"从医者说——重心养、治身疾、贵教化"道医内涵，形成道→法→体→用→证程式下的道医学层次思路。

简单来说，就是以不同的视野和角度分出了医与养的层次，因为传统道医学的核心是养，而实现未病的基础也是养。其实这两个层面的养有共性又有差别，从"道"出发的道医学和中医学在哲学观上比较，都遵循道之本体以及道本体下的客观规律，从而形成大道哲学观。在"道"的哲学统摄下，道医学与中医学皆是大道本体的用，是体用法则的显化。所谓医以道为源，而道以医为用，只是在探索深度上，道医学立足于生命认识论的基础上，以追求证悟大道本体为目标，在进行内证的道路上，产生了医的应用。中医学立足于对疾病治疗的应用，以及在应用层面之上总结其内在联系和应用规律，是以医为探索的道路。

同道医学依托"道"本体和道的认识论，建立探索生命本质规律——道的层次为主体不同。中医学则是借用道医学在"道"的探索中形成的哲学观和认识论的成果，建立探索治病的规律与方法——医的层次为主体。以道为层次的探索，医是"副产品"，进而延伸发展成道医学；以医为层次的探索，则是中医的主体，它重视诊断方法和治疗手段。道医的延伸和中医的发展，交叉在社会属性的大众百姓的需求上。在中医的体系上，由于哲学观和主体内容的不同，让"医"的实践局限并停留在为大众服务上，故而中医体系中很少有道本体和宇宙与生命认识论之探讨，多以探讨病因病机、诊断治则。中医以天地人整体观指导下的天人合一思想为指导思想，以阴阳五行作为基础理论，围绕脏腑经络的有机联系，形成"取象比类"五行之藏的生命整体规律，以此建立了诸如藏象学说、脉象学说、经络学说、运气学说等理论体系，既成为中医所在的生命哲学认识论，又成为重要的中医理论支撑着中医的辨证论治。

从道→法→术→用程式来说，道医学是立足于"术"和"法"的层面，立志于"道"，然后再产生医的"用"。而中医学是立足并立志于"用"，通过"术"而达内在联系和应用规律的"法"，再从"法"在生命和疾病上的规律认知，来制定更有利于疾病治疗的"术"，从而回归到"用"，从而形成完整的辨证论治医学理论。厘清了哲学本体的"道"和医层面的"用"，那么从道之本体达乎外用的内在联系下的认知，就可以看作是宇宙与生命的认识论，道医学和中医学正是在这样一套认识论下，既有分别，也有更多的交融与交叉。

以"从道者说——从于道、依其度、立于德"和"从医者说——重心养、治身疾、贵教化"广义道医内涵来说，上医应该有立于"道"的上德，从治未病而言，其以纠邪从正而养之就是上医之上德的体现。这个上德就是除了立于精湛的医疗技术，更要具备重心养、贵教化的上医之上德，它是入世建德修业德普施的范畴，为以其医学思想劝人行善积德、清心寡欲，小到了却病痛，大到齐家治国，无不是道家智慧和医者仁心的体现。更有超越者，从"道体"根本入手，教人如何返回先天，识得自性，如何降伏其心，从而内证大道，超凡入圣，为"人行大道"从道为事的大道士，与古时圣贤比肩。

从中国传统医学"源于道，出于易，起于巫、祝，依于道士，立于教，兴于杰出人物，流于医家之贯通"的起源与发展特点来说，只有洞悉了病之何存，才能明了医之所治。而洞悉病之何存、病从何来，只能根据大道自然的法度，辨其阴阳四时，透彻其外、身、内的生命规律。在中医致病理论中，其"外感六淫，内生五邪"成为主要且主流的理论学说，可无论横竖里外，无外乎围绕精气神生命本根，以天、地、人三才道统观哲学视野言说天人合一全息元象。

在天、地、人三才道统观哲学视野下，从人体的视野出发，其在天的天象与在地的地形构成了天人合一的"天"含义，以此"天"就有了天的辰次分野、五天五运、斗罡授时周天历法的集合内容以及内涵，将人身以天人感应的方式与全宇宙全息交易联系在一起，即天人合一全息元象学说。宇宙万物统一在四象五行法则下进行的取象和比类，对于藏象生命与生理生命共同作用的人身来讲，所体现的全息元象正是天人合一全息元象。人与宇宙的天人合一全息元象，体现在天地同律、人天同构、人天同类、人天同象、人天同数，宇宙与生命的相互收受、通应，共同遵循"四象五行"的对待协调、生克制化的法则。从人身往外来说的三垣、四象二十八宿、七政按照"大运相"规律，与人体的五脏、经络、气血、精气乃至情志等方方面面的律动产生同步和联系沟通，从外来说的大运相有五天五运，那么人体内部也就有着与五天五运同步的运相，这就是人体经络子午流注图，在"人"以藏象言说人体经络子午流注。人体经络子午流注为在天辰次分野、五天五运与在地斗罡授时周天历法，以天人合一大运相产生与人体的交互联系，形成人体内历法时空，以人体经络子午流注为主要内容。人体外宇宙历法时空与人体内历法时空发生大运相联系，在人体运气系统的结合，就是五运六气。五运六气是内外时空大运相联系的结合视野，既依外时空历法的规律，又将自然六气在人体中结合，发生与脏腑经络的关联。如果把外部运相与人体内部的经络精气联系起来，就有了斗罡授时与人体经络的全息图，这是一个无比庞大但十分精妙的系统，也是通过人体了解宇宙与生命本质的一个通道。从斗罡授时与人体经络全息图来说，世间百物不废，任何一物，无论是宏观之大还是微观之小，都与外界深入交易联系，以全息元象交易相互，而惧以终始，其要无咎。

五运六气学说中，以外时空历法中的季节变化、六气的属性、脏腑运转机理等方面，均按照木、火、土、金、水五行之气的根本规律以五行之藏统纳，从而做到归类以及发生毫无紊乱的过及盛衰、生克制化联系，以判断该年气候的变化与疾病的发生。其中关于运、度、数等，都以干支结合来进行运算，从年干推算五运，从年支推算六气，并从运与气之间进行运算与判断，它是建立在"数"上的逻辑运算法则。

干支历法是从天干的天道法则与地支的地道法则交合集

合，呈现在两种道元维度相结合一体的哲学逻辑模型。干支历法就是最深邃的表达"在天成象，在地成形，在人成运"的数学计算模型，由天干和地支两种道元维度视野形成的六十甲子，就是天、地、人三才道统观的时空体表达，它是《周易》象数另一种形式的精确表达。天地道元维度定位，干支结合以定时空，六十甲子构成具体的时空体标准，既是宇宙中时间的计量法则，又是空间体的计量法则，同时以时间轴和空间体构成了与人相结合的关联义，形成了广泛而广义的天干地支时空轴、六十甲子时空体的天、地、人三才哲学视野和数理逻辑模型。

五运六气学说理论体系下的大生命观和数理逻辑与算法，正是对"正气"在医学含义下所反映的合乎规则和普遍于道理的说明，而且它不仅言说生命学，更是自然科学对宇宙的认知。其木、火、土、金、水五行之气的根本属性，就构成了木运性、火运性、土运性、金运性、水运性的五行之藏，称为藏象范畴的本质，故能在诸多外象上显用，并有自然规律的平衡，它是大道的法则与法度。并且五运六气学说从肇基化元的"气一元论"，开宗明义论述世间任何一物，无论是宏观之大，还是微观之小，都与外界深入交易联系，且以其气数呈现天地同律、人天同构、人天同类、人天同象、人天同数的"大数据"规律，相比西方医学在生命学的直接外化来说，它更是生命学精深的内在和原理，是不同语言体系和算法下的认识论。它们恰恰不是对立的，而是互相补充的。随着大数据时代的来临和人工智能的发展进步，很快就能从现代科学找到宇宙与生命的相互收受、通应，并呈现在数理逻辑上的一致性。

天人合一全息元象，为宇宙万物统一在四象五行法则下进行的取象和比类，将人身以天人感应的方式与全宇宙全息交易联系在一起，在天地同律、人天同构、人天同类、人天同象、人天同数的规律下，宇宙与生命的相互收受、通应，共同遵循"四象五行"的对待协调、生克制化的法则，它是人体内外时空融合的大关联。取类比象可以称为全息元象。"全息"为宇宙万物之间的整体与任何一局部的多维时空并动态的准确联系。宇宙全息论由当代著名量子物理学家戴维·玻姆（David Joseph Bohm）在《整体性与隐缠序：卷展中的宇宙与意识》一书中提及，由诺贝尔奖得主、荷兰乌得勒支大学的G.霍夫特于1993年正式提出，并得到了雷纳德·萨斯金的进一步阐述，是说部分与整体之间、同一层次的事物之间、不同层次与系统中的事物之间、事物的开端与结果、事物发展的大过程与小过程、时间与空间，都存在着相互全息的关系。"元"就是万变不离其宗的法则与规律，从象入手，体察"一"则洞察"万"，从而入全息元象。如何从"象"而研究其自然规律与法则属性呢？那个能统一类比和归纳总结的便形成了"数"，这个"数"便是"象"的统一类比与归纳总结，以此象与数，而通往象与象之间的联系，进入卦的圣人之道，即察言、观变、知器或卜占，从而知其所有，能够做到体察一象则洞察万情。

　　天地同律，也就是时空合一，通过律管的长短和天地之气联系起来理解五气、五藏与五音等相应问题，同时律与历的结合，把不同音频的乐音同一年中的不同时令，以及该时令的气候、物候联系起来。所谓二十四节气、七十二候不过是天"气"在一个回归年中有二十四种或七十二种表现，同时造成了不同季节中声色味的不同。因此，五音、十二律可以说是关于"气"的量化的另一种表达。《黄帝内经》依据天地同律的原则，创建了独特的"五运六气"历。这种历法特别注意气候变化、人体生理现象与时间周期的关系，是《黄帝内经》学术中时空合一理念的集中表达，从非常广泛的时空角度反映了天地人之统一，反映了人与天之间存在着随应而动和制天而用的统一。就一年四时而言，《灵枢·顺气一日分为四时》曰："春生、夏长、秋收、冬藏，是气之常也。人亦应之。"人的生理功能活动随春夏秋冬四季的变更而发生生长收藏的相应变化，就一年十二个月而言，《素问·诊要经终论》曰："正月二月，天气始方，地气始发，人气在肝。三月四月，天气正方，地气定发，人气在脾。五月六月，天气盛，地气高，人气在头。七月八月，阴气始杀，人气在肺。九月十月，阴气始冰，地气始闭，人气在心。十一月十二月，冰复，地气合，人气在肾。"随着月份的推移，人气在不同部位发挥作用。就一日而言，"阳气者，一日而主外，平旦人气生，日中而阳气隆，日西而阳气已虚，气门乃闭"。

人天同构，就是人体形态结构与天地万物一一对应起来，人的身体结构可以在自然界中找到相对应的东西，人体仿佛是天地的缩影，体现了天地的结构，强调人的存在与自然存在的统一性。《灵枢·邪客》说："天圆地方，人头圆足方以应之。天有日月，人有两目；地有九州，人有九窍；天有风雨，人有喜怒；天有雷电，人有音声；天有四时，人有四肢；天有五音，人有五脏；天有六律，人有六腑；天有冬夏，人有寒热；天有十日，人有手十指；辰有十二，人有足十指、茎、垂以应之，女子不足二节，以抱人形；天有阴阳，人有夫妻；岁有三百六十五日，人有三百六十五节；地有高山，人有肩膝；地有深谷，人有腋腘；地有十二经水，人有十二经脉；地有泉脉，人有卫气；地有草蓂，人有毫毛；天有昼夜，人有卧起；天有列星，人有牙齿；地有小山，人有小节；地有山石，人有高骨；地有林木，人有募筋；地有聚邑，人有 肉；岁有十二月，人有十二节；地有四时不生草，人有无子。此人与天地相应者也。"

人天同类，将在天的方位、季节、气候、星宿、生成数，在地的品类、五谷、五畜、五音、五色、五味、五臭，在人的五脏、五声、五志、病变、病位等进行五行归类，这样就可以通过类别之间"象"的普遍联系，来识别同类运动方式的共同特征及其相互作用规律。《素问·金匮真言论》《素问·阴阳应象大论》等篇中把人与天的五行归类，归根于事物内在的运动方式、状态或显象的同一性。《灵枢·通天》还以阴阳为原则将人分为太阴、少阴、太阳、少阳、阴阳和平五类，认为太阴之人"多阴而无阳"，少阴之人"多阴少阳"，太阳之人"多阳而少阴"，少阳之人"多阳少阴"，阴阳和平之人"阴阳之气和"。《汉书·董仲舒传》曰："天人之征，古今之道也。孔子作《春秋》，上揆之天道，下质诸人情，参之于古，考之于今。"《素问·气交变大论》曰："善言天者，必应于人；善言古者，必验于今；善言气者，必彰于物；善言应者，因天地之化；善言化言变者，通神明之理。"

人天同象，是把宇宙生命活动之象的变化和取象类比人体生命活动方式之间的相互联系和相互作用的规律，这个"象"是全息的，万事万物息息相关。其中，"象"又分为法象、气象、形象。《周易》曰"法象莫大乎天地"，《素问·六节藏象论》曰"阳中之太阳，通于夏气"，说的就是法象；"其华在面"为所见气象；"其充在血脉"为所见形象。

人天同数，是把宇宙与生命运动的有理、有象、有数的时间周期性和空间秩序性有机地结合。"数"以取象比类的方式描述时间方式和运动关系，是形象和象征符号的关系，以及在时空位置上的排列、应用和实用。象与数的关系正如《左传》言："物生而后有象，象而后有滋，滋而后有数。"通过取象比类，可知气运数理。《黄帝内经》认为人体与宇宙之间存在着某种数理上的一致性。《黄帝内经》将人体呼吸完全与太阳的运行联系起来，将呼吸与天地相通、气脉与寒暑昼夜相运转的规律，与太阳的周日运行规律联系起来。《灵枢·五十营》将人体气血运行与日行28宿直接挂钩，认为太阳一昼夜环行28宿一周，人体气血运行50周（白天25周、夜晚25周），如此太阳每行一宿，血气行身1.8周，人一呼一吸为一息，气行6寸，270息，气行16丈2尺，即行人体之一周。由此再进一步，太阳每行一宿（此指28宿均匀分布的一宿，实际上28宿不是等长的），人呼吸486息，据此推算人一昼夜有13500息。《素问·平人气象论》曰："人一呼脉再动，一吸脉亦再动，呼吸定息脉五动，闰以太息，命曰平人。平人者，不病也。"即平常人一息，脉跳动五次，一次脉的跳动，气行1寸2分。如此用气运行的长度表示脉搏的频率，从而表示一种时间周期。这种以大气贯通一切为基点而形成的人体与宇宙的相互模拟，在《黄帝内经》理论中比比皆是，强调了天人一致的内在本质。

天地同律、人天同构、人天同类、人天同象、人天同数的宇宙与生命的相互收受通应、对待协调、生克制化的规律，以天人合一的大运相交互联系，就形成了外、身、内所在的内外时空生命法度，其中外时空运相联系的历法规律为运气学说，内时空运相联系的历法规律为人体经络子午流注。从人身往外来说的三垣、四象二十八宿、七政按照"大运相"规律，与人体的五脏、经络、气血、精气乃至情志等方方面面的律动产生同步和联系沟通，人体外宇宙历法时空与人体内历法时空发生大运相联系，在人体运气系统的结合，就是五运六气。五运六气是内外时空大运相联系的结合视野，既依外时空历法的规律，又将自然六气在人体中结合，发生与脏腑经络的关联。那么人体内部也就有着与五天五运同步的运相，这就是人体经络子午流注图，在"人"以藏象言说人体经络子午流注。人体经络子午流注为在天辰次分野、五天五运与在地斗罡授时周天历法，以天人合一大运相产生与人体的交互联系，呈现人体的内精气规律，它是人体内历法时空之所在。

外时空运相的运气学说即五运六气学说，五运中又有大运、主运和客运的不同。大运是主管每年全年气候变化的岁运，又叫中运、岁运。大运有太过与不及。太过即主岁的岁运旺盛而有余，不及即主岁的岁运衰少而不足。主运是分别主治一年中5个季节时令的正常气候的岁气。全年分做5步运行，每运主一时，从木运开始，依火运、土运、金运、水运顺序运行，每运主73日零5刻（一昼夜共100刻）。每年木运的起运都开始于大寒日，岁岁如此。各运的特点与五行的特征一致，在各运主事时，其气候变化和人体脏腑的变化也就表现出与它相关的五行属性。客运是每个运季中的特殊变化，每年的客运也分为木运、火运、土运、金运、水运，它以每年的大运为初运。当年的值年大运确定后，循着五行相生的次序，分五步运行。客运是与主运相对而言的，因为主运的初运为木、二运为火、三运为土、四运为金、五运为水，年年不变。而客运则以每年的值年大运为初运，客运随着大运而年年变化。五运之气有盛衰及平气变化。盛，即五运之气太过而有余；衰，即五运之气不及而衰少。若五运之气既非太过，又非不及，为平气之年。平气是由运太过而被抑制，或运不及而得助所形成的。

五运六气学说中，以十天干的甲己配为土运，乙庚配为金运，丙辛配为水运，丁壬配为木运，戊癸配为火运，统称五运；以十二地支的巳亥配为厥阴风木，子午配为少阴君火，寅申配为少阳相火，丑未配为太阴湿土，卯酉配为阳明燥金，辰戌配为太阳寒水，其中风、热、火、湿、燥、寒六种气候变化叫作六气。六气中分为主气、客气和客主加临三种情况。主气是主司一年的正常气候变化，也就是每年各个季节气候的常规变化。主气一年分 6 步，分主于春、夏、秋、冬 24 个节气，一步主 4 个节气，每一步为 60 天又 87 刻。每年从大寒日开始，初之气厥阴风木，二之气少阴君火，三之气少阳相火，四之气太阴湿土，五之气阳明燥金，六之气太阳寒水，年年不变。客气是各年气候上的异常变化。客气每年也分风木、君火、相火、湿土、燥金、寒水六步，每步也是 60 天又 87 刻，和主气不同的是，主气只管每年的各个节，而客气除了主管每年的各个节序，还可概括全年。其中主管每年上半年和全年的客气叫司天之气，为三之气；主管每年下半年的客气叫在泉之气，为六之气。客气除了司天和在泉之，其余四气统称间气。将每年轮值的客气，加在年年不变的主气之上，称为客主加临。加临的方法，是将司天之气加于主气的三之气上，在泉之气加于主气的终之气上，其余 4 个间气依次相加。客主加临是把主气和客气放在一起加以比较、分析，推测该年四时气候变化的正常与否。客主之气彼此是相生的，便相得而安；如果彼此是相克的，便不相得而为病。

《素问·天元纪大论》说："甲己之岁，土运统之；乙庚之岁，金运统之；丙辛之岁，水运统之；丁壬之岁，木运统之；

戊癸之岁，火运统之。"凡逢甲己年则为土运所统，乙庚年为金运所统，丙辛年为水运所统，丁壬年为木运所统，戊癸年为火运所统。六气即风、寒、热、湿、燥、火各见五行特征。由于热和火基本属于一类，所以一般不列热与火，而把火分为君火和相火两种，同时以三阴三阳来概括为厥阴风木、少阴君火、少阳相火、太阴湿土、阳明燥金、太阳寒水。在五运六气的内容结构下，按风木、君火、相火、湿土、燥金、寒水顺序，分主于一年的二十四节气，是谓主气。又按风木、君火、湿土、相火、燥金、寒水的顺序，分为司天之气、在泉之气、左右四间气，共六步，是谓客气。主气分主一年四季，年年不变。客气则以每年的年支推算，如年支逢辰逢戌，总为寒水司天，湿土在泉；逢卯逢酉，总为燥金司天，君火在泉。司天管上半年，在泉管下半年，依此类推。同五天五运的五行之藏运动规律一样，外时空历法中的季节变化、六气的属性、脏腑运转机理等方面，均按照木、火、土、金、水五行之气的根本规律以五行之藏统纳，从而做到归类以及发生毫无紊乱的生克关联，而木、火、土、金、水五行之气的根本属性，就构成了木运性、火运性、土运性、金运性、水运性的五行之藏。《素问·五运行大论》曰："气有余，则制己所胜而侮所不胜；其不及，则己所不胜侮而乘之，己所胜轻而侮之。侮反受邪，侮而受邪，寡于畏也。"为五运六气的过及盛衰、生克制化联系，以年干推算五运，从年支推算六气，并从运与气之间，观察其生治与承制的关系，从五运六气的生克制化运动规律，联系五脏六腑，以判断该年气候的变化与疾病的发生机理，它是五行之藏内外时空的天人合一大运相联系。

内时空运相的人体经络子午流注，是把十二条经脉与五脏六腑相配，依气血在十二个时辰中的盛衰规律构成人体五行之藏的内时空动态。它是藏象生命系统统御和主导生理生命系统的传导纽带，更是人体内时空动态整体观必不可少的内容体系。它既是关于呈现生命形态以及以整体观来联系人体的哲学视野，又是基于子午流注学说形成一套用于养生治病针灸法。所以，不能直接把子午流注认成针灸取穴疗法，它首先是一套哲学认识系统，在人体经络子午流注的认识论基础上，才有关于养生治病针灸法的应用学。其子午流注法，血气应时而至为盛，血气过时而去为衰，逢时而开，过时为阖，泄则乘其盛，即经所谓刺实者刺其来，补者随其去；即经所谓刺虚者刺其去，刺其来迎而夺之，刺其去随而济之。

人体经络子午流注，是天地人内外时空体融合的最佳载体，并且依天、地、人三才道统观在人体形成独特的藏象生命形态和生理生命系统，从而能统御和主导生命的生理体征。在人体经络子午流注的概念中，"人体经络"构成了以人体为承载的经络系统，它是人体内空间在经络层面的整体视野，构成了人体经络空间。"子午"是干支历法中的干支纪时，从子时到亥时一日十二个时辰，而在十二时辰中，子时一刻，乃一阳之生；至午时一刻，乃一阴之生，故以子午分之而得乎中也。同时，子午也是后天八卦九宫中的坎一离九宫相对应的坎一子、离九午，在时间含义中蕴含空间含义，结合人体经络空间，形成了人体时空体的视野。"流注"为气血遵藏相动能义的循经动能在人体经络中的流行灌注，流为依循经动能而往，注为气血灌注经络和穴位太极器官，及太极能量场满后的住——满住，以此流往和满住构成了阴阳盛衰、营卫运行、经脉流注、时穴开阖的内动态法则，从而依藏相动能和内外时空法则次序呈现生命的动态。何为内外时空法则次序呢？例如，在干支纪时中子时到亥时一日十二个时辰的次序，在人体中从胆经到三焦经的次序等，都是自然法则呈现的有一定的数理逻辑的内外时空法则次序。其天、地、人三才含义下的五行之藏生克制化的法度规律，皆是如此。

何为天人合一全息元象的取象比类呢？就人身而言，依赖人体经络子午流注，从人体内部的时空体视野把天地外时空体融合起来，从而形成完整的人体内外历法，把人的生命律动法则与自然大道融在一起，破除人生命形态的执着，一切就都如来如去；反之从人体联系天地人内外，以天人合一全息元象就能找到生命的秘密。那么能让天地人融合大道法则下的天人合一全息元象数理法度又是什么呢？是以《周易》承载的八卦取象比类法则。《周易》以八卦的取象比类将宇宙万物有机联系起来，不是以人的角度，而是以万变不离其宗的属性来概括包括人身在内的宇宙万物性质。以此统一既有法则属性，又有外象。法则属性与外象之间是藏相法则的关系，而这个外象恰恰又是经过统一综述后的表现，故卦象、爻象非直接能懂，因为它已经统一了外象而连接起了法则属性的缘由。

《周易·系辞》曰"八卦成列，象在其中矣""《易》者，象也""象者，言乎象者也""圣人设卦观象，系辞焉而明吉凶，刚柔相推而生变化。是故吉凶者，失得之象也；悔吝者，忧虞之象也；变化者，进退之象也；刚柔者，昼夜之象也。六爻之动，三极之道也"，其八卦之象大致有爻画之象、方位之象、爻位之象、爻变之象、错综之象、互体之象、像形之象、承乘比应中之象等，其八卦取象以"乾健、坤顺、震动、巽入、坎陷、离丽、艮止、兑说"为原则，对宇宙万象从八卦八个内涵属性上进行系统的类比和取象，其取象有相对取象、相反取象、相因取象等原则，经取象比类，则是化繁为简，而入八卦八个动态属性含义的"简易"，则为八卦的变与简之象。《周易》八卦乃至六十四卦就是天人合一全息元象学说的最经典呈现，在《说卦传》中其"然后能变化既成万物也"，便是"妙万物而为言者也"，乾、坤、震、巽、坎、离、艮、兑实则为万物属性的全息类比，这样人在其中，就成为宇宙中生生不息运转的一份子。宇宙中的任何一份子又反过来都与其他全息交易相互，"《易》之为书也，广大悉备"。在《周易》里有一卦变八卦与卦的变与简之象，就是说其八卦之变，以任何一卦为元，皆可变出八卦，这就是全息元象通过大道法则以藏和相的方式具体呈现齐物的规律。

从合乎规则和普遍于道理来说，天人合一全息元象就是以大道自然的法度，以严密的象数逻辑呈现大运相交互联系的五运六气和人体经络子午流注，透彻了其外、身、内所在的内外时空的生命规律，它是天、地、人三才以其"常自然"呈现的客观规律，也是《素问·上古天真论》所讲的"其知道者，法于阴阳，和于术数"最真实的载体。

何为"其知道者"呢？道本无可言说，我们只能通过大道呈现出来的法则、规律、外象等来洞悉道独立不改周行不殆的常度，依其道之所呈的九易法则（有无、终始、阴阳、体用、藏相、顺返、生灭、色空、方圆）法度，来知其道的面目。何为法度呢？以数的逻辑和算法呈现出来的独立不改的法则以及周行不殆的规律，谓之大道法度。所以，"其知道者，法于阴阳，和于术数"建立起的就是道→法→术→用程式，从这个程式的位域维度可知，其九易法则的"法"层面不能等同于道，但它为大道本来所显。

从道→法→术→用程式来说，我们要依照道、法、术的规律层面以其术与用的实用来养生，这就是辨别并顺从了阴阳四时，此阴阳四时的道、法规律，有真人者"把握阴阳"，有至人者"和于阴阳，调于四时"，有圣人者"处天地之和，从八风之理"，有贤人者"逆从阴阳，分别四时"，此谓之阴阳则生的"顺"，是"圣人行之"的得道，所以说为"从之则治"，这里的"治"为平人健康的未乱，为先于未病之智慧管理，是"真气从之，精神内守"的精气神健康生命状态。若反之，逆之，则如何呢？则会灾害生，苛疾起，病从何来？病就从逆反道、法所在阴阳四时规律而来。它在内容上有堕落与消耗的总体形态，以及外、身、内在不明修养和耗散精气神而呈现的病变之规律。

堕落与消耗的总体形态，为不明清净光明之自性体，而任其无明沾染，执妄迷失。无明是和光明相对应呈现在形下器的动能态的一种反映。形上道真如心性的不垢不净的净，为光明，形下器唯识变现的种子与现行世界为染，为无明。那个颠倒妄想，就是认一切虚妄不可得的尘缘外境皆为真实，得颠倒妄想就是认贼作母，从而迷而不觉，在颠倒是非中，跟随妄想境轮回不已。在一切尘缘外境、世俗利益面前，抓住不放就是执，黏住不脱就是著，那颗妙明真心即被色、受、想、行、识五蕴所盖。修真，就是认取唯此一事实，余二即非真的自性，从而通过修持，打破无明，得自性光明。

从道→母→器程式中的道、母、器分段位域来看，形上道的光明域能量态的反映为遍照十方三世一切时空，而形下器的无明域能量态的反映为因执着和颠倒障碍，按源、流、变呈阶段性虚幻不实。自母域下启种子与现行的物理世界，且唯识变现而有形下器的凡，识、根、尘交互作用相互熏习，无明开始障碍真心，一切都失去了本来自在，其母性承载的九易法则的两仪规则中，也都走向了另外一仪，世界开始随根尘蕴结合和集聚而相互断裂、失去联系，心王与心所的烦恼从藏相动能里封闭起来，色法的世界开始凝聚，重物质的出现以及从那个黑洞的世界堕落下去，就有了器域质碍、缓慢、无知。器域的物质界，在这里狭义的指色法范畴里眼、耳、鼻、舌、身、色、声、香、味、触、法处所摄色，尤其是有型有象（指可眼见）物质性事物现象在形质上互相起障碍之质碍的范畴。肉身就是色蕴在色法上的显象，且整个人体命象就是色蕴、受蕴、想蕴、行蕴、识蕴集聚成身，受无量生死的五蕴（阴），而色蕴只是其中的物质性的事物现象，为形质互相起障碍之质碍。恰恰色法就是藏相动能义下的右旋堕落形态呈现的物质集聚的法则，高能量体魄精素气以右旋沉淀的形态堕落成色尘，色的和合集聚就是色蕴。在形下器的位域里，维度越低，物质越实（内部结构越密致）所造成的障碍越深，黑暗越烈。

从能量体与时空空间体在人身命象肉体的源流变上来说生命的本质。在整个生命形态生化与转换的过程中，每一个阶段的精气神内容与形态的变化，都是无明染浊的不同程度以及不同形态，后天五生生育过程（生生→生主→生入→生成→生育）就是一个不断受无明染浊右旋沉淀堕落，并消耗能量体的规律。后天五生生育过程是一个连贯的过程，现在在胞胎里看到了胎儿的形迹，乃至出生后成长，可以肉眼见到活生生的"事实"，所以说无明在哪里？色法质碍又在哪里？从藏相动能视野来说精气神或者说识根尘和合作用的过程，从先天运相、后天藏象、人体命象阶段过程显象的生命形态，无不是能量体堕落集聚的过程，精气神每一次转换形态的流变都是藏相动能义下的右旋堕落本质。

柔道牵乾，迷失道坤，这是"执妄迷失图"的真相。柔道牵、迷失始，从大始的乾元起，柔道无明作用于"易"念，在因缘和合的漫长而又微观的过程中，大光明被无明浸长，坤元无明世界形成。《周易·坤卦》曰"先迷，后得主"，迷，为无明的因缘种子在坤道里顺势，且依因缘法则，种子与现行唯识所变现了万物，种子源→种子→种子与现行世界（时行）能量的源流变上发生了位域流变，动能不断衰弱，堕落之势无法阻挡而迷。顺，为柔顺，"坤至柔"的柔，为无明阴性，顺的势为坤道堕落的态势。所以，道→母→器程式中器域的无明世界为堕落消耗的总体态势。它在藏相动能视野下，从精气关联的胎光玄精视野就指向了太素生命素（宇宙生命素），为凡物"生"的根本，故《管子·内业》说："凡物之精，此则为生，下生五谷，上为列星，流于天地之间……是故民气，杲乎如登于天，杳乎如入于渊。"在列星的坤地体世界的独立时空体轮义下，对列星轮"气"态的运动如此描述"杲乎如登于天，杳乎如入于渊"，说列星的轮义如登于天和如入于渊，何意呢？如登于天是从列星轮义在三维眼界来看，如站在地球上通常认为银河系为天，有仰望的意思，为"登"；而如入于渊是从列星轮义的旋涡轮义的整体观来说，其旋涡的旋转运动并跟随旋涡的旋转运动像入深渊，有俯视的意思，为"入"。在描述列星的轮义如登于天和如入于渊时，用了"杲"乎如登于天与"杳"乎如入于渊，以"杲"与"杳"呈现了列星轮义的藏相动能视野，为列星气轮义的旋涡动态内容。从如登于天仰望的"杲"义，指向了上升旋涡，为左旋；从如入于渊俯视的"杳"义，指向了堕落旋涡，为右旋。从"杲"与"杳"的内涵承载，构成了列星气轮义在藏相动能视野下的旋涡螺旋动态，"杳乎如入于渊"就是右旋堕落的总体态势的写照。以四维大彰动静视野呈现的升降图式含义里，整体右旋的为降，为沉淀，为聚，为消耗，同时在维度升降转换中，沉淀与消耗聚成核的为堕入低维度态，堕落沉淀凝聚时一定会发生能量体的跃迁或逃逸。

除了堕落与消耗的总体形态，还有外、身、内的病变之规律，为在外不应四气，五脏所伤；在身耗散精气神，不明休养；在内内外不应，气血亏耗。其中这个"内"特指藏象内在。"四气"为周天度数的五运六气呈现在春、夏、秋、冬四季节上的气与候，它是阴阳在于四气的呈现，春夏为阳，则应养阳，秋冬为阴，则应养阴，故也是万物沉浮和生长的根本。《素问·四气调神大论》曰："春三月……逆之则伤肝，夏为寒变，奉长者少。夏三月……逆之则伤心，秋为痎疟，奉收者少，冬至重病。秋三月……逆之则伤肺，冬为飧泄，奉藏者少。冬三月……逆之则伤肾，春为痿厥，奉生者少。"如果违逆了春"生"之气，便会损伤肝脏，使提供给夏长之气的条件不足，到夏季就会发生寒性病变；违逆了夏"长"之气，就会损伤心脏，使提供给秋收之气的条件不足，到秋天容易发生疟疾，乃至冬天再次病重；违逆了秋"收"之气，就会伤及肺脏，使提供给冬藏之气的条件不足，冬天就要发生飧泄病；违逆了冬"藏"之气，就要损伤肾脏，使提供给春生之气的条件不足，春天就会发生痿厥之疾。所以说不应四气，则五脏所伤，继而传变五脏六腑及全身经络、器官。不应四气，则是阴阳气与四时气不交不通，而日月不明，邪害空窍，将出现"阳气者闭塞，地气者冒明，云雾不精，则上应白露不下；交通不表，万物命故不施，不施则名木多死；恶气不发，风雨不节，白露不下，则菀槁不荣；贼风数至，暴雨数起，天地四时不相保，与道相失，则未央绝灭"。阳气闭塞不通，大地昏蒙不明，雨露不能降，风雨不节，万物失去了时令之所养，违背了大道自然法度，只能剩下夭亡灭绝，正所谓"阴平阳秘，精神乃治；阴阳离决，精气乃绝"。

从外阴阳四气的交通与否，就直接关系到身及内的藏象平衡，人的神、形、象与阴阳四时气的关系以《云笈七签》卷五十七《诸家气法部二·五脏论第七》论述为例："夫生之成形也，必资之于五脏，形或有废，而脏不可阙；神之为性也，必禀于五脏，性或有异，而气不可亏。是天有五星，进退成其经纬；地有五岳，静镇安其方位；气有五行，混化弘其埏埴：人有五脏，生养处其精神。故乃心藏神，肺藏气，肝藏血，脾藏肉，肾藏志。志通内连骨体，而成身形矣。又：心者，生之本，神之处也；肺者，气之本，魄之处也；肝者，罢极之本，魂之处也；脾者，仓廪之本，荣之处也；肾者，封藏之本，精之处也。至于九窍施为，四肢动用，骨肉坚实，经脉宣行，莫不禀源于五脏，分流于百体，顺寒暑以延和，保精气而享寿。且心为诸脏之主，主明则运用宣通，有心之子，安可不悟其神之理邪？"精气神、五藏神、五脏、气血、四肢等皆与日、月、星共成经纬，所以外阴阳四气也是内阴阳四气，内外相连，全息交易，所谓"天地之间，六合之内，其气九州、九窍、五脏、十二节，皆通乎天气"。正是如此。

从春、夏、秋、冬四气到少阳、太阳、太阴、少阴气，以及肝、心、肺、肾等脏器系统，呈现为"逆春气，则少阳不生，肝气内变；逆夏气，则太阳不长，心气内洞；逆秋气，则太阴不收，肺气焦满；逆冬气，则少阴不藏，肾气独沉"。违逆了春的少阳之气，以致肝气内郁而发生病变；违逆了夏的太阳之气，以致心气内虚而阳不足；违逆了秋的太阴之气，以致肺热叶焦而胀满；违逆了冬的少阴之气，以致肾精不藏而肾阳不升。更有甚者，从外阴阳四气不交通，到在身耗散精气神，不明休养以及内外不应，气血亏耗，形成"阴阳离决，精气乃绝"的灾害生、苛疾起的衰败和衰竭状态，焉能不病呢？

在耗散精气、亏耗气血上，《素问·上古天真论》曰："今时之人不然也，以酒为浆，以妄为常，醉以入房，以欲竭其精，以耗散其真，不知持满，不时御神，务快其心，逆于生乐，起居无节，故半百而衰也。"其起居不知春夜卧早起、广步于庭，夏夜卧早起、无厌于日，秋早卧早起、与鸡俱兴，冬早卧晚起，必待日光的节律，而酒之醉、妄以常、欲竭精、耗真气等皆是不知御神内守、持满精气而颠倒生乐的根本。

神识驰散、耗散精气，是气血亏耗的根本。《灵枢·本神》曰："是故五藏主藏精者也，不可伤，伤则失守而阴虚，阴虚则无气，无气则死矣。"从藏象系统的后天五生过程可知，其精气神能量体构成了以道元维度的变化，出现围绕精气神而有染浊→现行→现量→堕落→聚合→离转→分布的生命生育动态，在每一个阶段都会有道元维度的变化，而有精气神总能量体的丢失（堕落与耗散），但都会以阴阳平衡机理出现能量体结构的再平衡，每一个能量体结构的再平衡，就如同切蛋糕一样，只会越切越小。

《性命圭旨》曰："云者风，风者木；白者气，气者金。风散故轻清，轻清者，魄从魂升。金风故重浊，重浊者，魂从魄降。故圣人以魂运魄，众人以魄摄魂。"魂，从云，云为风，风属木，肝藏魂。魄，从白，白者为气，气者金，属肺，肺藏魄。肝藏魂，肝中有三魂，名曰爽灵、胎光、幽精，目为之官，左目为甲，右目为乙。三魂胎光、爽灵、幽精，也称为主魂、觉魂、生魂，或元神、阳神、阴神，或天魂、识魂、人魂。肺内藏七魄，其魄有七，一魄天冲，二魄灵慧，三魄为气，四魄为力，五魄中枢，六魄为精，七魄为英，又名曰：尸狗、伏矢、雀阴、吞贼、非毒、除秽、臭肺。上通炁至脑，下通炁至脾中，是以诸炁属肺，肺为呼吸之根。

鬼云为魂，鬼白为魄。何为"鬼"字，就是能量减弱，已经不再纯阳至精，再如此被无明障碍和堕落下去，只能成鬼了，以"鬼"喻是为警醒世人，不再让魂魄堕落和沾染无明。为何七魄的名字会一方面比较好听，如天冲、灵慧，还有精与英等，而另一方面却是尸狗、臭肺？那是因为魄的精气能量容易消耗，更容易被业障所障碍，本来俊朗潇洒无比的魄精，一旦被无明沾染，就变成"身中之浊鬼也"，名字自然很不好听。魂魄因种子业力的牵引，而对境生心，继续攀缘妄想颠倒，更深的业将继续障碍魂魄，在人体上先从病来显现，这就是病的来源，当魂魄的能量无法承受和自我调节与化解，就会出现不治之症。洞悉病从何来，就自然知晓以正德、正气、正派之"正"的标尺，深入蓄养精气神而达到藏象平衡的养生要义。

从藏象平衡理解伤寒，何为实证功态

能量维度升降下的藏象平衡既然是从生理外在消耗参与并作为内容，那么，出现什么样的生理体征就能让人觉察和觉知产生了总能量体的提取消耗而导致能量维度下降呢？那就是维度下降后的再平衡过程，一定会有生理体征健康状况的反应，一般为感冒，感冒就肩负着维度升降调节生理再平衡的转换枢纽。为何会发生病症式的生理体征反应呢？因为藏象平衡动态下的能量维度下降是能量体方式之间的动态，在藏象常规平衡态时生理体征是与常规平衡保持维度平衡的健康状态，当在藏象平衡动态中发生了能量维度下降，生理体征就要进行反射性调节和生理体征再平衡性调节，也就是说要把生理体征调节到下降后新的维度再平衡的状态。由于是维度下降和因消耗而导致的能量体强度降低，故呈现了感冒调整。

根据生理体征代谢周期来说，普通的感冒七天就会自愈，因为全身七天会完整地更新一次。同时，也说明物质形态的身体在因缘和因果生灭形态上也是七天的周期。由于藏象平衡下的消耗总格局是不可逆转的，故感冒调节的状态会经常发生，既然说常规感冒为生理体征健康自然的调整和调节，为何我们常常把感冒列为病变呢？那是因为由常规感冒调节引发了诸多身体机能的连锁反应，比如说不明发热和感染等，是因为身体其他机能出现了亚健康状态，并随感冒的调整调节而被凸显出来。哪里伴随感冒出问题，就是哪里病变并薄弱，所以感冒就成为了一个极其复杂的问题，感冒调节的感冒现象再深入发展就是伤寒，当然感冒也是属于伤寒的一种类别，"伤寒"也只有在藏象平衡的状态才能目睹以伤寒来称谓的机理。伤者，消耗格局中能量体因消耗而又未得总能量体提取供给补充，谓之伤；寒者，未消耗前生理系统充盈的能量体为满，消耗后以及未补充，谓之缺，满阳缺阴，阴则为寒。寒者结合伤以及伤者结合寒，就是藏象平衡视野下的精气所在的能量体，以缺阴之寒描述的藏象平衡下的非平衡与再平衡之间临界状态所呈现的精气虚缺与生理病变的状态，为伤寒的真实义。

由于感冒（伤寒）是维度升降调节生理再平衡体现在生理体征上的转换枢纽，有了这个原理就不难理解往往经过感冒后会有焕然一新的感觉，虽然感冒前和感冒后身体健康状况都一样，实际上总能量体已经下降了，由于我们无法察觉，故从整体感官上觉得一样，实际上差别甚大，而且感冒后焕然一新的状态为维度下降后新维度下的高点状态。新维度下的消耗与人体运化精气能量体还在常规平衡状态，就在藏象平衡三阶四象结构发生新的动态平衡。

我们说总能量体被提取供给总消耗能量体，而且身体又产生了感冒调节，而新维度下的消耗与人体运化精气能量体又处于常规平衡状态，所以就指向了总能量体被提取后发生的两种内容形态的供给，一种为被总消耗能量体给消耗了，另一种就是补充了人体内在藏象平衡动态过程中被消耗了的人体运化精气能量体。为何要补充呢？就是因为人体能够存储生理运化的精气能量，伴随着维度下降的过程发生，人体存储的生理运化精气能量被透支，由于透支才有先天源的总能量体给予调节，这个调节就出现了新维度下藏象再平衡，似乎人体运化精气能量体又充沛充盈了一样，而感冒症状下的种种身体不适，只不过正在发生以新换旧的生理体征更新而已。

在这里就要解析一下藏象平衡的维度位域问题。藏象平衡的维度位域就为先天源总能量体位域→人体精气存储体位域→人体运化精气位域→生理体征常规消耗热量位域三阶四象结构。为何称为维度位域呢？就是它们之间的联系一定是在藏象平衡中因消耗产生了亚平衡和非平衡过程后才发生的，才建立起联系的通道和供给的机制。也就是说只有到了亚平衡和非平衡的消耗状态，它们之间才构成能量体位域形态，而且位域内的消耗以及生化都和其他位域不产生直接联系，也就是说维度位域之间发生的因消耗产生的调节、供给、补充是有一定的状态条件的。如何来理解这个状态条件呢？这就是任何位域间的空间体内容包括能量方式，都有"万物有数"的数理结构内涵，不发生到一定程度的变化，就不会产生关联性的联系。那么当发生了总能量体位域层面的先天源总能量体介入供给，这种介入的形态一旦发生，就标志着人体精气存储体位域层面就已经被消耗到了一定的程度了；反之，总能量体供给消耗形态就会补充人体精气存储体位域被消耗的部分。这就是藏象平衡动能态能量体的维度位域间的联系原理，其实这个联系原理延伸开来就是能量体与生理体征之间动态转换关系，或者说为何非要发生感冒，不是有总能量体的提取供给和补充么，就没有必要发生生理体征上的感冒调节。那是因为精气本根下时空体在"数"的联系上没有对位和产生必要的联系，这种时空体在"数"的联系上没有对位，就是微观数理逻辑关联中曲变动态产生的结果，由于微观数理下的曲变动态数理逻辑，就让万物在"数"的逻辑上并不是直接关联，而是曲变思维。也就是说总能量体的提取供给和补充不是直线式，不是消耗多少就立即补充多少，而是曲变原理下非直接供给与补充。同时，这也是万物曲则全的曲全哲学范畴，所以感冒的"曲变"式调节本身就是能量体的语言方式。理解了感冒这种人人讳病的生理体征反映，慢慢体悟藏象平衡下通过感冒调节的能量体消耗而承载的因缘与因果的生灭，从中体悟曲全哲学观下的曲全智慧。

　　围绕藏象平衡下的维度升降的精气能量体方式动能变化和差异的实质，认识感冒（伤寒）实际上为精气能量体与生理体征发生关联的曲变语言方式，它遵循着藏象平衡三阶四象结构的常规平衡、亚平衡、非平衡、再平衡过程，以及动态平衡下的维度位域间的关联。在藏象平衡的过程里，感冒只不过是生理体征呈现的调节反映，是藏象平衡动态下的外在并呈现在身体上的环节，而藏象平衡的内容从先天源能量体到人体精气运化能量体，再到立足于身体的内、身、外各种视野，都是围绕精气能量体方式的实质发生变化的。由此视野和内容可知，以发生的感冒生理体征调节入手，从维度升降的动能变化，以及结合五运六气的外、身、内精气关联为构建，就形成了藏象平衡视野的能量体维度升降下的感冒论。这也是为什么张仲景的《伤寒论》立足于六经辨证，就是从经络与精气能量体的本质，以五运六气的外、身、内精气关联为格局，以六经变化为载体，来联系脏腑以及生理的关系而述之于医学表达。

从感冒的生理体征调节可知，由藏象平衡下的消耗格局就会出现并非感冒那么简单的健康问题，而事实也是如此。人之所以会产生诸多生理健康状况并且生病，除了藏象平衡下的消耗主因，在身体里还存在诸多病因病机原理，如果身体里没有诸多病因病机原理，在藏象平衡的动态平衡过程中，通过感冒调节就能达到基本的生理健康。人体病理病机的哲学原理就分为三大体系因素，第一体系为主因，为藏象平衡下的消耗格局因发生能量体消耗，能量维度的降低出现精气动能不足；第二体系为结构因和诱发因，为身体在人体经络动能体系下无论是经络流转系统，还是组织器官，都产生了痰膜沉淀，此痰膜沉淀为结构因，在结构因的生理亚平衡状态产生了五运六气的诱发因；第三大体系因素为道德层面的善恶行因，从善恶行关乎福德相根本，包括生老病死。

藏象平衡围绕精气的生化与消耗动态，建立起藏象内在与生理外在的桥梁，而从因缘和因果生灭的实质来说，消耗总格局下的精气生化似乎只是维持现量生命时间的一种短暂形式，因为无论人体精气运化如何生化，在总格局上都是消耗的态势，且是无可逆转的，会逐渐地动态消耗先天源总能量体，直到现量生命的因缘全部生灭完结。既然视野落在此处，把消耗从生理外在上升到因缘与因果生灭的层面，就一定存在围绕两种消耗而有两种存储补充的藏象平衡形态。基于生理外在消耗而发生精气生化的存储为精气升阳，以及基于先天源总能量体提取消耗而有打破现量的秉受赋予的精气神三态总升阳。对比先天源总能量体的提取来说，精气神三态总升阳为升阳总存储。无论是精气升阳，还是精气神三态总升阳，都要通过内证养生。

在平衡与实证原则里，我们要通过精气神炼养的实质，以存养正气修身养性。那么何为功态呢？一般来说为通过特定的方法练功的状态，练功就有如练习技能技艺、锻炼身体、防治疾病、养生延年等层面的特定方式方法或状态。在修真证道体系中，常见的功态如打坐、站桩、气功、导引、武术、调息、内照、存神、食气、胎息、辟谷等修炼方法，这些都是显而易见和通俗易懂的功态类别。如果按照以内外和性命来言说功态类别的话，大致可以分为命功外求的方术与心性内观存养的证悟。一般以"外"来说的功态，常以"用"和"命"体相联系，故有命功外求的方术一说。在方术的定义中，又有方技和术数之谓，方技多以研究生命的学问为主体，含道的"治"法以及结合"治"的用法，大致以医经、经方、房中、神仙四类"皆生生之具"加以运用，而术数以研究天道的内在规律学问为主，包括天文、历法、五行、占卜、形法（相术）等。《庄子·天下》曰："天下之治方术者多矣。"成玄英疏："方，道也。自轩顼已下，迄于尧舜，治道艺术方法甚多。"其方术的"治"便是强调用，此用又多是与命体密切相关联的，多有祛病延年、长生不死和推测人的吉凶祸福、气数命运的作用与目的，少有涉猎运用在政治学上，如《汉书·艺文志》所云"论病以及国，原诊以知政"，以其方术之用喻政治国。也正是以方技和术数为核心的内容对"天"及"道"的研究并运用到"治"上，此"治"除了对自然法度、人文科学的研究，更多的便是关于结合"天"对生命的研究，从而形成了以外求的方术步入到大道本来的认识，便有了以"内"来说心性内观存养的证悟层面，也就是常说的证悟大道，这个层面的功态非为大众能常接触或能认知，也是功态往内证方向发展的更高深的层次，如道家金丹学、禅宗学或能通往证悟的其他法门，都是甚深的经义，非经文典籍本身所能承载和表达。

以命功外求的方术和心性内观存养的证悟来言说功态的话，便能更好地去认识功态属性，就不会束缚在常规的围绕身形外相的炼养的认知上。在佛家与道家的修真体系里，都会有从身形外相的炼养（诸如诵经、持咒、打坐、站桩、步罡踏斗等）而入心性内观存养的证悟过程，为何说围绕身形外相的炼养上呢？也就是说身形外相的炼养是显而易见的，一般除了以养生祛病强身健体为目的的炼养，其他伴随有身形外相很显而易见的炼养都会有一个另外的内容中心，以打坐来说，打坐就是显而易见的身形炼养，但打坐的目的是通过打坐的方式达到身心调伏，摄念入静，寂然空寂，从而进入心性内观存养的证悟层次。在心性内观存养的证悟的功态层次里，尤其是以明心见性为界点标准，才是功态的实质性变化。在实证功态中见性后，便是起心动念皆是功态，以其观照般若内观心念，念起即觉亦无渐次，从而存养证悟，对于明心见性后起心动念皆是功态，是甚深的证悟功夫，非寻常人随口而说的妄语。当下却甚是流行连门道都没摸清楚，狂言明心见性之自欺欺人还常误导他人之言语，实不可取，须脚踏实地做证悟修证。在这里以内外和性命的归类来言说功态类别，可能又会因为概念名词所叙述的不同，而落入对功态认知的分别中，当然有所比较或者是更清楚地了解功态体系，对于容易受功态深浅蛊惑的上当受骗者来说是一件好事，对于实证者来说通过不同内容与阶段去认识功态的属性，能更好地去设定阶段性目标。

若"义理"的属性是从"悟"的层面来说的话，功态则是针对悟的实证，所以从广义上讲，只要有对事物进行思考、感悟、推理等获得如原理、道理及哲学思想的义理，都是功态的一种表现，这便是为何不能将功态束缚在常规的围绕身形外相炼养的认知上。义理与功态的此种认知，应该说是一种恰如其分的义理与功态的如影随形，正是这种如影随形，才是万法皆是佛（道）法的真实义，但是这种如影随形义理与功态的认知，一定要注意，它要么基于很初级的义理与功态感悟，要么是明心见性后随起心动念而修证。也就是说它要么很初级，要么就很高级，对于很高级那部分而言，就是少有人能触摸到此种境界，一般都抛却此种不谈。这种如影随形的义理与功态并非能带来究竟解脱之路，万法皆是佛（道）法没错，可万法并非究竟解脱法，还得依照以命功外求的方术和心性内观存养的证悟的实修次第上来。这便是《证德图》构建的内外兼备性命双修之德证体系呈现的从以证德性言说功态真相的实证体系，这就是我们所要说的实证功态。

围绕究竟解脱的修真证道的实证功态，若称为修真证道功态学的话，那么与之相匹配的义理学，便是至道内证道统学，在《道统·结》中提出了："传统道统学，可以三类来述之，为至道内证道统学、经世济用道统学、寻常器物道统学。此分类法非以世间功用或功利为思路，而是立足性体相用各层面兼顾，尤以从性→相（法）→用的关系上去归纳学说背后的哲学思想。"所以说至道内证道统学应匹配修真证道功态学，才是完整的道统观。但此修真证道功态学又分为两个层面，一个为文字表述的功态次第与功态内容，为"德"证体系修真证道功态学，另一个是根据文字表述的修真证道功态学来指导实际的修真功态。而以文字表述的功态次第和功态内容，就是《证德图》之于《道统》大道义理五具足中的言说"道"的义理层面，也就是功态义理学。功态义理学必须结合实证功态，才是真修实炼，其他多有纸上谈兵或纯粹以学问做之的意思。只有在实际的修证中，以大道义理的"知"来结合功态，才能逐步构建功态体系，因为大道义理的"知"对功态的指导或指引也是有阶段性的，如在见性后的修证，其"知"则为见与识的层面，对功态进展来说，是百害无一利的，这就是《庄子》中广成子传道黄帝中所谓的"多知为败"，也是所谓的"纸上得来终觉浅"。讲述实证的经文要义，应该归入到功态义理学中，成为义理体系中的功态义理的一部分。如果把功态义理学剥离出实证功态，这样就更能站在功态义理学上去清晰地认识实证功态，从而促进步入实修的实践。

第六讲　神与气精，内外丹田

上药三品，神与气精

《玉皇心印经》曰："上药三品，神与气精。"那么什么是精、气、神以及精气神呢？

《难经》曰："气者，人之根本也，根绝则茎叶枯矣。"人活一口气，一口气上不来，人就死了，我们这个生理生命也就失去了根本，任何理想抱负也失去了生命的依存。《抱朴子内篇·至理》曰："夫人在气中，气在人中，自天地至于万物，无不须气以生者也。"人活一口气，同样为天地为万物也莫过于以气而生，或者呈现"气"的形态，即使大如恒星，也不过宇宙中微尘，随因缘聚合，不过气耳。所以说这个"气"，就有很多形态内容以及很多形式存在。

人呼吸的气，是后天之气，也叫凡气，我们通过呼吸凡气，这一呼一吸，称为凡息。除了后天之气，还有先天之气，先天之气是受胎孕育时受之父母，叫天地构精和父母媾精。除了先天之气，还有我们与生俱来的气叫元炁，也叫天一真炁。怎么个与生俱来，这就是我们人生成的真相，就是人人本有的真如本心。

先天之气和元炁还是有区别的，不能混为一谈，而且它有一个演变的过程，为从精气神三者三元三全的太极体一，以生生→生主→生入→生成→生育后天五生太极而生育过程，经过胎光玄精过程，从藏象命门的精气神转换，到神、魂、魄、意、志的五藏神，再经过经络藏视野、相视野、象视野几大层次的精气灌注，以精气神的各界域流变为载体，从先天来到后天。从元炁到先天再到后天的变化过程以及路径，是内丹学在生命认识论上的大视野。

先天之气受之父母，是胎光玄精入胎后，藏象生命的元炁因阿赖耶识业气的伴随，其"元神"大光明被无明遮挡，被障碍，成为后天之气。这个后天之气，在寸关尺三脉上有所体现，所以中医脉学不仅能诊断生理生命的病，若医术精深，还能诊断先天轮回之业病，这不可谓不神奇。后天之气，除了我们通过呼吸得气，还有一个就是通过水谷精微运化，水谷精微就是我们平时吃的食物和水。脾胃主运化，脾胃就是将后天之气和水谷精微运化，转化为我们平时需要的能量，这个能量属于阴精，是阴性的。主导脾胃运化的是五脏神之一的"意"。后天之气是阴性的，先天之气是阳性的，元炁是至阳的。精气之间的能量相互转化和流动，就形成了磁场和能量场，这个能量场在人体里的具体表现为经络穴位处会出现漏斗状的漩涡，这就是前面所讲的太极官与太极官的特点、特性、功能，在经络穴位、暗窍的太极官中，尤以丹田是内外的能量转化通道，如《难经》所说"丹田者，人之根本也"，就是丹田太极官对精气的制化特点。

《灵枢·经脉》曰："人始生，先成精。"我们先不说人始生，是一个怎样的生，但知道精先于人生成，故精是人身体的根本，那么这个精一定是比人生理生命高级的一种物质。《素问·金匮真言论》曰："夫精者，身之本也。"这个身之本的精，和人始生的精又是什么关系呢？人始生的这个"精"是高级于人生理生命的藏象生命的"精"。《灵枢·决气》曰："两神相搏，合而成形，常先身生，是谓精。"这个两神相搏，指的是父母的精子与卵子结合成胎，常先身生与受精成胎的精，"精"在这一刹那有个转变，用的是同一个字，但"精"已经不是一回事了。这句话所描述的正是胎光玄精的视野——"两神相搏"描述了胎光玄精入胎的父母媾精的外在因缘要素，"合而成形"描述了入胎"合"后，在"生成"阶段往人体命象的"形"体发展。"常先身生"描述了在两神相搏父母媾精的胎光玄精入胎前，"生主"阶段后识神种子具足精气关联的精气胎光形态。"两神相搏"中的"相搏"就是胎光玄精以胎光气态运动入胎的描述，那为何把父母媾精以"两神"来描述呢？我们都知道天地为乾坤义，在乾坤义中取类比象乾为父、坤为母，把父母媾精的形态以"两神"来喻，就是为了区别天地构精，用"神"来突出表达有情，从而去区别天地构精的无情。

《素问·经脉别论》曰："饮入于胃，游溢精气。"指我们将食物吃到胃里后，经过脾胃和消化系统的运化，吸收化血后，其精气入任脉，在经脉中游走，从而补养我们生理生命的脏腑和身体。为何食物能补养身体，尤其是中药材能按照配伍治病？那是因为植物置于广袤大气中，吸收了宇宙五天五运的精气，转化成重要的药素。通过食物运化而得的"游溢精气"的"精"是阴性的，这个阴性的精，只能补养生理生命的身体，而不是用来炼内丹的成分。那么阳精在哪里呢？身体里无欲无念的精，就是阳精，得阳精就得去欲去念，就得入静凝神。

那么神是什么呢？这里说的神，并非指天神和神灵，这个天神和神灵是有生有灭的，无生无灭的神在哪里呢？就是我们自己的元神，除此元神外，一切神皆不可得，这个元神就是不垢不净、不生不灭的自性。那么我们现在为何不能得这个元神呢？那是因为和自性一样被无明遮挡，被往昔所造诸恶业以及攀缘之念层层包裹，无法自性彰显和元神归位。归哪个位呢？非归天神之神位，而是归道体，与道体合真的无位之位。

元神是自性真如，是如来藏，人人本有，实修证得，即证得不生不灭，如来如去。既然人人本有，那么什么是神呢？《大戴礼记·曾子天圆》曰："阳之精气曰神。"也就是说精气至阳，就能得神。《周易·说卦传》曰："神也者，妙万物而为言者也。"《周易》所说的神，就是前面讲的如如不动而妙化万物的元神，也就是性体。"元神者，修丹之总机括也"，修到元神，就自然对自己的生命有了主宰，对万物有了洞悉，五眼六通无所不具，比天神得其无量寿，比神灵得其无量光，自然就变成我们现在以凡夫的心态憧憬的"神"，这个"神"，不在外求，也不能外求，一切外求不可得，都在自己的灵妙自性里。所以不用去外相外境上崇拜神，而要去实修证悟而得神。那么与元神相对来说的是什么呢？是识神，想修元神出来，除了精气至阳的命功，炼出阳神，还得在阳神上下功夫，炼神还虚而得元神，也是转识成智的过程。识神有八识，即眼识、耳识、鼻识、舌识、身识、意识、末那识（意为"意"）和阿赖耶识。前六识为六根，破六识，要断六根结。到第七识，出意生身，道家在这一阶段叫阳神出窍，阳神出窍阶段性体还不圆满，还不究竟，性体上还得炼神还虚到一尘不染，所以要认识清楚，不要功亏一篑。

关于"识神"的名词之用，中国古代的圣贤以及道家人物不仅有深刻的认知，而且在典籍里有广泛记载和应用，尤以黄元吉最善用和常用。在黄元吉真人注释道德经的《道德经讲义》里，结合不同的内容有多层次和多视野的含义诠释，如"乃是正等正觉之元神，因其发动而有知觉，故曰识神""无思无虑而出者，元神也；有作为见解、自色身而出者，识神也。元神无形，识神有迹""古人谓后天识神，因有形魄而生者也。此元神之大分别处也。但有生之后，元识两种神，交合一处""用工之际，元神识神，不可不知"。除了黄元吉，吕洞宾在《太乙金华宗旨》云："一切好色动气皆魄之所为，即识神也""元神居方寸，而识神则居下心"。同时识神与元神之用，还有古经云："先天元神，体也；后天识神，用也。无先天元神，大道无主；无后天识神，大道无用。"

以上皆是精、气、神三者世间通俗的说法以及常规的含义，那么我们要讲的精气神又是什么含义呢？为精气神生命本根原理以及精气神如何成为生命本根。之所以言说精气神为生命根本，是因为精气神之于生命的内涵，不仅是视野聚焦放在后天五生生命形态各位域阶段的生化转换上，从生命形态在形上道和形下器的全视野的广义内涵来说，精气神内涵皆贯穿其中。根据生命形态在阶段过程中发生的流变性生化转换视野，在后天五生过程中，围绕生命形态在各位域阶段的生化与发育，始终有一个内核贯穿其中，后天五生的各位域阶段以及生命形态的重要生化转换，都是围绕它的形态变化，呈现不同的关于生命的内容与内涵，它就是精气神形态。

那什么是后天五生过程呢？为"生生→生主→生入→生成→生育"后天五生太极五生象生育系统呈现的生化发育过程，以生、主、入、成、育来界说的先天生育位域阶段，是人体胚胎受孕发育成胎儿前的微观生育变化，是描述生命如何连接先天因缘并以先天的动能流变呈现后天生命形态的机理过程，为藏象生命五系统中研究人体生化发育过程以及动能流变转换并融入人体机理的系统。生生，为立于太极体，真种子依种子库转换成识种子，种子与现行唯识变现天地构精和识神种子与精气媾和的生化运动态，呈现的哲学为太极体一，一生二，二生三，三生万物。太极体生而分的阴阳之"二"，说二，是阴和阳的二。太极体"一"生阴阳二，阴阳二生精、气、神三，此为太极体一、一生二、二生三、三生万物的内容，万物的形态本质都为精、气、神的能量体态，包括色法物质也是能量体态属性下的物质形态。生主，天地构精和识神种子与精气媾和的唯识变现过程呈现神主气精态。生入，先天胎光以玄精的方式入胎成为后天人体初始胎体，伴随人体能量体三轮际出，并形成黄庭三宫统御的精气神聚合形态下的宫库田轮。生成，为生命形态依藏象命门临界态，经藏象宫库田轮能量体三库轮态结构发挥统御、离转作用，在藏象命门时空体内，形成五藏神统御系统与命象精气神生发运化系统，从藏象发育开始主导人体命象的发育。生育，为藏象内系统依窍关七门，流变转换为五藏神外丹田精气神形态，以藏象外系统主导和运转人体命象的整体发育，在人体命象空间内以人体空间体形成胎形，在胎形中以中脉为主体的三脉七轮统御的人体经络系统合而成形生长成胎体。

精气神形态或精气神在表述生命形态与内容时，以约定俗成习惯用语用于各种形态所指，但在精气神综述下关于三者描述具体内容和阶段特指时，经常会以用词的变化突出内容属性，尤其是在描述"气"形态时，有炁、氣、气的不同对待，但通常均以"气"来统称。总之以"精气神"的约定俗成称谓来描述生命形态和内容时，无论是在先天运相阶段、后天藏象阶段，还是在人体命象阶段，乃至胎体人身阶段，都是以"精气神"名词来统一，而且也不以精、气、神三者的内容与形态表述逻辑重点，而有"气精神""神气精"来强调。

例如，神主气精是讲述精气神内涵下的内容或特性，而以内容表述的逻辑重点来描述。在生而分的元神、元精、元炁三者中根据阴阳二义对三的转换，在称谓上其"元"就要转换为先天，为先天神（已熏的为识神）、先天精、先天炁，因为生而分后的三者在太极五生象生育系统中已经走向了生命的形态，从生生位域阶段流变为生主阶段。这在称谓上就有了"元"与"先天"之分，还有先天态转换到藏象命门视野后，又形成藏象系统中的"后天"与人体精气神状态，通过名称上以元、先天、后天、人体精气神等界定，就是要将位域流变产生的体性属性上的变化赋予同样是精、气、神的名词，除了方便叙述和区分，更主要是连接体性属性把位域通过名词给予界说。那么对于"气"的用法又是如何区分呢？一般在元态和先天态，用"炁"，在人体运化态用"氣"，而在人体精气神态统称或约定俗成描述时用"气"，一般在先天态也用元气或阴阳二气，并没有把"气"转换为"炁"是因为约定俗成的习惯，但在非约定俗成而要特指元态或先天态的气时，要用"炁"，以强调特指属性。

从后天五生的"生生→生主→生入→生成→生育"过程，生命如何连接先天因缘并以先天的动能流变呈现后天生命形态的机理过程，实际上就目睹了精气神界域流变的实质，知晓生命的生育过程是如何被精气神贯穿，并成为生命本根的缘由。精气神流变转换为围绕精气神和五藏神的各位域内容与形态，研究人体藏相动能流变转换和经络精气动能源流转换系统。人体藏相动能流变状态下的精气神在先天运相界域、后天藏象界域、人体命象界域发生流变转换，历经天人运相离一、天人藏象离一、天人命象离一三次移精变气动态过程。

先天运相界域的精气神形态，分为太极生而未分万物凡源的精气神三元一体源体态，染浊义后分后循生临界与分生态，神主气精与精气关联的运相态，或简称为源体态、分生态、运相态。后天藏象界域精气神形态，分为胎光玄精入先天与后天之流界门临界藏象命门的命门态，后天藏象胎光玄精在藏象命门空间体发生命门离转动态升降的离转离散态，宫库田轮离转离散后五藏神分布而未有窍关七门通道的实质内丹田态，或简称为命门态、离转离散态、内丹田态。人体命象界域精气神形态，分为藏象内系统依窍关七门，流变转换为五藏神外丹田精气神形态的外丹田态，七门与十二结节通道形态下在胎形中以中脉为主体的三脉七轮的胎形态，依三脉七轮统御的人体经络系统周流人体命象空间形成合而成形以及形而成体的周流态，或简称为外丹田态、胎形态、周流态。

胎光玄精，先天与后天

我们先从独特的"胎光玄精"来认识一下生命的先天和后天如何以精气神来转换，以及其中精和气的关系。

从胎光玄精入胎来界说先天视野和后天视野，就要立足于胎光玄精把先天的范畴和后天的范畴界说清楚，从而了解生命形态流变转换的过程。把胎光玄精入胎前的"胎光"和"玄精"看作先天态。入胎前的"胎光"为识神种子，"玄精"为精气媾和态，这两者经过因缘和合后，识神种子的"胎光"和精气媾和态的"玄精"发生了围绕生命的紧密关联形成胎光玄精，并且以此入胎成为后天人体初始胎体，从而有了先天与后天的视野界说。

我们说识神以精气形态承载，识神若无精则不足于形成库形态的高维度能量，故识神具足"精"层面的能量体；识神若无气则不足于以精气关联且唯识变现现行运动而呈现藏相动能态，故识神具足"气"层面的运动态，并且"精"层面与"气"层面又同时具足藏相动能态中精以气动与气动必是精用的精气关联。在这三方面的关系中，识神种子具足精的能量体且以气的运动态呈现，它依生命生化过程的因缘，生命种子入胎运动则是胎光，它具足的精气关联义的能量则是玄精。

　　识神种子具足精气关联的精气形态，并要依生命生化因缘而在"生入"阶段入胎，从"生主"阶段库轮形态运动流变、转换到"生入"阶段的人体初始胎体形态，故视野落在"胎"上，联系"胎"义，为何又称为"光"呢？因为这是形成人体生命的希望之光，此时入胎还未形成人体命象时空体空间的束缚，智慧和能量要远远高于人体命象阶段，故也是生命的慧光。最主要的是以"光"来联系生命种子（识神）在人体初始胎体的超越光速的速度，很多人会疑问，在生命入胎阶段并未见到光的运动，这是为何呢？这就是玄精承载的含义，胎光的"光"非眼见光，眼见光为光子素为能量体"精"形态，而识神种子的"胎光"以太素生命素（宇宙生命素）为能量体"精"形态，不可眼见，但它呈现光态，且能量与速度远大于光子素的光速。

　　同时，精气关联中的精气态以"气"视野来看藏相运动态，则也是光态。气在太素生命素的能量体作用下，是胎光态运动，因为气动必是精用，此胎光态的气运动，就是识神种子具足的太素生命素为能量体"精"形态在作用。太素生命素是精神相域范畴唯识动能形态，它的运行速度是宇宙速度常数，而光的能量体与速度要远弱于太素生命素的状态，尤其是肉眼可见光更是物质范畴的动能形态。所以，只要具备"精"形态能量体的事物都呈光态，也就是常规所说的都发光，只不过能量有强弱而已，能量强弱就看它在气态上的反应，比如光子素的气态和空气的气态显而易见，它们发出的光和运动速度的对比都显而易见。从识神种子具足的精气关联的精气形态在生命转化状态的胎光义，指向了玄精义，识神种子具足的精气关联的精气形态就是"精"形态，只不过是识神种子的"精"形态。识神种子的"精"形态具足藏相动能态中精以气动与气动必是精用的精气关联，识神种子以"精"形态（太素生命素形态）运动，则是胎光，太素生命素形态中又具足生命种子的因缘义和精气的藏相动能义，故"玄"。识神种子以太素生命素的"精"形态的胎光气态运动入胎，这就是胎光玄精的含义。

胎光玄精入胎要经过天地构精以及以天地构精义下的父母构精。《灵枢·经脉》说："人始生，先成精。"通过前文关于"精"形态和"气"形态以及精气关联诸多义，就能明了先成精的"精"的精妙含义。那既然是胎光玄精入胎，为何不直接说父母媾精而要先说天地构精呢？那是因为天地构精为坤地体世界动态观，而父母媾精为人体体世界动态观，人体体世界寄托于坤地体世界，坤地体世界必然要先于人体体世界形成。以"天地构精"所指的坤地诸体世界的形成原理中，它"构精"的法则是什么呢？是唯识变现中色法和合集聚为色蕴的事物现象，为四大及四大所造色。什么是色法呢？为一切有形的物质在形成中所遵循的规律与法则，通常把有形的物质特指为有型与象的重物质，即可肉眼见，为形质互相起障碍之质碍。天地构精的"精"是什么呢？是藏相动能态下的能量体形式，为道元维度下的能量形态，而精气关联就构成动能态。道元维度不同，精气动能态下的"精"能量体的形式也不同，依藏相动能论，"精"的形态都是呈运动态。"精"在能量体的形式差异就是时空环境中形成诸坤地体世界差异的本质，坤地体世界为五大元素依色法和合集聚，五大元素中的"精"在能量体的形式不同，则一切皆在"精"能量体形式下产生巨大差异。"精"能量体形式差异，是道元维度下能量形态中元素能量体的源流变不同，呈现为"精"层面的性质不同，从而造成了时空环境差异的本质。就如同样是水，水里面的"精"在时空环境中不同，故水态是不同的。

"精"层面的本质，在藏相动能态下，就是一切神、精、气的状态都是"精"的能量体态，或者是都要以"精"的能量体态呈现，包括色法属性上所有的坤地体世界（包含所有重物质）都是精的能量态，这是藏相动能的视野，一切神、精、气能囊括的皆是能量态，为精。以藏相动能视野下的"精"义，精在不同位域阶段有不同的形态含义，如在大道无极体为至素至精，在道域的无极而太极过程中为太素，在母域相虚界为太素生命素（宇宙生命素），在器域的物质界为光子素，在五藏神为魄，在人体运化层面为水谷精微素。

以精的含义就可知道"气"层面的本质，为一切"精"的能量体呈运动态则为气，无论是从宏观上（已经按色法形成的坤地体世界）还是微观上（识因缘的积聚），都呈现了"精"能量体视野下的气态。从至微层面讲，一切都是运动态的，其哲学就是易道哲学三易体证中的变易，一切恒常变化，呈生生之健。由于维度视野的差别，在体世界经常会有相对的动静，就如人在地球上，经常出现很多东西是恒常不变的错觉，那是因为维度和能量态的转换出现了关系对应，或者说我们在常规觉知的事物里无法洞见更高维度的变化，也无法知晓低维度的变化，且维度高低与能量态的强弱构成运动态的差别，所以它取决于维度和能量态两者之间的关系。

神主气精中的"神"为识神种子，从种子库中种子出发，在坤地无明的染义下，呈现唯识染义的识种子，而"神"是因为真种子对待在如来藏缘起义上具足的真如体如来义的净义真如，唯一心性，它不生不灭，无论净义还是染义，其"神"的真如性具足，不增不减，故有识神种子。从神主气精的"主"的含义上说，识神种子为内在，而精气媾和呈现的坤体世界为外在。识神种子的内在与精气媾和的外在之间的关联，就是神主气精与生主的"主"的含义。在先天神、先天精、先天炁三者形态下，"主"就是以识神的识种子主导先天精、先天炁的流变以及先天精与先天炁形成坤地体世界的规律与法则。

为何是神主气精不是神主精气呢？气在前精在后，那是因为气形态为宏观层面的视野，而精为气态的内在能量体动力，从状态描述上为先见气，气中存精。从能量维度上说，识神也是以精气形态承载，尤其是生入阶段的胎光玄精，识神入胎若无精，识神不足以形成高维度能量；无气，不足以精气关联且唯识变现现行运动而呈现藏相动能态。

黄庭三宫，内外丹田

我们来认识一下黄庭三宫，以及黄庭三宫和丹田三轮结构下的精气神内容。

黄庭三宫为上黄庭泥丸宫、中黄庭心绛宫、下黄庭命门宫。何为"黄庭"呢？在《黄庭经·内景经·上清章第一》曰："是为黄庭曰内篇，琴心三叠舞胎仙。"此"黄庭"为成胎之始，由先天精气神聚成胎光玄精，在胎光玄精入胎临界态，胎光玄精能量体流转成人体初始胎体的空间之所，为"舞胎仙"之义，是黄庭。舞胎仙是胎光玄精入胎藏象命门临界态的真实写照，"舞"字为先天与后天之流界门中的"流"的动态，从先天运相态"流"入后天藏象态，为舞。"胎仙"指人体初始胎体，还未形成人体命象空间之束缚，为先天运相义在后天藏象义的延伸描述，并有胎真、胎灵大神之描述。"琴心"何意呢？琴，表音，为先天运相境界中列星气轮精气运动呈现的天籁之音。《道德经》的大音希声的"大音"，为先天超然之境界，其音非人的凡耳能听；心，表识神所在的先天之境。"三叠"为三宫之寓，"叠"字描述了三宫分布的空间层次，非平面的三宫。所以，"三叠舞胎仙"注解的"黄庭"义便落脚于此，"黄"为先天态胎真境纯阳金性之描述，"庭"为时空体空间境的描述，具中义，为空间体境之中位。此"庭"的中位即为宫。成为黄庭宫，人体初始胎体有黄庭三宫。

在"琴心三叠舞胎仙"所说的先天态胎真境随胎光玄精入胎离转精气神能量体所寄时空体的黄庭义里，又有内黄庭和外黄庭之说。"是为黄庭曰内篇"既指此为《黄庭经》的内景篇，又以内景指外景，从世间以人体命象来言说丹道的黄庭义而言，此"三叠舞胎仙"入胎胎真境界的黄庭义为内黄庭义，可谓藏象黄庭义，而以人体命象来对应和言说的黄庭义以及道家性命双修言说的丹道义，皆指向外黄庭义，可为命象黄庭义。内黄庭义和外黄庭义不能说成内黄庭和外黄庭，"黄庭"只有同一含义所指，只是以什么样的时空体境地来对待，故围绕人体藏象和命象来说，不能误解成有内外两个黄庭。不同时空体境地的对待，是内黄庭义与外黄庭义很重要的区别以及差别，区别就是时空体境不同，内黄庭为胎光玄精入胎临界态的胎真、胎神时空体境，外黄庭为人体命象中运转命象精气神的本质。差别就是内黄庭被人体命象等生命空间束缚，而外黄庭已然要跟人体命象结构相对应。为何要讲明内黄庭与外黄庭之义呢？因为从描述生命的"生"开始，告诉世人生命从哪里来，然后通过证悟到哪里去。虽然黄庭义的来和去并非圆满究竟，但果真能证道黄庭境地，又何止已经完全超越了生命呢？

有了藏象内黄庭义和命象外黄庭义，就能明晰如白履忠（号梁丘子）、欧阳修、刘处玄、蒋慎修、王明、董德宁、陈撄宁等人注释的黄庭义为命象外黄庭义，是针对人体命象具体部位来对应并以此寓意或延伸来言说道家丹道学；但诸如《黄庭经》《太平经》《大洞真经》经文所指义大多为直陈内黄庭义，或者说直入本义。从内黄庭义的黄庭本义讲，外黄庭义结合人体命象部位对应来寓意或延伸的为黄庭延伸义。在对"黄庭"的释义中，多为结合《黄庭经》等诸经典而言说命象外黄庭延伸义。《正统道藏》梁丘子注序："黄者，中央之色也；庭者，四方之中也；外指事，即天中地中人中；内指事，即脑中心中脾中，故曰'黄庭'。内者，心也；景者，色象也。外谕，即日月星辰云霞之象；内谕，即血肉筋骨脏腑之象也。心居身内，存观一体之象色，故曰内景也。"王明《黄庭经考·释题》说："按黄庭三宫，上宫脑中，中宫心中，下宫脾中，黄为中央之色，庭为四方之中，并具中义。内景者，含气养精，内视神象，似义取双关。"陈撄宁认为庭乃阶前空地，故黄庭表示中空的意思，对人体而言就是脐内空处。总而言之，"黄"是中央之色，"庭"指四方之中，或指阶前空地，"黄庭"即喻指道家内修功夫的中空且呈现内景现象。

我们说黄庭三宫统御的精气神离转形态形成宫库田轮能量体结构，在胎光玄精入胎经过先天与后天之流界门，又要离转为精气神三态，这三态的分布就形成黄庭三宫，其中上黄庭泥丸宫为神库，中黄庭心绛宫为精库，下黄庭命门宫为气库。

在黄庭三宫的精气神三库轮态含义下，我们说黄庭的"庭"为时空体空间境的描述，具中义，为空间体境之中位，且"庭"的中位为宫，而有黄庭宫的含义，那么在黄庭宫所在的时空体空间境中位之外的外境能量体分布群即为轮，这就构成了中位庭宫库和中位外境轮。中位庭宫库有黄庭三宫的精气神三库，简称黄庭三宫库，那么与中位庭宫相对应的中位外境轮就有丹田三轮。中位庭宫三库和中位外境三轮即为宫库田轮。宫库田轮虽然同在人体初始胎体藏象时空体空间境内，但轮为宫的外境，轮和宫在不同的道元维度，它们之间能量体的流变呈尊卑位，庭宫为中，外境为群，群以中居，构成宫库田轮能量体结构。

根据黄庭中位三宫以及与中位三宫对应的外境三轮为丹田三轮，上黄庭泥丸宫神库中位外境为上丹田神田，中黄庭心绛宫精库中位外境为中丹田精田，下黄庭命门宫气库中位外境为下丹田气田。丹田，为后天藏象精气神的黄庭宫库态下形成的外境精气神能量体分布群。与黄庭中位三宫对应，它来源于先天态胎真境，经胎光玄精入胎并在藏象命门临界态流转，以黄庭宫库态下作为后天藏象精气神之居所，并在居所外境形成的能量体分布，为丹田。

此丹田义为内丹田。同黄庭义一样，丹田义也经常因有多种说法和解释让世人摸不着头脑。世间认为，丹田为道家围绕人体精气神三宝而修炼内丹的重要关窍场所，丹为内丹所指，田为以人体精气神三宝为素材耕耘（修炼）而所证得的内丹功态义的关窍场所。何为"关窍场所"呢？相对于命象身体部位而言，需要通过以精气神三宝为素材耕耘，通过修炼积累到一定阶段，而达到一定的功态境界，就是说步入丹田了，或者说让精气神归入相应的丹田。这两种丹田含义一种为丹田在精气神能量体源流上的本义，而另一种则为道家内丹所指的关窍场所，它常跟人体命象部位对应。

当丹田跟人体命象部位对应时，就分出了内丹田和外丹田。内丹田与黄庭三宫对应，上黄庭宫对应神丹田，中黄庭宫对应精丹田，下黄庭宫对应气丹田，它们以宫库田轮构成了宫库田轮人体初始胎体在藏象命门临界态的藏象能量体结构。而外丹田为在宫库田轮藏象能量体结构形态下，根据人体初始胎体的发育，因窍关七门的内关外窍与奇经八脉、十二正经等联系，为了运转人体生理生命和诸多生理功能，外丹田与人体命象相接，流变转换成为外丹田的上丹田为神田，中丹田为气田，下丹田为精田。和内丹田对比，外丹田产生了精田与气田的变化。深刻认识内外丹田，对内丹金丹学圆满实修有着非同寻常的意义。尤其是如何阖闭外丹田的精田与气田，辟开内丹田的精田与气田是非常重要的功态层次与步入内景镜像的关键，古今透彻此大玄妙者屈指几人。

内丹田和外丹田有何不同呢？内丹田和外丹田为两种形态下的丹田，内丹田为藏象命门临界态的藏象能量体结构下的丹田含义，与宫库田轮功态形成人体藏象能量体结构。而外丹田为运转人体生理生命和诸多生理功能的人体命象能量体结构，如三脉七轮能量体结构人体经络气血所在的奇经八脉、十二正经、营卫气血等。外丹田与内丹田的联系就为窍关七门的内关外窍，此内关外窍随人体初始胎体的发育成人体命象而关闭且发生流转，但通过性命双修的一定功态功法实证，即可打通能量通道，证入生命的玄妙境界。

虽然外丹田也结合人体命象部位言说身体，但不能把外黄庭义和外丹田对等起来，把外黄庭义说成外丹田。无论是内黄庭义还是外黄庭义，都是围绕黄庭所在的道元维度对黄庭进行解释、阐述，为胎光玄精入胎流转成精气神能量体所寄时空体，为藏象能量体境。而外丹田是在藏象能量体作用下，言说运转人体生理生命和诸多生理功能的人体命象能量体结构的能量体。所以，它们的道元维度截然不同，且内容含义也相差甚远，不能胡子眉毛一把抓。同时，黄庭和丹田都不是身体的命象部位，都只是为了言明生命本质真相，以此指导在实修中表述方便的需要，常常跟人体命象的身体部位结合起来说。无论是黄庭还是丹田，都是要通过性命双修的实证而达到的功态境界，并不能拿身体的部位直接直指。

黄庭三宫丹田三轮随人体命象发育成熟，上黄庭泥丸宫与人脑位置相对应，中黄庭心绛宫与心肺、膻中位置相对应，下黄庭命门宫与腹脐位置相对应。以上黄庭泥丸宫与人脑位置相对应为例，这种对应关系不是直指地代表说泥丸宫就是人脑，它们是围绕人体命象结构构成的不同道元维度下的不同能量体，尤其是从后天五生过程可以看出，在胎光玄精临界藏象命门由胎光玄精离转成宫库田轮能量体形态所形成的黄庭三宫与丹田三轮时空体，要早于人脑发育生成的，从坤地时间与空间顺序来看，上黄庭泥丸宫与上丹田神库形成的时间要早于人体人脑，且空间体结构更要远远大于人脑的结构，它的道元维度要高于人脑。这就是为什么在性命双修具体练功时，最好不要盯着身体部位言说具体所指。人体不仅有命象，还有外丹田的人体精气象，更有宫库田轮的藏象，为何不直接炼虚呢？

宫库田轮形态下的藏象能量体结构中的精气神三宫三田，为胎光玄精流转后的能量体分布形态，为藏象能量体结构，由此也要明晰胎光玄精形成之前先天运相精气神聚合的原理和过程，这也是胎光玄精视野与胎光玄精能量体流变原理。恒顺精气神的内容与形态，在后天藏象界，通过宫库田轮来言说人体初始胎体在藏象命门临界态的精气神内容与形态，就是宫库田轮所指的精气神能量体分布。

上黄庭泥丸宫神库与上丹田泥丸神田，为藏象能量体结构中精气神之"神"之寄所，为众"神"之库，以泥丸黄庭宫为居，以宫庭外境丹田轮为布（分布），形成"神"之寄所中宫居与轮群布态的时空体。何为泥丸？《黄庭内景经》云："脑神精根字泥丸。"据此描述，泥丸为黄庭之宫，为丹田之轮，为脑神精根（摄胎光玄精未离转之义）洞房之主，在人体命象上为泥丸之人脑象。又有《黄庭内景经》云："泥丸百节皆有神。"为脑神精根所摄的胎光玄精未离转之义，虽说未离转之义，但实已离转，为取胎光的神与玄精的精为脑神精根，取人体命象的"脑"部位来言说，脑神精根的"神"之寄所与身体百节皆相通，为一切精气神的总摄，包含中黄庭宫精库与下黄庭宫气库等，并且与百节相通其间，还具有百节内的神真与其相对应，从而以泥丸统御万神，以百节的神真者存命体、妙万物。

以宫庭外境丹田轮为布而言说的泥丸神田，《黄庭内景经》中以"一面之神宗泥丸，泥丸九真皆有房"言说泥丸为一面众神之神宗，其泥丸九真各有洞房以轮群布，九真为高真、天真、神真、上真、玄真、仙真、虚真、太真、至真。《大洞经》云："三元隐化则成三宫，三三如九，故曰三丹田。又有三洞房，合上三元，为九宫，中有九真神，三九二十七神，气和人当存之，亦谓九皇、九魂，变九气以为九神，各居一洞房也。"《紫清指玄集》云："头有九宫，上应九天，中间一宫，谓之泥丸，亦曰黄庭，又曰昆仑，又名天谷，其名颇多。"张景岳《类经》注道："人之脑为髓海，是谓上丹田，太乙帝君所居。"所谓"太乙"即一身之祖宫，位居至尊无尚，是诸阳之会，万神总会之都。《修真十书》云："夫脑者，一身之宗，百神之会，道合太玄，故曰泥丸。"《道枢·平都篇》亦云："夫脑者，一身之灵也，百神之命窟，津液之山源，魂精之玉室也。夫能脑中圆虚以灌真，万穴直立，千孔生烟，德备天地，混同大方，故曰泥丸。泥丸者，形之上神也。"

中黄庭心绛宫精库与中丹田心绛精田，为藏象能量体结构中精气神之"精"之寄所，为众"精"之库，以心房绛宫为居，以心房外境丹田轮为布，形成"精"之寄所绛房居与轮群布态的时空体。《洞真太上素灵洞元大有妙经》云："心为中丹田，号为绛宫，镇心之中央。"《抱朴子内篇·地真》云："心下绛宫金阙，中丹田也。"有"绛宫""中丹田"与"心"结合的称谓。以"绛宫"为名一般指中黄庭，是黄庭义，以"中丹田"来描述为宫库田轮中的内丹田。我们说宫库田轮为精气神离转在藏象能量体结构的综述，它包含以黄庭三宫统御的精气神三库轮态—黄庭三宫与分布在黄庭宫库成为外境的三库轮态能量体分布群—丹田三轮，在宫库田轮整体视野上来说，不论以黄庭宫义称还是以丹田轮义述，都是对中黄庭心绛宫——中丹田的整体描述，故要把各名词之间的转换关系弄清楚，在中丹田就涉及藏象与命象阶段的不同，又分有内丹田和外丹田不同视野下的内容。

据《太上元宝金庭无为妙经·三宫章第十七》载："中元绛宫者，乃神之舍宇。绛宫不动则精不驰，而神不疲。"言说中黄庭心绛宫为藏象能量体结构中精气神之"精"之寄所，为众"精"之库。"绛宫不动则精不弛"，言说"精"之所用，在宫库田轮层面言说的"精"是全身的"精"系统的总统御，在藏象能量体结构视野中，虽说精气神离转为精气神三库轮态，由于经先天运相聚合的胎光玄精离转而来，故呈先天态性，为神中有气精、精中有神气、气中有神精的无法单独抽离之态，只是我们在后天藏象的范畴来言说它是先天态性，所以这里说的精不动神不疲就是此意。更因为精动需要神用，精不能自动，需神"识"的支配，故"精"是神的反照。

这也说明为何在说泥丸时，以脑神精根称谓，神之所以神，必须是精根般的"精"能量具足，且泥丸为一面众神之神宗，以泥丸神宗总统御宫库神轮。反照过来，"精"库之精必有神用，无论它是居中位成中黄庭态，还是分布于中宫外境成丹田轮的分布群，必是精与神同用，成为"精"形态下的神之舍宇。且必与气相关联，精与神动或用，必是以气的形态用，在藏象能量体形态下随藏象系统和命象系统的发育，精库和精丹田会形成多种作用形态，如五藏神的魄精、呼吸和脾胃运化水谷精微的气微精，以及主生殖的生殖精等，从而形成多维度视野和能量体层次的"精"用，以此"精"用就形成了人体内多种能量层次的意识传导，而"精"用与"神"的统御、传导、支配、调度等都是以"气"的形态功态体载发生。故，精气神三者在宫库田轮形态必会无法相互抽离，只是在描述和用时，以什么作为主体视野而已。

在宫库田轮形态下的"精"库与"精"田，除了自身中黄庭心绛宫之"精"库与"精"田，还有泥丸宫田的神精（气用）态与命门宫田的气精（神统），为中黄庭心绛宫统御。但一般在言说宫库田轮形态下的"精"库与"精"田都只用"精"来代指，宫库田轮形态下"精"库的"精"，为后天藏象与人体命象中能量维度最高的层面，为纯阳精，或称谓先天库轮精（简称先天精），之所以看作先天态，是因为具先天义，但又还未转为藏象魄精，所以神精（气用）和气精（神统）所指的"精"库与"精"田，统称为先天精。

对比宫库田轮形态下先天精，还有藏象能量体结构流变形态的藏象魄精，它为宫库田轮形态下外境丹田轮层面的离转流变形态，在人体藏象系统的藏象能量体结构中形成"魄"精系统，构成魄系统的为藏象魄精，为五藏神中的"魄"，以及素精形态中的太素生命素精与光子精。先天精和魄系统精一起组成内丹田"精"形态，为阳态。人体命象结构中通过肺肠系统、脾胃系统运化的水谷精微与呼吸凡气中的气微精，为运化精，为阴态。人体命象结构中通过身体生殖系统运化形成的生殖精，为浊阴态。其中，运化精与生殖精一起组成外丹田"精"形态。

在宫库田轮形态下的"精"库与"精"田内容中，内丹田精由先天态精和魄系统精组成，魄系统精为先天态精中的外境精田"精"形态离转流变而形成，它们之间流变域界为结带膜。内丹田精与外丹田精的离转流变界域为窍关七门的内关外窍。外丹田范畴内运化精与生殖精的离转流变界域为双肾仪，为生殖系统所在的区域。其中内丹田在人体命象部位上与心绛宫所在的心肺区、心包络、膻中对应，而外丹田在人体命象部位上与腹脐区、命门穴、会阴穴等对应，所以在外丹田所指与人体命象部位对应关系中，精轮成为下丹田，而气轮成为中丹田。为了更好地区分内外丹田在人体命象的中与下位置所指，把对心绛宫所指的内丹田称为藏象精丹田，在身体部位的"中"，特点为藏象与心绛宫结合对应。外丹田在人体命象所指的"下"称为命象精丹田，特点为生殖宫在身体部位的"下"。但要特别明晰的是，这藏象精丹田和命象精丹田不是同一道元维度的丹田所指，有了这种认识就不会产生精丹田到底是心绛宫的"上"还是腹脐区的"下"的问题。

　　为何会有这种内外丹田在人体命象部位上对位结构的变化呢？这是藏相动能视野下的藏象精气能量流转关系模式图，它既是从藏象到命象的"精"系统与"气"系统形成过程的真实窥照，又是基于这套本质运转模式的认知，去真正指导在性命双修的实证中的功态功法，真正做到次第修证，它更是识别是否真正通过实证明了诸多玄关窍的指南。对比如《黄庭内景经》里"玉堂绛宇尽玄宫"中以"绛宇"描述心绛宫之绛宫玉堂百节皆通的先天宫室内景态，还有《梁丘子注黄庭经》云："绛宫重楼十二级。绛宫，心也。喉咙在心上，故曰重堂。喉咙者，津液之路也。流通上下，滋荣一体，焕明八方，八卦之神曰八威也。"则是从内丹功态上言说心绛宫之内景。以这两者之间的对比而言，前一种在命象形成的藏象之初，后一种在命象人体形成之后，以结合人体命象部位言说内景本质，指向了心绛宫的先天态（藏象范畴）。

下黄庭命门宫气库与下丹田命门气田，为藏象能量体结构中精气神之"气"之寄所，为众"气"之库，以命门宫为居，以命门外境丹田轮为布，形成"气"之寄所命门居与轮群布态的时空体。命门宫是为了区别人体经络穴位（《针灸甲乙经》中位于督脉腰椎二、三棘突间）的命门穴，中医对左肾右命门（《难经·三十六难》说："肾两者，非皆肾也。其左者为肾，右者为命门。"），双肾皆命门（张景岳《类经附翼》说："命门总主乎两肾，而两肾皆属于命门。"）和命门在双肾之间（《素问·刺禁论》说："七节之傍，中有小心。"）的称谓，以命门宫特指的命门义为在先天胎光玄精入胎临界藏象命门形成的后天藏象人体初始胎体能量体所在的时空体。它有独特的藏象命门三门与藏象命门界带内容，由藏象命门三门和藏象命门界带构成先天入胎视野下的人体初始胎体时空空间体，是完全属于先天运相（含胎光玄精视野）与后天藏象转换并临界于人体初始胎体的流变转换之时空体。其他一切针对人体命象结构而言说的"命门"义，均不是命门宫所指。

　　命门宫为先天态精气神离转成宫库田轮义下藏象能量体之精气神三库轮态的转换通道，更是胎光玄精之寄所。其胎光玄精离转为宫库田轮义下藏象能量体之精气神三库轮态，就是因为入胎临界在藏象命门，以此寄所在命门宫，并在命门宫发生"冲气以为和"的离转动态，而将胎光玄精离转为宫库田轮义下的藏象能量体之精气神三库轮态。在胎光玄精离转为精气神三库轮态的离转动态过程中，命门宫自藏象命门的三门与界带时空体形成，成为"气"库与"气"田，而"神"和"精"从命门宫离转冲升离开，"神"态形成泥丸宫神库与神田，"精"态形成心绛宫精库与精田。

　　在宫库田轮形态下的"气"库与"气"田内容中，从胎光玄精离转而出的精气神三库轮态皆是"气"的形态，除了自身命门宫的气，还有泥丸宫气神态与心绛宫气精态为内容与形态的气，为先天"炁"含义下的先天气。先天气以命门宫气库气田统御藏象与命象中所有"气"的范畴，也包含泥丸宫神气态与心绛宫精气态的气，它们统称先天气（炁），为纯阳态。对比宫库田轮形态下先天气，还有藏象能量体结构流变形态的祖气，它为宫库田轮形态下外境丹田轮层面的离转流变形态，在人体藏象系统的藏象能量体结构中形成"祖气"气系统，之所以称为祖气是因为它为人体藏象和命象的生发之气，为根本命气，为藏象能量体结构中推动藏象系统和命象系统生长发育的生发与动力之气。构成祖气系统的为藏象祖气和后天之气，为阳态。祖气系统为先天气态下的命门宫"气"库与"气"田之气离转而成，和魄系统一起构成后天藏象与人体命象总精气系统。其中藏象祖气为五藏神的气态，为人体组织生发之气。藏象祖气和藏象魄精共同构成藏象精气系统。其中后天之气为宇宙生命素与光子素的素气，以及人体命象形成后由五藏神统御命象系统并运人体命象系统的运转动力之气。由后天之气离转而成的人体命象之气，为脏腑运化之气、经络之气、气血之气，为阴态。在人体命象结构中通过心肺呼吸的气为呼吸凡气，为浊阴态。

在宫库田轮形态下的"气"库与"气"田内容中，内丹田气轮由先天态气和祖气系统组成，祖气系统"气"的形成为先天态气中的外境气田"气"形态离转流变而成，它们之间流变域界为结带膜。内丹田气与外丹田气的离转流变界域为窍关七门的内关外窍，和魄系统一致。外丹田范畴内命象之气与呼吸凡气界域为心包络——膻中。

其中内丹田气轮在人体命象部位与命门宫所在的腹脐区、命门穴、会阴穴等对应，为藏象气丹田；外丹田所指与人体命象部位对应关系中与人体命象部位的心肺区、心包络、膻中对应，为命象气丹田。其中藏象气丹田在人体命象所指的部位为"下"，特点为藏象和命门宫结合；命象气丹田在人体命象所指的部位为"中"，特点为命象以心肺呼吸。

五藏神深义与魂魄作用

黄庭三宫所在的宫库田轮能量体结构生化转换出来的是什么呢？为精气神在后天藏象域的独特形态——五藏神。五藏神自生化转换而出就以五藏神统御系统形成对后天藏象能量体与人体命象形成总统御，是真正意义上围绕生命来说的具体形态。五藏神作为宫库田轮能量体结构中藏象系统内容，既以此统御藏象系统，又以总统御主导和运转人体命象系统。生化转换五藏神的材料为宫库田轮三库轮态能量体结构所承载的上黄庭泥丸宫神库与上丹田泥丸神田中的"神"形态，中黄庭心绛宫精库与中丹田心绛精田中的"精"形态，下黄庭命门宫气库与下丹田命门气田中的"气"形态。

为了更系统认识五藏神的生化转换关系，我们梳理一下宫库田轮三库轮态下的"神"形态、"精"形态、"气"形态。"神"形态的宫库田轮三库轮态，中位为上黄庭泥丸宫神库，中位外境为丹田轮神田，"神"形态的内丹田为神、魂、魄、意、志五藏神中的神、魂、意（先天）、志态，并以内丹田统御"神"形态下的外丹田，为人脑三界构。"精"形态的宫库田轮三库轮态，中位为中黄庭心绛宫精库，中位外境为丹田轮精田，"精"形态的内丹田为五藏神精态（具足精的能量形态）与魄系统，并以内丹田统御"精"形态下的外丹田，为人体命象的运化精系统与生殖精系统。"气"形态的宫库田轮三库轮态，中位为下黄庭命门宫气库，中位外境为丹田轮气田，"气"形态的内丹田为祖气系统，以及五藏神气态（具足气的运动形态），并以内丹田统御"气"形态下的外丹田，为人体命象的命象之气和呼吸凡气。

从"神"形态、"精"形态、"气"形态三者的内丹田系统可知，五藏神既依宫库田轮三库轮态能量体形态生化转换而成，又以具体的神、魂、魄、意、志构成生命内容。所以，五藏神为精气神三者离散形态皆具，就如同在宫库田轮三库轮态能量体结构原本已经离转成的精气神三态，又以五藏神重新聚合在一起一般。

五藏神的"藏"又有哪些具体内涵呢？首先，直指人体命象中肝、心、脾、肺、肾五脏以及能统一在五脏里的六腑，以此脏腑含义来言说主导和运转的"藏"义，为在五脏系统中看不见的内在联系"藏"系统；其次，结合人体命象五脏与藏义运转系统而言说藏象义，藏象义是"藏"义的更深一层的指向，为联系五脏系统来说统御、主导和运转五脏系统的本质规律，由五脏系统和"藏"义主导运转系统两者构成，且有藏相法则中的五脏为外象系统，"藏"义系统为内相系统，为五藏神的藏象本义。

五藏神的"神"之所以神，是因为五藏神生化转换为依宫库田轮三库轮态能量体，且在"神"形态、"精"形态、"气"形态三者的后天藏象视野，对比人体命象五脏系统来说，其道元维度要高好几个层次，故此"神"可以理解为精气神三者高能量态的生化转换，一切人体命象系统统御、主导、运转的发生，都是精气神系统以能量传导来实现，这个能量传导的本质就是以"神"所寓意的精气运动态，高维度和高能量传导运动的状态，类似于目前科学研究的量子意识，实际上要高出量子意识诸多层面的维度与能量态。不仅如此，它更是内丹田层面的"神"的写照，以此"神"义对比人体命象五脏系统和"藏"义运转系统来说，它为藏（cáng）在藏象义规律下且在高道元维度下的交互体用相义，是构成五藏神所有层面的能量"源"，且这个能量源依宫库田轮三库轮态能量体指向了后天藏象胎光玄精聚合态，以此聚合态联系先天和后天，有机联系了界带膜外的先天域界。

综述之，五藏神的"藏"义，为人体命象五脏系统以及基于五脏的藏义系统，前者与后者构成内相之藏象义。五藏神对人体命象诸系统的主导、运转，乃至组织器官、经络气血的生化具统御功能和作用。除此，从五藏神的"神"义来说"藏"，为统御功能和作用背后的藏象原理的能量"源"。关于五藏神藏象原理能量源层面与藏象义下统御功能与作用，从命门离转和中位离散对宫库田轮三库轮态能量体的离转就可以窥见精气神能量的高维度状态。为了理解上的方便，把五藏神立在与五脏系统相联系的内容上去言说生命，为立足于藏象层面去言说人体命象，为从高维度能量态向低维度能量态的人体命象系统上叙述，从而从生化转换的过程和本质去显而易见主导与运转下的统御功能和作用。但五藏神的复杂在于后天藏象时空体、在内丹田诸形态毕具后，五藏神就已经具人体命象的五脏义，只是还没有显化出来而已，所以对五藏神的解析就要先联系人体命象五脏和五脏系统来反过来说五藏神。

从五藏神言说统御功能和作用，除了五藏神在内丹田的能量形态，在外丹田与人体命象层面为以五行之藏规律来统纳运转。五藏神依五行之藏形成藏象与人体命象之间的联系，且在藏象系统中起统御的功能和作用。在五藏神含义解析里说人体命象的五脏系统（传统藏象学说系统）在藏象义下构成外象系统，而联系人体命象五脏的藏义系统在藏象义下构成内相系统。此外象与内相的关系为藏相法则（九易法则中的藏相法则）中的内涵与特性，构成一个基本的内藏外象内涵形态。

《黄帝内经》关于五行之藏对神志活动的分类，为肝属木藏魂，心属火藏神，脾属土藏意，肺属金藏魄，肾属水藏志，其魂、神、意、魄、志称为藏象五神，或五藏神，在这五藏神里按照五行生克规律联系。五藏神又总统于心神，《类经·疾病》曰："心为五脏六腑之大主，而总统魂魄，兼该志意。故忧动于心则肺应，思动于心则脾应，怒动于心则肝应，恐动于心则肾应。"五行之藏的藏象系统，以五行的相生相克发生关系。同时，五藏间有经络系统相互作用，十二经脉在体内与脏腑相连属，其中阴经属脏络脏，阳经属腑络腑，一脏配一腑，一阴配一阳，形成了脏腑阴阳表里属络关系，即手太阴肺经与手阳明大肠经相表里，手厥阴心包经与手少阳三焦经相表里，手少阴心经与手太阳小肠经相表里，足太阴脾经与足阳明胃经相表里，足厥阴肝经与足少阳胆经相表里，足少阴肾经与足太阳膀胱经相表里。互为表里的经脉在生理上密切联系，在病理上相互影响，在治疗时相互为用，构成一个闭合循环的系统。《灵枢·本输》曰："凡刺之道，必通十二经络之所终始。"五藏神是藏象生命的重要特征，也是《黄帝内经》言藏象生命的精髓所在。

关于五藏神，在《黄庭内景经·心神章第八》中曰："心神丹元字守灵，肺神皓华字虚成。肝神龙烟字含明，翳郁导烟主浊清。肾神玄冥字育婴，脾神常在字魂停。胆神龙曜字威明。六腑五藏神体精，皆在心内运天经。昼夜存之自长生。"以"心神"之称谓综述五藏神，无不是从五藏神的源头——后天藏象胎光玄精之识神来称谓，也是五藏神之所以"神"在依宫库田轮三库轮态能量体生化转换形态上，言说胎光玄精之先天识神（神主气精态）的本质。唐代女道医见素子胡愔曰："阴阳相成，结为五脏之气，散入四肢、十二部、三百六十关节；引为经脉、津液、血髓；蕴成六腑、三焦、十二经；通为九窍。散五脏者，为人形之主。一脏损则百病生，五脏损则百形灭。故立五脏者，神明、魂、魄、志、意之所主。是以心主神，肝主魂，肺主魄，脾主智，肾主精。发外为五事，上应五星，下应五岳，皆模范天地，禀象日月，触类而取，不可胜言。"

五藏神与五脏相配，有肝魂、心神、肺魄、脾意、肾志之藏象系统称谓，结合人体五脏与其相配，实则是以五藏神以此统御完成对人体五脏系统的主导和运转。《黄庭内景经》与唐代胡愔《黄庭内景五脏六腑补泻图》就是专门立足于五藏神以及再从五藏神联系藏象系统言说生命实质的经典。这两部经典中，又以唐代女道医见素子胡愔的《黄庭内景五脏六腑补泻图》作为《黄庭内景经》的解读与阐释，以此两者结合认识五藏神玄妙内涵最能相得益彰。

五藏神之魂，肝藏魂，常以肝魂称之。肝中有三魂，名曰爽灵、胎光、幽精，目为之官，左目为甲，右目为乙。三魂胎光、爽灵、幽精，也称为主魂、觉魂、生魂，或天魂、识魂、人魂。肝开窍于目，天干为阳甲与阴乙，其命门在目。关于命门宫中如何生双眼见《藏相论》"其形在眼"在"生育"阶段的合而成形的内容，所谓"在母腹中，未有此身光有此穴，因有此穴，始生此身。左为玄阳，右为牝阴，中穴实，通上下二眼"。在人体命象系统中，"魂"被现代医学认为是能伴随心神活动或梦幻活动的思维意识活动。《灵枢·本神》曰："随神往来者谓之魂。"《类经·脏象类》曰："魂之为言，如梦寐恍惚，变幻游行之境，皆是也。"把魂归入为意识传导系统，那是因为"魂"的生化转换源为库田轮三库轮态下"神"形态，"神"形态的道元能量维度不仅生化转换了魂，还有和意识传导有关联的魂、意（先天）、志态，而且在人体命象上的意识传导，不仅有外丹田的人脑三界构，还有三脑（大脑、心络脑、肺肠脑）参与。其实三脑意识传导系统所谓的意识传导的能量维度，是不能跟五藏神相提并论的，这就要从它生化转换的"源"——库田轮三库轮态下"神"形态寻迹根本。

　　五藏神之神，心藏神，常以心神称之，在此内容体系里，一是将"心"所指的概念从后天藏象与人体命象层面指向识神，而不是指真如心性；二是将"神"所指的五藏神中的神，区别于精气神的"神"，虽然它们在不同层面上有相互包含的含义，但从五藏神的生化转换之源宫库田轮三库轮态能量体来说，为区分"神"形态所广义统御的神系统，此神系统包含心神含义与内容。而在人体命象精气神层面，心神是通常指心以君主之官统领和主宰精神、意识、思维、情志等活动。魂、魄、意、志四神以及喜、怒、思、忧、恐五志，均属心神所主。《类经·脏象类》曰："意志思虑之类皆神也。""神之为德，如光明爽朗，聪慧灵通之类皆是也。""是以心正则万神俱正，心邪则万神俱邪。"

五藏神之魄，肺藏魄，肺中有七魄，一魄天冲，二魄灵慧，三魄为气，四魄为力，五魄中枢，六魄为精，七魄为英，又名曰：尸狗、伏矢、雀阴、吞贼、非毒、除秽、臭肺。在《云笈七签·卷五十四魂神部·说魂魄》中有关于说魂魄与拘三魂制七魄法以及诸魂精魂魄法等内容。《灵枢·本神》曰："并精而出入者谓之魄。"《素问·六节脏象论》曰："肺者，气之本，魄之处也。"《灵枢·本神》曰："肺藏气，气舍魄。"《类经·脏象类》曰："魄之为用，能动能作，痛痒由之而觉也。"肺为呼吸之根，上通炁至脑，下通炁至脾中，是以诸炁属肺，肾中白气与上肺连之为玉阙者。这里言说的"炁"形态就是五藏神所说的"精"形态的魄系统和精系统。在前文解析宫库田轮形态下的"精"库与"精"田而言说精魄体系时，有关于"精"形态的内丹田和外丹田之分。

肺藏魄所指的肺魄为五藏神所在的"精"形态的内丹田，

在人体命象上为肺部，成为"气"形态的外丹田。从这两个形态就是解析肺为"魄之处"与"气之本"的根本。从黄庭三宫的藏象能量体统御层面，中黄庭心绛宫即为心神与肺魄所在的时空体空间，从"精"形态的内丹田上以及藏象系统属性上讲，为魂魄之宫库田轮。对比宫库田轮形态下先天精，还有藏象能量体结构流变形态的藏象魄精，它为宫库田轮形态下心绛宫外境丹田轮层面的离转流变形态，在人体藏象系统的藏象能量体结构中形成"魄"精系统，构成魄系统（魄之处，魄精的生发之源）的为藏象魄精——五藏神中的"魄"，以及素精形态中的太素生命素精与光子精。先天精和魄系统精一起组成内丹田"精"形态，为阳态。在人体命象上的肺部，为"气"形态的外丹田，这就是肺为何为"气之本"，以此气之本，人体命象形成后由五藏神统御命象系统并运人体命象系统的运转动力之气。由后天之气离转而成的人体命象之气，为脏腑运化之气、经络之气、气血之气，为阴态。在人体命象结构中通过心肺呼吸的气为呼吸凡气，为浊阴态。肺为"魄之处"与"气之本"的根本，只有从精气神生化转换的源流变视野上才能说到根本。

其魂魄如何作用人体命象系统呢？首先，为五藏神的魂魄生化转换在内丹田后，发挥对藏象系统和命象系统起统御性的主导与运转作用；其次，为魂魄所承载的五藏神能量维度的精气神能量体，随着生命的生育过程，要藏（cáng）在藏象系统和人体命象，从而构成人体的能量系统，也就是五藏神的藏（cáng）魄藏精能量方式；最后，魂魄全面参与人体命象的生理机能。"魂昼寓目，魄夜舍肝。寓目能见，舍肝能梦。梦多者，魄制魂；觉多者，魂胜魄。"魂在白天在目，双目有神是指魂在起作用，在目，就能见。魄在夜就舍肝，而作用于做梦，梦多的，是魄制约于魂，梦是什么，梦就是梦幻颠倒。相对于梦，就是觉，觉悟与觉醒，觉就是魂。欲安其魄，而存其形者，当收思敛欲，合仁育义，不怒其怒，不声息其金，而后全其生，则合乎太和也。肺合于大肠，上主鼻，故人之肺风者，则鼻塞。人之容色枯者，肺干也；人之鼻痒，肺有虫也；人之多怖者，肺中魄离于外也；人之体黧黯者，肺气微也；人之多声者，肺之盛也；人之不耐寒暑，肺劳也；人之好食辛味者，肺气不足也；人之肠鸣者，肺壅也；人之颜色鲜白者，肺无病也。肺邪，其人则好哭。

五藏神之意，脾藏意，常以脾意称之，《灵枢·本神》："心有所忆谓之意。"《类经·脏象类》："谓一念之生，心有所向而未定者，曰意。"此"意"为六识中第六识意识。这个"意识"所指在脾意里，有先天六识和后天意识两个层次。脾意以先天六识和后天意识的不同道元维度，从而也分两宫，一宫为先天六识禀受生发之源即黄老中宫，另一宫为后天意识主导特点下的传导和熏习之所，与神魂紧密相连，为脾土黄宫，脾土黄宫的后天意识范畴分为脾意的传导与熏习特点和肾志的主导特点构成。其中黄老中宫为五藏神之中宫，是内丹田空间体内精气神三态以五藏神聚合后的中宫，同时也是外丹田的统御之宫。藏象精气神能量体宫库田轮的三库轮态在五藏神有个中宫，为五藏神之中宫，同时也是人体命象体的精气神三态——外丹田的统御之宫，此宫名为"黄老中宫"，有"中部老君治明堂"黄者为老君治脾之黄庭之宫称谓。黄庭老君，字灵源，名混康，其"混康"为混元阳受纳之，表安康义；"明堂"为黄裳元吉明亮之堂，此堂正位居体，黄中通理，为《易经·坤卦·六五》之大象。此宫又分上中下三元，"上元老君居上黄庭宫，与泥丸君、仓华君、青城君及明堂中君臣、洞房中父母及天庭真人等，共为朋也。又中元老君居中黄庭宫，与赤城童子、丹田君、皓华君、含明英玄君、丹元真人等，共为朋也。又下元老君居下黄庭宫，与太乙君、魂停君、灵元君、太仓君、丹田真人等，共为朋也。常存三老和百神流通，部位营卫，无有差失也"。《大洞真经》云：三元隐化，则成三宫。三宫中有九神，谓上、中、下三元君，太一、公子、白元、无英、司命、桃康，各有宫室，故曰桃康丹田。下神名桃康，主人之精、胎，能回通三田，成九神之气。那么脾意所指的后天意识传导与熏习之所的脾土黄宫，是"气"形态的内丹田和"精"形态的外丹田之统称。黄老中宫是所有内丹田的中宫以及外丹田的统御之宫。外丹田脾土黄宫所指的"明堂"为上应眉间入一寸是明堂，为关窍七门中的明堂门。

五藏神之志，肾藏志，常以肾志称之。《灵枢·本神》曰："意之所存谓之志。"《类经·脏象类》曰："意已决而卓有所立者，曰志。"同样为人体命象中的精神活动，此肾志以后天意识主导为特点来区分脾意的后天意识传导和熏习特点。此肾志为六识中第六识意识的后天意识之特指，具后天意识的主导特性，为后天意识的生化之源。肾志和脾意同入脾土黄宫，共同构成后天意识的生发主导、传导和熏习的功能。肾所在的人体命象"命门"区域为主体，连同脾胃所在的腹区，就是人体命象所指的脾土黄宫，它是"气"形态的内丹田和"精"形态的外丹田之统称。

从黄庭三宫的藏象能量体统御层面，下黄庭命门宫即为脾土黄宫（含人体命象"命门"区域）所在的时空体空间，从"气"形态的内丹田以及藏象系统属性上讲，为意和志所在的第六识——意识之宫库田轮。对比宫库田轮形态下先天气，还有藏象能量体结构流变形态的"祖气"气系统，它为宫库田轮形态下命门宫外境丹田轮层面的离转流变形态，在人体藏象系统的藏象能量体结构中形成祖气系统。构成祖气系统的为藏象祖气和后天之气，为阳态，其中藏象祖气为五藏神的气态，为人体组织生发之气。"精"形态的外丹田在脾土黄宫转化为运化精和生殖精，其中运化精就是脾胃系统运化的水谷精微的气微精，为阴态；人体命象结构中通过身体生殖系统运化形成的生殖精，为浊阴态。按《玉历经》所载：下丹田者，元命之根本，精神之所藏，五气之元，在脐下三寸，附著脊，号为赤子府。男子以藏精，女子以藏胎，主和合赤子，阴阳之门户也。其丹田中气，左青右黄，上白下黑也。

　　以肝魂、心神、肺魄、脾意、肾志的五藏神综述之，有三个视野层次再一次对它进行描述。第一为五藏神是内丹田视野下的道元能量维度生化转换的藏象系统的内容，内丹田视野为在后天藏象空间来言说五藏神，在后天藏象空间又以宫库田轮三库轮态能量体形态中，是在精气神三丹田轮形态生化转换而成，故必须在后天藏象空间体的内丹田视野确立五藏神的道元能量维度，有了这个立场和角度，五藏神在人体命象还未形成的藏象空间体为魂、神、魄、意、志五态。第二为以五藏神所在的内丹田道元能量维度，联系五藏神与之匹配的外丹田，依人体命象结构才有肝魂、心神、肺魄、脾意、肾志称谓的五藏神系统。它是由内丹田道元能量维度的藏象五藏神系统与人体命象结构的命象五藏神（外丹田）有机联系的整体系统，在这个整体系统里，藏象五藏神系统（内丹田）对人体命象五藏神系统（外丹田）起统御功能和作用。以此统御功能和作用，形成了藏象生命系统和人体命象生理系统，它们共同形成了藏象生命，运转它们的核心就是五藏神在内丹田和外丹田不同形态的作用，以及有机联系下的共同作用。通过五藏神在内外丹田的不同形态，由藏象空间向人体命象空间转换，从而完成对生命的生育过程。第三以五藏神为视野对待，又有五藏神体系的黄老中宫。黄老中宫是五藏神所分布在内丹田和外丹田总形态与内容的统御之宫，不仅统御主导五藏神，而且在生命系统中对藏象系统和人体命象系统又提供三元九神之气。

以上关于五藏神的三个视野层次，为立足于五藏神，先从五藏神生化转换之空间言说内丹田的藏象空间，再从五藏神分布在人体命象结构形成外丹田而言说人体命象空间，然后从五藏神在内丹田和外丹田总形态与内容言说黄老中宫的统御空间，这三大时空体空间，就构成关于五藏神的不同的道元维度，就真正把五藏神形态下的"生命"视野立体化构建起来。

说到黄老中宫是五藏神的统御之宫，与藏象空间体中的黄庭三宫又有什么区别呢？黄庭三宫是后天胎光玄精精气神聚合态离转成"神"形态、"精"形态、"气"形态三者分离态，再从黄庭三宫在"神"形态、"精"形态、"气"形态三者分离态中离散形成三者的丹田轮态，且在黄庭三宫与丹田三轮之间有中界膜来界说其宫库和田轮的道元维度差别。有了精气神丹田三轮态的出现，五藏神就在中界膜和结带膜之间的时空体空间生化转换而生，从而在中界膜和结带膜之间的时空体空间构成了五藏神内丹田时空体空间，所以这里一定要形成这个视野，在这个五藏神空间里有了立足于五藏神的黄老中宫的统御之宫，这个统御之宫又形成了黄老中宫的空间体。

如何理解这个五藏神内丹田空间呢？如果把黄庭三宫的库态看作是胎光玄精精气神聚合态离转成"神"形态、"精"形态、"气"形态三者分离态，那么五藏神所在的丹田三轮的内丹田就是把精气神三者分离态重新融合聚合在五藏神身上，且有了五藏神内容，形成了新聚合态下的五藏神空间，在五藏神空间里精气神三形态以魂、神、魄、意、志五种内容承载。这就不难理解在五藏神空间的内丹田还有一个统御五藏神的黄老中宫，且黄老中宫在人体命象道元维度体呈现的就是脾土黄宫。综述之，在后天藏象界域内，黄庭三宫可以看作是五藏神生化流变层面上的能量源，它们构成能量体上的源流变关系，类似时间轴视野。在五藏神空间的内丹田，黄老中宫为五藏神内容形态上的生化之源，且起统御调度之功能和作用，类似于空间轴视野。

五藏神生化流变于宫库田轮三库轮态的内丹田藏象空间体，又有黄老中宫生化统御，尤其是对人体命象的生育起着统御形态下的主导和运转作用，以此可称谓五藏神之所以神了。《黄庭内景经·心典章第三十一》云："心典一体五藏王，动静念之道德行。清洁善气自明光，坐起吾俱共栋梁。昼日曜景暮闭藏，通利华精调阴阳。"言说五藏王——五藏神之王道，为心典所在的动静念之尊道贵德之本质。心典以心来言说识神的种子库，如典一样在五藏神层面历历在目，从而也指向了五藏神的内容形态和能量体形式为"心典"唯识领域，以动静念言说心的净和染义，为从妄心识真心。

如何动静念和道德行呢？就是五藏神的修真法则，为日夜间调和阴阳、坐立行走不离动静念行。从"盖因魄有精，因精有魂，因魂有神，因神有意，因意有魄"，言说魄、精、魂、神、意之间五者运行不已，且无明遮挡的心，随之轮转。"是以圣人，万物之来，对之以性而不对之以心。性者，心未萌也，无心则无意，无意则无魄，无魄则不受生，而轮回永息矣。"照破无明，识得何为妙明真心，认一切为幻不可得，从自性本体上下手。"心未萌"即不起妄念，无妄念则无妄心，无妄心则无意，无意即真心之神，真心之神就不受沾染，其精气能量就不会减弱成魄，能量不减弱则不会轮转。

经络维度与精气灌注，认识先天之源

生命的形态，经过以精气神为承载的先天运相界域、后天藏象界域、人体命象界域生化转换流变，形成了胎体界域中人体肉身的实质。在胎体界域视野里，围绕藏象生命系统与生理生命系统而言说藏象与命体的结合，这个结合非单独两套系统言说而结合，而是融合。藏象生命系统无不是与生理生命系统完美地融合在一起，且从精气神来言说生命形态的本质。精气神藏象形态最显著的特征就是围绕"藏"，也正是因藏义才有人身肉体乃至生理生命的象，从而从生命形态的生化转换的过程，来赋予生命藏与生命象在基于藏相法则的深刻关系。联系生命形态的生化转换过程，同时也赋予了在胎体界域视野中藏象生命系统统御并主导的生理生命系统的必然联系，既然有生理生命系统关于人体的生命体征，就有主导和运转它的藏象生命系统相联系，而且每一点滴的生命体征的内容以及围绕生命体征运转的藏象系统和因缘系统，在它们的背后都存在着一个巨大且紧密联系的哲学系统。

精气神三大界域流变的实质，有独特的内精外气的"精"结构与内气外精的"气"结构，它构成藏象内外丹田精气系统的全部生化内容，并且从精气本根论上统一了藏象生命系统——无外乎精气，那么就要在无外乎精气的形态下分出在人体经络系统里的经络维度升降与动能流变形态。我们知道内精外气的"精"结构与内气外精的"气"结构，是在言说内外丹田平衡以及胎形态精气神平衡时以七门窍能量转换通道为视野的总结内容，也正是此内容，产生了精气神在人体经络的诸形态以及周流生化转换的根本。

内精外气的"精"结构与内气外精的"气"结构中，内丹田精丹田与外丹田气丹田在人体的反映指向了心肺区所在的部位，构成"精"结构，但一定要注意它有两个完全不同的能量体方式源，内丹田精丹田的能量体方式源为心绛宫"精"形态，五藏神为以魄为主体，而外丹田气丹田的能量体方式源为呼吸运化精气。内丹田气丹田的能量体方式源为命门宫"气"形态，五藏神为以志为主体，而外丹田精丹田的能量体方式为运化精和生殖精。内与外在能量体方式源上不同，故作用在人体经络上的机理是完全不同的，以内精外气的"精"结构为例，魄作用六识传导与返熏的维度升降，呼吸运化精气作用肺官，以肺官成为人体运化精气范畴，并成为十二正经的精气流注源流。所以，从"精"结构与"气"结构在内与外的能量体方式上就赋予了维度升降的视野，也就是说精气神的界域流变的诸形态过程皆不能放在同一维度层面，否则对认识经络维度以及精气源流就没有多大的帮助了。

精气神三大界域流变过程的内精外气的"精"结构与内气外精的"气"结构，是赋予人体经络系统中经络维度升降与精气动能源流的根本，或者叫先天之源。我们经常立于人体精气神来说先天之源，会把先天之源归结为"祖气"这一种形态，实际上它还有多种不同层次和层面的内容与体系。为什么要展开精气神三大界域流变过程来认识内外丹田不同的"精"形态和"气"形态，实际上就是为了构建人体经络系统立体化多维度的精气源流内容体系。从人体经络能量体方式源流上有黄老中宫→内丹田→外丹田→中脉与三脉七轮的精气源流程式，也有从意识电维度→心生物电维度→微生物电维度→三焦内运化精气维度的维度升降程式，以精气源流程式和维度升降程式构建的立体化多维度的精气内容体系，就指向了立于人体经络系统而言说的藏象生命系统，所以我们一直在言说的藏象生命系统到底为何物？有哪些哲学原理？有哪些体系和内容构成呢？到了这里就能一目了然，也就能明了人体经络系统既作为藏象生命系统的载体，又是藏象生命系统的重要内容。

内精外气的"精"结构与内气外精的"气"结构，赋予了经络维度升降以及精气动能源流的先天之源，那么它是如何与十二正经的流注发生关联并为其经络提供先天之源的精气呢？根据道元论及藏相动能义的维度升降原理，我们常以三界膜的三阶四象结构分析事物之间的维度关联以及动能源流关系，在十二正经的流注顺序里有三组三界膜的三阶四象结构，分别是手太阴肺经→手阳明大肠经→足阳明胃经经→足太阴脾经的三阶四象结构、手少阴心经→手太阳小肠→足太阳膀胱经→足少阴肾经的三阶四象结构，与手厥阴心包经→手少阳三焦经→足少阳胆经→足厥阴肝经的三阶四象结构。

为何要分三阶四象结构呢？因为在每一组三阶四象结构的联系上，正好是先天之源的内精外气的"精"结构与内气外精的"气"结构给予十二正经灌注动能源。在常规的十二正经流注顺序上，把十二正经当成了一个整体，从起于中焦上注于肺开始了循经流注，实际上依道元论和藏相动能义的维度升降原理，每一个三界膜的三阶四象结构都会发生维度升降和动能流变的变化，十二正经也不例外。当每一次维度升降和动能流变的变化发生后，第二个起点就需要补充先天之源的"精"形态和"气"形态了，所以三组三阶四象结构就有了三次先天之源的"精"形态和"气"形态的灌注，从十二正经的整体来说或叫补充。而灌注的先天之源的"精"形态和"气"形态就是内精外气的"精"结构与内气外精的"气"结构，它在黄老中宫→内丹田→外丹田→中脉与三脉七轮的精气源流程式内容里。这三次先天之源对十二正经的提供能量的形式就叫灌注，因为有维度升降的维度差，高维度能量体流向低维度能量体空间为灌，被灌注后成为新动能源的循经顺序才叫流注。

十二正经的流注顺序的三组三界膜的三阶四象结构，从先天之源的动能灌注来说构成了精气总源、内精外气的"精"结构的精源、内气外精的"气"结构的气源为灌注结构。也就是说起源于黄老中宫的精气总源，成为了手太阴肺经→手阳明大肠经→足阳明胃经→足太阴脾经的三阶四象结构的灌注源，简称总源灌注。内精外气的"精"结构的精源，成为手少阴心经→手太阳小肠经→足太阳膀胱经→足少阴肾经的三阶四象结构的灌注源，简称精源灌注。内气外精的"气"结构的气源为手厥阴心包经→手少阳三焦经→足少阳胆经→足厥阴肝经的三阶四象结构的灌注源，简称气源灌注。

有了总源灌注→精源灌注→气源灌注的十二正经才具备了我们所知的整体的流注顺序，当它们灌注到十二正经后就形成了十二正经能量体方式的动能形态，就是中脉与三脉七轮的精气态，它就是经络象视野的能量体结构。如果没有先天之源的高维度与高动能的能量体灌注，就无法赋予十二经脉在人体运化精气态下的流注与运转。也就是说万事万物都有一个源，十二正经接受五脏六腑与五行之藏的运化精气，必然要有一个动能给予的源头。而人体运化精气态就是启动了生理体征属于生理生命系统，而十二正经的先天动能源以及运化精气的流注为藏象生命系统。在生理生命系统还未发生运化精气来流注于十二正经时，十二正经就是通透的、运转的，它就是胎形体阶段的经络系统。当生理生命系统发生运化精气流注于十二正经时，十二正经在大彰视野的右旋总形态下，其流注是要消耗和减弱动能的，而且生理生命系统运化的精气是不足以推动十二正经的运转的，况且还有五行之藏相关联的十二经别、十二经筋、十二皮部的关联，更加需要有动能源的灌注了，这就是先天动能灌注源所发挥的藏象生命系统与生理生命系统交接融合的身份。就如五藏神作为源流载体一样，通过交接融合把维度升降的差异和动能流变转换统一在人体。

起源于黄老中宫的精气总源的总源灌注，既是总源灌注，也是精气总源，故为先天六识生发之源，以此源出，秉受至泥丸宫进行意识维度层面的传导。在黄老中宫的先天六识生发之源后的传导，就发生从魄与肺官的关联，而且是从意识维度传导引起的，这就是为何十二正经是从肺流注开始，因为先天意识传导从泥丸宫下降，因维度降低必动能减弱，故敕令魄动助于动能，以此开始并魄关联肺，故有了肺为十二正经之先。但这个先必有一个动能之源，这个源就是黄老中宫的精气总源。我们为何在前文解释相视野的经络维度和精气动能是否为藏视野的六识传导所赋予的，就是因为精气神的种子总源在黄老中宫，它跟土性的意关联，土性的意又与脾关联。在黄老中宫的总源形态里，发生跟脾官相关联的就是脾土黄宫，它为后天意识熏习之所及脾统血之处。脾官统血就会发生精气能量体方式在人体里因为右旋凝聚成血的物质态，也就是说当脾官发生统血形态的运化运转，精神相域相虚义的精气能量体就会发生极其重大的变化，变为物质态血，发生精神相域相虚义向物质域的色法形态转换，就产生了降维变化和动能降低，这是根本形态的改变，故从手太阴肺经→手阳明大肠经→足阳明胃经→足太阴脾经构成了一个三阶四象结构。从这个循经的结构就可知，先天精气总源同肺所在的魄与呼吸运化气，成为脾官统血的主因，从肺与大肠相表里后，流注于胃，主因的"气"形态需要水谷精微的助缘，而且这也是血这种物质形态发生的重要助缘，之所以称为"精微"，是因为它既不是精也不是气，而是运化的物质态。"气"形态与"精微"结合就发生了血的生化变化，精神相域相虚义向物质域的色法形态转换，就需要更高的动能形态给予灌注或补充，它就是精源灌注。

精源灌注，为内精外气的"精"结构的精源在十二正经的脾经之后与心经之前发生的灌注，它在心绛宫所在的心肺部位通过阴阳维脉的维度联络灌注于十二正经，成为手少阴心经→手太阳小肠经→足太阳膀胱经→足少阴肾经的三阶四象结构的灌注源，并以此给予了先天精源动能。精源灌注后其动能推动脾统血以及全身器官所参与造的血入心，血入心的同时，血能载气，心脏因血载精源灌注的精气而获得动能，成为生理动能一部分。精源灌注的动能除了推动十二正经的流注，最大的一个作用就是推动血入心，这是一个非经络层面的动态，而是全身器官参与的整体动态，尤其是参与造血的组织与器官的运转。我们知道心脏动能形态里有一个先天意识动能，也就是意识传导过程中心脏第一次跳动的动能，在此阶段又有精源动能和心脏生理动能让心脏在两个道元维度下成为心络脑的主体，因动能具足并以此主血。心脏以舒张压和收缩压的形态让生理体征可见的血由此获得了推动力。当十二正经流注到肾时，先天意识的传导与返熏要在肾官发生两种路径返熏路线，这两种路线都要以肾官为主体，故善恶门下的善恶之辨要消耗动能，除此以外，肾官以水性主津、液，血脉中的水液形态乃至人体全身组织器官的水液形态皆要消耗极大的动能，这两种主体动能消耗下，就需要更高的动能形态给予灌注或补充，它就是气源灌注。

气源灌注，为内气外精的"气"结构的气源在十二正经的肾经之后与心包经之前的发生灌注，它在命门宫所在的腹脐部位通过阴阳跷脉的动能联络灌注于十二正经，成为手厥阴心包经→手少阳三焦经→足少阳胆经→足厥阴肝经的三阶四象结构的灌注源，并以此给予了先天气源动能。气源灌注后其动能通过心包经与精源灌注交融混合，形成独特的由先天精源能量与先天气源能量交融的精气结构，也就是人体的中脉与三脉七轮的精气融合态，彻底进入了生理生命系统运化范畴，也是从此以相视野进入了象视野的形态，意味着跟先天发生了最后一次的交接融合。但要强调一点，气源灌注的动能主要的部分参与流注于手厥阴心包经→手少阳三焦经→足少阳胆经→足厥阴肝经的三阶四象结构，另一部分不参与这个十二正经的流注，而是以精气融合态流入中脉与三脉七轮，形成象视野的主体能量体结构，以此统御着任督冲带脉。以此来看，精气融合态的维度和动能形态要低于气源灌注形态以及精源灌注形态，更因为它是象视野维度层面，自然要低于相视野的维度层面。精气融合态的三脉七轮的主体能量体结构是象视野的经络主体，围绕它构成了任督冲带脉结构，以及营卫气血的运化层面，并且又以营卫气血的形态融入象视野层面的十二正经所关联的十二经别、十二经筋、十二皮部以及络脉的流注。

　　先天之源的动能灌注下的经络维度升降与精气动能源流，为总源灌注、精源灌注、气源灌注的三种灌注源同十二正经结合，产生了灌注动能源→经脉源流→精气流变→维度与动能变的程式形态，一目了然地以三界膜的三阶四象结构把经络中的精气动能的源流呈现，而且在先天之源的动能源的灌注上，内精外气的"精"结构的精源灌注与内气外精的"气"结构的气源灌注，都是精和气在内外丹田的共同配对，并非是精源灌注的能量结构要大于气源灌注的能量结构，从先天之源来说是平衡的，只有总源灌注的能量结构高于精源灌注和气源灌注。

精源灌注和气源灌注作为先天之源的动能灌注，既然高于脏腑十二正经的能量维度，那么它们到底从哪里与人体生理生命结合呢？精源灌注通过阴阳维脉在心绛宫所在的心肺部位，尤以肩胛左夹脊处发生沟通往来，有一个维度与动能交接融合的精结带。气源灌注通过阴阳跷脉在命门宫所在的腹脐部位，尤以命门穴处发生沟通往来，有一个维度与动能交接的气结带。精源灌注和气源灌注这种先天之源的动能灌注并非时时刻刻与生命发生着往来，它只发生三次藏象调节，第一次为先天赋予，为心脏未获得第一次跳动前生理运化未启动的先天赋予，发生于胎形体时的经络中的精气周流；第二次为生理启动后产生的藏象生命系统与生理生命系统的交接融合，两套生命系统就会产生维度与动能的差异，此时为生命平衡的调节；第三次为在女子二七（14岁）与男子二八（16岁）最后一次赋予并调节平衡，以天癸至为标志，也以天癸至而发生精结带与气结带的后天生命动能源与先天之源的彻底隔绝与关闭。先天之源与后天之体的三次藏象调节，前两次都发生于胎中，且为关闭态，并非发生隔绝态，关闭态为能量通道还存在，待第三次赋予并调节平衡后，其能量通道彻底失去联系成为隔绝态。这三次藏象调节就产生了先天之源与后天之体的生育密码和在后天之体内的生殖密码。生育密码我们用后天五生生育过程和精气神三大界域流变完整地呈现了，而生殖密码又有哪些生命秘密呢？这就是人体经络象视野的范畴。

第七讲　正德升阳，养正止学

正中止学与止顺之道

从精气神贯穿生命的各个形态的本质来说，精气神这个生命本根以养生为视野，就要抓住要害——止消耗。要想养生，以达到藏象平衡的平人健康状态，就要把正德、正气、正派的养正观念贯彻到位。我们说藏象平衡，正是精气神在藏象内在和生理外在的中正状态，不偏不倚，为养生与健康在精气神上的恰如其分。藏象平衡概念是养生这个主题最切中精髓的要害表达，它既有学术深度，又通俗易懂，尤其是蓄养与消耗的平衡状态，并且可以带领人们去认知生命消耗的本质，无论是从精气神的生命本根，还是从消耗的本质来言说，它都是在解决精气神如何在藏象内在和生理外在的中正状态。不围绕藏象平衡的养生，因不达其本质而隔靴搔痒，总是停留于表面。

藏象平衡的中正状态，要得其中正，先做好止学。何为止呢？《说文》曰："止，下基也。象艸木出有址，故以止为足。"古人以"止"表示足，止，底部的基础，像草木长出地面有根茎的基址一样。我们知道"止"的通常含义为停、息的意思，从动态来说为停下的静态，从前进来说为歇息的止步等。可是以止做底部的基础，以草木的生长来形容根茎的基址，是什么意思呢？为从生长、前进来强调注重根本和基础的自然止；遵照规律则自然止，是知足和饱满的止。实际上这是反观的智慧——止顺之道，从顺生的来处（草木根茎的基址）则懂得止顺的规范，说的是在规律面前并非绝对的停止，而是适可而止。

止，下基也，正是要遵照基础来适可而止，不违背规律的前进则是止，这就是为何要回望、反观草木根茎的基址一样，把握世间事物的尺度。什么是世间事物的尺度呢？为正，为正的不偏不倚，合乎规则和普遍于道理，以此来停下过度和歇息张狂，因为不合乎规则和普遍于道理的生长、前进，则不合尺度，为过度，为张狂或近乎疯狂，所以，这个止是顺止。

止顺则为止，依顺而止则为正，并非强调武断的停下。

《周易·乾卦》曰："知进退存亡，而不失其正者，其唯圣人乎！"知进退存亡而不失正，正是要依顺而止，在"正"的合乎规则和普遍于道理下，任其进退，是否会有疑问，任其进退怎么能说止呢？那是因为在规律的法度面前，任其进，也是有尺度的和规范的，不会过度，更不会近乎疯狂。也如《大学》所说"知止而后有定"，这个"定"既是万物自有规律的定数，也是懂其规则法度的心之安定；反之，如果不知进退之法度，则是存亡的问题，则必定会为其所困、所束、所慌乱，所以要做好止学，就要把握顺生过度和停下、歇息二者之间不偏不倚的中正状态。

止学，它是儒家与易家义理重要的学说与学问，"止"的思想在《道德经》《庄子》《论语》均有之。隋朝的大儒王通，门人私谥"文中子"，就把止学作为一种专门的学问，并有"大智知止，小智惟谋"的思想。"止学"无论是理论还是修行方法，其最佳的学说与学问无疑是佛家的"戒定慧"里的"戒"学，也是世尊佛陀所说三藏十二部里的律藏，为防非止恶，熄灭贪嗔痴等无明之学。"顺止"是遵其"顺"道而止，顺道为顺生里彰显呈现的规律与法则，这个规律与法则即是"道"之作用，顺其道，则懂其法则，找到了根本的凭借，而能单刀直入，不被事相所迷惑，不被假想所欺骗。

何为止学中"不偏不倚"的中正状态呢？《周易》中卦象

与爻象有"中正"之义，六十四卦每卦有六爻，分别是自下而上为初爻、二爻、三爻、四爻、五爻、上爻，其中二、五爻分处上下卦之中，是为"得中"。初、三、五爻为奇数阳位，二、四、上爻为偶数阴位。爻又分阴阳，阴爻处阴位，阳爻处阳位，是为"得正"。所以说"得中"与"得正"的中正，正是合乎阴阳法则所在的自然规律，以及阴和阳的进退法度，否则就无法得中，更无法得正。

在性命学上，"中"为"守中抱一"的"中"，也是《中庸》"喜怒哀乐之未发，谓之中"的"中"，也是《道德经》"多言数穷，不如守中"的"中"，其义为安住于自如心性而不起妄念。"中"也为天、地、人三才，人在其中。"正"为畅通与全、圆之义，"正"的畅通以及全、圆要从"止"说起。在"止"上有"一"横，为"正"，这个一横则是天规所指的规律与法度。从藏象平衡的养生来说，止学，要以精气神在藏象内在的根基看到外生理消耗的恶果，就知道养生止学的实质就是以蓄养增加精气神来停止消耗。从心性来说，顺为无明业力牵引的顺生，此顺生为无明染浊而堕落的根本。止顺，则是要消业障，因为业障就是消耗精气神的主体。

除了卦象与爻象"中正"之义，在《周易》中还有围绕"健中正德"养生与内丹修真的直言。《周易·乾卦·九二》曰："子曰：龙德而正中者也。""龙德"为乾道的天德，在功态中指中脉相对应的太极丹轮纯阳之气的状态，其气以"龙"喻之，"德"为此丹轮的气功行圆满、气到纯阳的火候。纯阳之气为龙德，中正者，即为得中之位，且气圆而正。"乾卦九二"的气在脐轮，即下丹田太极轮位置。"九二曰：见龙在田，利见大人。"此"田"即为下丹田，也称"气海"，下丹田为炼精化气的重要位置，以"田"喻勤奋耕耘。《周易·系辞下传》："斲木为耜，揉木为耒，耒耨之利，以教天下。"其"耒耨"（农具）之教正是对应"九二"的耕耘气海之"田"，勤奋修持以"气海"为中心的脐轮，其阳气则源源不断抒发到全身的气脉，以此开通气脉，此为耕耘之收获，而利见大人，耒耨之教的"耕耘"脐轮丹田，此为阳气之德，此阳气之德为将阳气抒发全身而开通气脉，联系《周易·坤卦·六二》可知，"六二，直、方、大"。直为中直，方为围绕中脉气海的六合八荒，大为通往全身所有气脉的广大。以此"直以方"与"地道光"，行龙德也，所以有龙德而正中者也。

《周易·乾卦》曰："大矣哉！大哉乾乎！刚健中正，纯粹精也；六爻发挥，旁通情也；时乘六龙，以御天也；云行雨施，天下平也。"在乾卦里直接讲到"刚健中正，纯粹精也"，这是对修持功态直接而最恰当的描述了。"刚健中正"指以自强不息的勤健，此修行非一日之功，需要勤行不息，将中脉及对应的太极丹轮皆打通，并达到全与圆之境，而显精气神之刚健，精气神的周全即是中正。"纯粹精也"为藏象精气神周全之象，就是至精（元精）呈现的状态。"六爻发挥，旁通情也。"六爻对应的六位丹轮都发挥到"中正"之纯粹精的火候，以此旁通类比万物之情状，皆如此也。此万物指身体的每条气脉和每个部位、穴位都有"温养"的火候，这个时候，六位及全身皆阳，六位丹轮皆为纯阳之气，六龙御天，达乎乾道。此处联系《周易·坤卦·文言》："君子黄中通理，正位居体，美在其中，而畅于四支，发于事业，美之至也！"正是功态的"温养"之义，"刚健中正，纯粹精"的描述与"正位居体，美在其中"相应，其黄为至精呈现的颜色，显金性，黄色为内景之象。"六爻发挥，旁通情也"与"畅于四支，发于事业"相应，都是以阳气"温养"开脉，从而黄中通理，以理全身之气精。

对健中正德的"中正"描述还有《周易·同人卦·彖》："文明以健，中正而应，君子正也。"以及《周易·豫卦·六二》："介于石，不终日，贞吉。《象》曰：'不终日贞吉'，以中正也。"针对《周易·豫卦·六二》，还有《系辞下传》曰："'介于石，不终日，贞吉。'介如石焉，宁用终日？断可识矣！君子知微知彰，知柔知刚，万夫之望。"结合《周易·豫卦·六二》与系辞，其"介石"是说修真证道的心耿介如石，不同于流俗的操守和道心不退转，而且上交不谄，不媚上求乐，下交不渎，不傲下怠慢，有其知机速悟之德，悟出享乐的日子终会终结，以此速悟，坚定修真证道的心，耿介如石不退转。在围绕中脉的健中正德的"中正"功态与功法中，知微知彰、知柔知刚为君子四知。此四知为功态的境界，"知微"则进入微观，洞察精微；"知彰"则超越宏观，无有边界；"知柔"则知气与精六爻发挥、畅于四肢、旁通情状的柔和的温养，以及致气专柔胎息入定的无比放松与定境的轻柔；"知刚"则明刚健不息的勤健、纯粹精气开气脉的刚强，更重要的是胎息入定，观照到妄念的刚强，无明业力牵引的念头无法调伏的刚强。所以此"中正"证道事业，为万夫之望，人人想出常流。此"知微、知彰、知柔、知刚"君子四知为证道的功态境界，实际上是入了美妙的定境，也是要耿介如石不退转的原因，除了速悟享乐会终日，还因为在功态中"知"了诸多只是处于修证的过程与阶段，还需要勤健不息，以此"中正"而应，则君子正也，还"一"，得太极丹，大道成也。同时，《周易·观卦·象》曰："大观在上，顺而巽，中正以观天下。"《周易·晋卦·六二》曰："受兹介福，于其王母。《象》曰：'受兹介福'，以中正也。"皆为"中正"之修真证道之路。在中国的传统经典中，"中正"还有得当、不偏不倚、正直、忠直、正直之士、纯正、正道的解释与含义，但尤以"中心晓明得此中正之道"与《周易》所言的"中正"究竟义同理。《周易》的中正即为中正之道，既可取功态功法，也可取中正的儒学易学义理，并不相违相悖，反而相互表里，赋予它百用皆通的美学。《周易》的中正之道，为修真证道围绕中脉修持精气神行命功的方法、位置、次第功态，以此行终极大道之法，喻世人要守中持正，更要行其正道，才能大吉并大利中正，否则顺其业力牵引下去只会造就更多牵引的种子，从而凶险出，而悔吝其过错已经晚了。

以"中正"来言说止，是"止"的智慧学，它也是《周易》性命学与内证学的载体以及内容体系，由《周易》呈现出来的易道，成为我们认识宇宙和生命重要的视野，尤其是《周易》既解析了易道，又通过象数逻辑把养生和修真的功态功法及次第步骤说得无比具体。以此延伸的止学，从中正之道总纲性命双修，从坤到乾为具体的修行路线和次第功态，总纲这个具体的修行路线和次第功态的便是乾道和坤道，以其道知万物与生命的大始，也明万物与生命的规律法则，然后单刀直入，以此为指导，为总纲，便能清晰了然养生与证道的逻辑过程。

执妄迷失图，堕落的根本和过程

我们说养生与证道的根本对象实为精气神，通过精气神不断提升的位域和层次，而逐步走向生命的中正状态，同时生理外在的消耗自然而止。解决精气神如何在藏象内在和生理外在的中正状态，就是养正观念下的止学，以正德、正气、正派的养正观念来说止学，为止堕落、止消耗、止失德、止习气。其中堕落是根本，因无明染浊而堕落，故消耗只是堕落在唯识因缘上的反映，就如同堕落成了主体，那么消耗就成了必然。在生命随唯识因缘现行成为现量的流逝而消耗中，当堕落和消耗的现实已然存在，就不能再恶化下去了，那么导致恶化下去的因素中，失德和妄习成为消耗精气神的两大主体，在这两大主体消耗下，又会加剧堕落形态的发生，成为恶性的轮转，这就是养正止学里的止顺之法。

在养正止学里说"止顺"，尤其是建立了止堕落、止消耗、止失德、止习气的止顺之法，就要明了何为形成顺的根本，也就是所谓的顺之道，此"顺"如何成为常规不可打破的规律，甚至成为客观世界的自然法度。那么形成顺的根本为无明与无明染浊，而由根本之因的无明——无明缘行所连贯起来的十二因缘过程，就形成了顺之道。在十二因缘"无明、行、识、名色、六入、触、受、爱、取、有、生、老死"中，前者为后者生起之因，前者若灭，后者亦灭。此十二因缘中的关系体现为因果的时空延展性上，从道体上看是道恒顺生势道生之的一种表达，这种恒顺生势，它是连贯的"顺"生逻辑。如何用中国哲学的象数逻辑来表达这种"顺"生的堕落逻辑态势呢？在《周易》里有乾→姤→遁→否→观→剥→坤的执妄迷失图。

在《周易》中，乾卦为性，坤卦为命，从周易易周本体论的位域关系来说，乾卦为在圣，坤卦为在凡修持，其他六十二卦为从乾的在圣到圣化凡过程后如何顺其堕落到坤，以及如何再由坤在凡修持通过次第命功到乾的综述过程，其卦的爻位，为次第的功态和具体方法。乾坤总纲的性命双修主要是"乾"与"坤"的卦象、爻象、卦辞、爻辞、象、文言等所综述，同时以其总则与其他六十二卦相辅相成。乾，为性，为元神，为元亨利贞之圣德，如如不动妙化万有，表现为真空实有，纯阳刚健。坤，为命，为识神，为厚德载物之顺承，大明终无明始，表现为纯静无知、凡夫躁动。

无极道体以其"易"道，从如如不动的乾，到纯净无知的在凡坤，这个过程主要是从太易的"易"念起，若光明朗照则为净念。如果执着此念，并妄想颠倒，颠倒妄想则迷，迷则无明生，则被此念无明的力所牵引，从而离性体，而有了堕落的种子。此"生"与"易"的过程，在《周易》里以卦与卦的象、爻与爻的象以及卦与爻等，既转变又相续、相应无间、相承不已的关系给予言明。这个过程从卦与卦的关系上说是乾→姤→遁→否→观→剥→坤，此过程为"执妄迷失图"，是从如如不动、元亨利贞之圣德的乾，执妄迷失成在凡的坤。

乾卦，乾下乾上，六爻皆阳，为纯阳金性之体，如如不动，以元亨利贞之圣德妙化万有。此在圣之刚健，为道体自强不息的好生之德，其好生之"易"念，为净念朗照，为大哉乾元，显乾道变化各证性命之妙用。

姤卦，巽下乾上，初六为阴。从乾→姤，乾的初九阳爻，变姤卦初六阴爻，为刚强金性的光明净念被"女""柔"牵引，柔遇刚，针对乾初九的刚阳与光明朗照的净念来说，初六为阴，以"女"与"柔"喻妄念、喻阴。柔遇刚，遇也，解析这个"遇"是很困难的，虽为一易念，但在圣如如不动的净念下形成"女""柔"的妄念为因缘和合，为全时空的条件均际合成因后，才能形成妄念的"柔道牵也"，以"柔道"来形容是说这个妄念已经因缘和合成"道"的力量，只有"柔道"的念，才能牵引刚强金性之念，让其执着颠倒。那么姤卦首先发出的是警告，警告什么呢？"女壮，勿用取女"，就是说此妄念（"柔道"的阴性）不可取，不可贪。"壮"为能量巨大，为"柔道"，只要妄想执着就会"见凶""有攸往，见凶"，跟随"柔道"的阴性的妄念跑，被它牵引，就会见凶，这就是《周易》最究竟义的凶吉观，此凶为堕落被牵引的凶。此时的警告为"勿用取女，不可与长也"，就是不能颠倒在"女""柔"的妄念里，"不可与长"就是不能执着。《周易·姤卦·初六》曰

"系于金柅"，是让把易念系在金柱子上，以免被"柔道"牵走，何为"金柅"呢？就是乾阳的金性，乾→姤，从乾的初九阳爻变姤卦初六阴爻的过程，还有乾阳的金性来，所以要牢牢系住易念，不能遇"女"，这个牢牢系住就叫回光返照。

从姤→遁，遁卦，艮下乾上，姤卦九二阳变遁卦六二阴。到遁卦，二阴浸长，此时由"柔道"执妄成姤卦，阳刚进一步被"柔"相浸，无明继续遮挡大光明，而成为遁。从姤到遁，大有逃遁之象，姤卦际遇的品物咸章，已成天下有山之势，山长而天退，遁势已成。遁卦六二之象，"《象》曰：执用黄牛，固志也"，在"小人"的无明柔道之力的牵引下，要识别其执着的无明妄念，并要"固志"，固其念力，不能继续执着于妄，但此妄的力已经浸长，形成天下有山之势，要用"黄牛之革"让此势不再浸长并不能挣脱，已成逃遁之势，此天下有山的逃遁将是大光明的坍塌。而此逃遁之象，已有大光明在坍塌。在古代黄牛之革为很坚固的捆缚用具，以此喻要固志不能执妄，也说明无明柔道的凶险，这是"遁尾"的危之象，此危在二阴浸长的象里，已经成危之道了。

从遁→否，否卦，坤下乾上，遁卦九三阳变否卦六三阴。《周易·否卦·彖》曰："'否之匪人，不利，君子贞；大往小来。'则是天地不交而万物不通也，上下不交而天下无邦也。内阴而外阳，内柔而外刚，内小人而外君子；小人道长，君子道消也。"《周易·否卦·六三》曰："包羞。《象》曰：'包羞'，位不当也。"随遁卦的二阴浸长至否卦的下卦皆三阴，形成上乾下坤，而且是乾坤不交，延续阴"柔道"的牵引，天下有山之势的继续坍塌，而形成"否之匪人，不利，君子贞；大往小来"的格局。此格局为由无明"柔道"牵引坍塌成的世界，已经和金性刚健的乾相互闭塞、互为对立。这个无明牵引而坍塌成的世界是无明障碍光明的，是"匪人"，现在你用大的念力牵引、固志、系于金柅的"大往"等已无所用，已经成了"大往小来"，无呼应，天地不交万物不通，无光明朗照。从乾→姤→遁→否，我们可以看出执着易念的力，是两个作用力，一是大光明朗照的光明力，另一个是妄想颠倒并执着的"柔道"无明力，随着阴的逐渐浸长，颠倒执着"柔道"的力逐渐增强，大光明便逐渐坍塌，从姤的勿用取"女"、遁的黄牛之革固志、到否的否之匪人之大往小来，大光明已经坍塌成无明力所主的世界。"小人"喻无明，"君子"喻光明，此时大光明的力已经无力回天，成否势。"柔道"的逐渐浸长，无明力的作用，大光明从逃遁到开始坍塌，坍塌至成否势，大光明再无法作用。大光明坍塌通道就是黑洞，就是大光明的世界与无明否势的世界，是以黑洞连通的。尽管大光明世界坍塌了，但光明性体的光明力依然在作用，只是无明的遮挡大光明。面对"小人道长，君子道消"的否势，只能用"包羞"，自我蒙受羞辱来形容。因为"大往小来"，大光明作用不力。"取女"并执着妄念且"固志"不当，不走"君子"道而行"否之匪人"路，实在是蒙羞。

从否→观，观卦，坤下巽上，否卦九四阳变观卦六四阴。观卦的下卦为坤，为众，上卦为巽，六三阴的"柔道"继续浸长六四为阴，六四上为九五位，有祈天道教化之象，自"否"蒙羞，无呼应以来，无明力甚，此力为九四阳断成阴，形成风而行地上，有草木必偃，枯槁朽腐之势，以草木枯朽喻生死轮回之苦。"盥而不荐，有孚颙若"，用晋爵灌地此盛大的祭祀之法请神以降，此"神"非天神与神灵，而是乾道光明之救赎，为大光明的自在。坤之地已被"柔道"无明侵蚀，继而至六四，为无明之力成"巽"，巽而猛，巽而乱，且无明摧毁有生死轮回之苦。祈天则行乾之道，要行"观"，"中正以观天下"，要教化民众（坤世界）行中正修真之道。"先王以省方观民设教"，察四方、视民情状、设教化之道，此道为中正之道。《周易·观卦》的卦象与《周易·观卦·六四》的象，实则是继续警醒六三之阴的浸长至九四之阳变阴，无明在"否"世界里更加迅猛。此时要广"观民设教"度化众生，要让民众从草木枯朽的生死轮回中体察"神教"，而破迷开悟，以盛大的祭祀方式喻破迷开悟比任何一切都重要，并能宣讲行"中正之道"的好处，行中正之道能达乎乾道，重见大光明。

从观→剥，剥卦，坤下艮上，观卦九五阳变剥卦六五阴。山附于地，观卦九五阳刚被阴"柔道"侵蚀，五阴在下，一阳在上，阴及阳位下方并占九五位为阴盛至极，无明呈席卷之势，一切光明被"柔道"无明剥灭，所以"小人长也"。在被无明"柔道"剥灭光明的无明世界里，皆因执妄念成"柔道"，而致于五阴在下席卷大光明，成为无明世界的"剥也，柔变刚也"，光明世界彻底坍塌，柔道变为刚强无法逾越的世界，任何不以光明性（见性）的攸往即妄动，任何攸往皆为以妄逐妄，增加的是更多的无明种子，从而增加无明业力，使"柔道"无明更甚。而"不利有攸往"，是再次发出不可妄动的严厉警告。面对"柔道"剥灭光明而成无明世界之势、之象，不利攸往即不妄动，而持戒，持戒修慧，以能观"小人长"之象也，更有智慧能明白刚柔生息、此消彼长的"尚消息盈虚"。从而有慧见性，见自性大光明后，行"上以厚下安宅"的修真证悟之道。

剥卦的"剥"的三个层次最究竟的含义：一是五阴侵蚀，光明被无明"柔道"剥灭，形成小人长的无明席卷之势。"剥"为阴浸阳灭的剥灭之象。二是顺止无明攸往，剥落一切无明世界非见性之妄动，持戒修慧，不增加无明种子，这也是为何我们需要持戒的真实义。"剥"为顺止攸往，剥落无明妄动，以断恶因。三是安住于见性的自性光明功态中，打破无明"柔道"牵引，即是行中正修真证道的止顺之道。

从剥→坤，坤卦，坤下坤上，剥卦上九阳变坤卦上六阴。六爻皆阴，乾阳消退，坤下坤上，光明道穷，局限的色尘世界形成。此世界为"柔道"无明所主，一切皆视色尘无明为真，在妄想执着里无明轮回，进入纯静无知、凡夫躁动的坤世界。《周易·坤卦·上六》："龙战于野，其血玄黄。《象》曰：龙战于野，其道穷也。"剥卦上九阳变坤卦上六阴，这爻象及爻辞的义分两个层次，一是从剥卦到坤卦的象与辞的义。另一个是从坤到乾，修真证道的六位太极丹轮的象与辞。现在只解前面一个层次的含义，"龙"喻上九阳，为光明道；"野"为在野，相对于无明世界的界来说，"龙"的光明已经无法作用于无明坤元世界，无法打破无明的在野，'其道穷'。此"战"为针对光明力与无明力来说的此消彼长，从姤卦的"柔道牵"开始，乾→姤→遁→否→观→剥→坤，实为光明力与无明力之"战"，此消彼长、刚柔盈虚。

乾→姤→遁→否→观→剥→坤的过程，形成"执妄迷失图"。从初九阳被阴"柔道牵"的"女壮，勿用取女"警告勿执妄念开始，到坤的"龙战于野，其道穷也"无明色尘世界形成，遵坤道法则而行，主坤道法则的为集执妄之因，这个执妄为乾→姤→遁→否→观→剥→坤，"柔道"浸长的整个过程，也是漫长而又微观的过程。坤元世界为集执妄之因而成的果，以此执妄的因果，又成为君子攸往、柔顺利贞的因，因果轮转，皆视色尘无明为真，进入纯静无知、凡夫躁动的坤世界。

此执妄迷失图是一个宏大的全时空过程，是一切色世界形成的过程，柔道牵的无明浸长为根本。从"勿用取女""执用黄牛，固志也""包羞，位不当也""顺而止之"等警告及谆谆教诲，足见圣人洞悉一切后的良苦用心，慈悲尽显。明白执妄是让我们知吉凶的根本，"吉凶者，得失之象也"。为光明与无明的得失，所以告诫我们要"介于石"，其顺止修真证道、打破无明，重见光明的心耿介如石。知无明"柔道牵"的柔的大凶，因执妄而柔道浸阳得阴，逐渐堕落成无明世界，"柔道"之妄猛如虎。知执妄的阴柔一旦形成，成为无明柔道，此阴之刚强逐渐浸长光明，使光明世界坍塌，为"黑洞"之黑洞，直至此刚强形成坤元世界，又因集执妄柔道的因，作用于坤元世界的运转。此刚强无比霸道，但此刚强霸道也好，毫不让步也罢，均是执妄颠倒的缘故，人人皆有如来智慧德相，皆因妄想执着，不能证得。乾阳消、坤阴长，柔道盈、君道虚，明盈虚刚柔，则"知进退存亡，而不失其正"。"君子知微知彰，知柔知刚，万夫之望。"此君子四知，既是破迷开悟的至尊义理，又是实证的功态境界与修真凭借。

柔道牵乾，迷失道坤，这是"执妄迷失图"的真相。乾元世界遵乾道元、亨、利、贞大光明妙化万有，坤元世界遵坤道元、亨、利牝马之贞作成物。从如如不动妙化万有的乾元开始，乾元的纯阳被"柔道牵"侵袭并逐渐浸长，"女壮，勿用取女"，以"女"来喻妄，"勿用取女"不要执妄，到无明所主"先迷而后得主"的彻底"迷"失的坤元色世界。其"妄"，其"迷"，尽在眼前，它牵引我们顺因果轮转，且以因果牵引的妄，再顺因果行牝马攸往来逐妄，这个无明种子越累越多，而有痛苦不堪的因果所主的无明业报轮回。所以，我们要识别"妄"、认其"迷"，而明心。坤元尘世界因无明力作用形成，并非乾道大光明消失，它是被无明所障碍所遮挡，我们是随执妄的"易"念从黑洞里堕落，所以要识别无明的妄，认清光明的真。无论是乾元还是坤元，是大始还是成物，都有一个根本的问题，那就是终极道体，真如自性。这便是彻底的明心见性。

如何明了这个自性、真如、妙明真心、如来藏？这个人人本有，从古至今，只是众生不悟的本来，就是自性。在佛家也叫真如、妙明真心、如来藏、圆觉海、般若岸等，在道家称为玄又玄、众妙门，内丹学称元神、金丹之母，易家称乾卦。释迦牟尼佛在腊月初八夜睹明星悟道说："奇哉！一切众生皆具如来智慧德相，但因妄想执着，不能证得。"一切众生都和证悟成佛的世尊一样，自性圆满，与佛无别，它的真如妙用，在凡不减，在圣不增，性体不垢不净，不生不灭。《圆觉经》曰：

"譬如销金矿，金非销故有，虽复本来金，终以销成就，一成真金体，不复重为矿。"是说金矿本来就含金，并不是因为冶炼才产生金，其金的属性"金非销故有"，以此喻我们的自性真如不是因为修就有，不修就没有了，而是人人本有，与佛无异，但要恢复本来的面目，是靠"销"即修行来成就的。那个颠倒妄想，就是认一切虚妄不可得的尘缘外境皆为真实，得颠倒妄想就是认贼做母，从而迷而不觉，在颠倒是非中，跟随妄想境轮回不已。这就是遮挡我们妙明真心的乌云，世俗利益等。在一切尘缘外境、世俗利益面前，抓住不放就是执，黏住不脱就是著，那颗妙明真心即被色、受、想、行、识五蕴所盖。修真，就是认取唯此一事实，余二即非真的自性，从而通过修持，打破无明，得自性光明。明心见性既是义理，又是功态，明心是义理，见性是功态。"明心"明析义理就是能彻底地明白何为妄、何为真，识妄取真，就如参禅问念佛是谁一样，打开光明本来，从执妄迷失图的过程解析了坤元世界如何而来，乾道如何主坤道等，都是让其触及本来。见性是在修真证道的功态中实证自性，这个见性的功态一定落在实证上。

从乾→姤→遁→否→观→剥→坤的执迷妄失图，给了我们一个全时空的轮转格局，也告诉了我们这个迷失的根本原因，在于执妄。从养正止学来说，内在无明染浊导致的堕落根本，让我们无法在当下的生命状态下去主导先天之因。也就是说无法从止堕落的前提入手，也无法从无明染浊的先天之因去解决消耗的根本，那么就要求我们在当下的生命状态中，找到那个转换枢纽——德，认清德的阴阳法则属性，积不善之失德，阴气加重，会加剧精气神的消耗；反之，正德升阳——积善厚德则会蓄养精气神，从而以改变六识因缘能量体的结构，把对未来的改变做在当下。

积善则升阳气，身体中自有善恶门

为何会有正德生阳——积善则升阳气的法则呢？因为在意识三脑层面上六识传导在身体的规律中，有个重要的"善恶门"，此善恶门为六识以精气气机的方式发生生物电的传导，依右降左升规律，有重要的传导和返熏门户——善恶门，依善恶之辨而产生"德"的阳气升降法则，它精妙地以五脏六腑十二官为载体和器官功能，从六识传导与返熏，以精气的经络维度升降，呈现了德的阴阳法则属性。

意识三脑系统中人脑、心络脑、肺肠脑呈现了三个不同道元维度、三种不同的藏相动能义形态，也形成了三种截然不同的作用机理和内容，但整体连贯起来就形成了意识三脑的维度升降联系以及动能流变联系，从意识三脑的作用机理可以洞见基于人体六识传导系统中的三个紧密相连的维度升降，以及在维度升降下的动能形态的变化。这个连贯视野基于人体结构以及在精气本根形态下，就构成了意识三脑传导的右降左升螺旋形态，可以理解成这是意识三脑以相互联系的关联，呈现在四维动能态的六识传导模型。

意识三脑传导的右降左升螺旋形态，首先，为右降，右降为右旋螺旋下降，为维度升降形态的维度下降以及动能减弱，体现在通过右旋螺旋下降传导，意识电维度联系到心生物电维度，再传导到微生物电维度，动能状态也从意识电的生化动能减弱成运化动能，而步入物质领域。其次，为左升，左升为左旋螺旋上升，为维度升降形态的维度上升以及动能增强，体现在通过左旋螺旋上升传导，从微生物电维度联系心生物电维度，再传导意识电维度，动能状态也从运化动能增强升高到生化动能，而步入唯识领域。再次，受先天因缘秉受与布局，先天意识随因缘和合唯识现行而启用传导到人脑后，依六根对六尘，就进入了现量的后天界域，以此先天与后天之界域，体现为时空的先后性，必须是右旋先降。产生了六识传导并结合人体生理机能的作用后，要通过受想行识的过程反映，然后才在现量层面产生返熏，进入后天（六识）的范畴。从先天与后天在六识传导过程中，可洞见唯识领域所言说的现行与现量，在生命因缘生灭的形态来说区别甚大，它既有时空之差别，又有时空之连续而连贯的表达。意识电传导右旋先降通过现量的受想行识反应，通过在人体时空体烦恼所的作用而产生了后天意识的返熏，返熏的传导就是左旋上升，因为只有升到意识电的维度，才能进入业库在三世两重因果中成为未来果的现在因。最后，右降为先左升为后，这是从微观时空性上赋予的先天与后天之界，同心脏第一次跳动机理一样，总有一个初始生化结构的形成，右降先天秉受赋予在先，依先天秉受赋予而产生生理机能反映的左旋返熏在后。除了初始的右降先与左升后，以因缘生灭法，六识系统的传导呈现在六识六根六尘的交互关系上，立于人体现量的宏观来说，右降而左升又有同步时空性的属性。

在意识三脑传导的右降左升螺旋形态里，立足于人体进行六识传导，并结合精气经络系统与五行之藏，有左肝升与右肺降的功能属性。说到左肝升与右肺降，这里要立足于肝和肺分清六识传导系统和精气升降系统的两套系统，因为说肝说肺就会离不开肝肺组织器官，肝肺乃至人体一切组织器官都只是藏相法则在物质域依因缘法和合集聚的外象。左升右降的双螺旋形态，通过肝官和肺官传导，但区别于精气系统中的左肝升与右肺降。通过肝官和肺官传导的为意识系统的传导，呈现魄降与魂升；通过左肝升与右肺降基于生理的运化并运转五行之脏的精气的升降，呈现浊降清升。虽然六识传导系统和精气升降系统在道元维度和藏相动能义上有差别，但都依赖于肝和肺在升降上的功能，这种功能体现的精髓就是脏腑十二官中"官"的含义。

六识传导先天六识秉受的右螺旋下降，为从意识人脑产生的意识电，通过泥丸九真之敕令肺魄，来启动心生物电并以肺降来形成联络，然后依心脏（已启动的心生物电）再联动肺肠脑所在的微生物电，并依肺肠脑的肺官之治节发生五脏六腑的有机联动。这里有几个复杂的层面，要注意分清肝与肺功能在六识传导系统与精气系统的交叉联系。泥丸九真之敕令肺魄，为六识秉受以右旋传导，必定要产生从意识电维度联系到心生物电维度的维度下降，跨越维度的界膜就会发生动能形态的减弱，被维度下降减弱的传导动能要维持在心生物电维度的传导过程，就得有能量补充，它补充的形式就是泥丸九真之敕令肺魄，魄为魄精，为先天滞留能量体通过藏魄藏精存储在人体空间体内。为何要用敕令呢？因为泥丸九真与肺魄为丹田内景层面，为内"神"态，故有维度高的内神敕令低维度内神产生法度的运转，敕令也是符咒之语言。获敕令后，肺魄依敕令法度调度肺魄之魄精，形成了心生物电维度的能量体并成为动能源，这个肺魄能量体的动能源在右旋传导意识过程就形成了直接导致心脏跳动或律动的动能源，心脏的跳动一定要结合前文的内容在此形成一个认识。

心脏跳动就会产生心生物电，以此心生物电连同肺魄共同形成了肺官的升降功能，并以此联系肺所在的肺肠脑，来产生微生物电。

在产生微生物电的临界态前，有肺的相傅治节之官启动，也就是说启动了精气运化系统，精气运化系统启动后就产生了肺肠脑的微生物电，微生物电连同运化的精气同步下降。何为肺的相傅治节之官的启动呢？《素问·灵兰秘典论》："肺者，相傅之官，治节出焉。"王冰注："位高非君，故官为相傅。主行荣卫，故治节由之。"张景岳注："肺主气，气调则营卫脏腑无所不治。"就是通过肺的相傅治节之官启动升降功能，"治节"就是气数哲学下的气升降的法度，是对人体精气经络系统的治和节。治就是能量体和动能的给予，节就是给而不过有所节度，既保证因缘的周布现实现量，又将气数严格控制。但是肺的治节之官只是宰辅的相傅，必须得依君主的法令才能行气数法度，其启动必须依心的君主神明之官的发令指挥，这样就形成了一个明确的路线图，为从泥丸九真敕令肺魄，在降维度视野下肺魄启动心并产生心生物电，心生物电生发心的君主神明之官，心的君主神明之官反过来启动肺的相傅治节之官，从而形成了意识电到心生物电，以及心的君主神明之官到肺的相傅治节之官、六识传导系统与精气系统这两套系统的启动路线和先后顺序。必须立于此视野和原理才能解释清楚十二官的密码，不仅如此，这两套系统还有机联动了五行之藏下的五脏六腑的运转机理。

微生物电启动与人体五行之藏运转，有一个必须要强调的视野，为人体五行之藏的运转联动实质是精气系统与生理系统的同步联动，故就产生了物质形态的生化与生灭过程，当微生物电被心生物电传导作用并启动后，因为人体五行之藏的运转联动就产生了业力束缚的实质，呈现为维度下降以及精气动能减弱。从意识电呈现出来的六识本来就是业障的所在和形态，当经过了六识系统的传导以及传导过程中启动的人体五行之藏的运转联动，就更加重了业障的形态，哪怕只是六识系统传导完成识因缘现行并现量的生灭，不产生恶业的沾染，业障形态就因为维度下降和动能减缓，尤其是人体五行之藏运转联动下的全身精气系统的周流以及生理生命物质的束缚。这个原理和机理指向了什么呢？指向了在人体五行之藏的运转联动下的六识传导的返熏法则，只要传导无论有无恶业，在现量形态下的精气系统的周流以及生理生命的物质生灭，就启动了六根对六尘，且因缘生灭的生理体征下的一切又是在六尘的范畴，故身体就形成了烦恼所，无论是宏观还是微观以此来"受"，故就会产生精气系统连同生理生命系统共同呈现的受想行识过程，指向了由意识电、心生物电、微生物电的返熏原理。

返熏有两个形态，为保持右旋堕落后天六识熏习入业库，以及转换为左旋上升且维度与动能皆升阶返熏入业库。前者为顺承业识自然返熏，业识传导经过识根尘交互作用后依然以右旋堕落返熏态，返熏记录的为不善业，为从"命门"处入业库时空；后者为后天神志之德升阳返熏，呈现德的善行返熏产生的精气升阳，通过肝官启动左旋，在"左肾"处左旋升阳，以上升维度与动能返熏入业库。综述之，六识传导启动与人体五行之藏运转联动产生的返熏，积善而升阳，积不善而降阴，呈现的为善恶法下的善恶门，其中积不善则包含恶与无记，也就是说业识自然返熏不积善是无法以升阳返熏的。

在先天业识秉受并传导过程中，六识对六根六尘以及在人体五行之藏的运转联动，会依因缘生灭的格局产生受想行识过程，在顺承业识自然返熏的机理下，凡在受想行识过程未产生积善法的德行有为法或无为法，也就是不善业的返熏都随意识三脑传导的右降螺旋下降形态，在双肾所在的右命门处，返熏入业库时空，成为未来果的现在因。但是凡在受想行识过程产生了积善法的德行有为法或无为法，此时返熏的形态就会改变。如何改变呢？为顺承业识自然返熏也经过受想行识过程后，右旋螺旋下降至右命门处。此时积善法的德行所在起作用，此积善法的德行通过什么来作用呢？为肝的将军之官严格把控善恶之德，凡受想行识过程有有为法或无为法善法德行存在，故敕令肝魂作用，以升阳。升阳过程首先为肝官将军行令辨善恶，当有善行之余后就行令至心的君主之官，心的君主之官敕令升阳，此时肝魂动以助升阳，得敕令后在命门处的善恶之门为关闭态，返熏的业识从右命门过左肾阳，经过左肾阳的左旋作用，业识化为阳气上升入肝，肝官再次启动疏泄生发之功能而运化精气，给五脏六腑与五行之藏的全身补充运化的生发精气，这种补充就是以"肝藏血"所在的肝血的形态。

那么这里就要分清升阳返熏的六识范畴与肝官运化的精气范畴，肝魂作用为六识返熏借助阳气左旋上升，是从微生物电升阶至心生物电的范畴，因为敕令肝魂生阳的为心君主之官，必须是心生物电启动，肝魂升阳类似于接引的意思，把微生物电维度的六识返熏接引到心生物电维度。肝官将军行令如何辨善恶呢？心君主之官敕令肝魂升阳，就需要辨善恶，辨善恶就要肝目能视，为肝启动先天肝目，这个时候就要心官与肝官同用——以神明而视善恶。心主神明故有精明之义，而精明之府为头，《素问·脉要精微论》曰："头者精明之府。"也就接续上文心官启动产生心生物电为泥丸九真敕令，心的精明之义来源于头所在的泥丸九真。同时，"精明者，所以视万物，别白黑，审短长。"视万物为心官与肝官同用而以先天肝目，来别黑白审短长，就是审视与辨别善恶。这就是在前文解析泥丸宫生目瞳紫烟的内景深度了，在泥丸宫有"幽室内明照阳门"的黄抱紫幽室突现光明，为何有精明之府能视万物呢？就是禀受九天之气，在泥丸宫生目瞳紫烟。目瞳为神的精气关联之义，神降泥丸，因精气关联义为高能量态，让泥丸宫成为精明之府。紫烟为目精之气。后目瞳紫烟生化三素云之素气（紫素、白素、黄素三素云），以三素云素气灌溉泥丸精明之府，在神因明的主导下，三素云素气相融合而先生左眼再生右眼，继而成双目。同时，参考前文关于黄抱紫幽室突现光明的含义。此过程为心官与肝官同用，心官敕令肝魂升阳接引右旋堕落的微生物电维度的六识，并且升至入肝，成为心生物电维度，实际上就是中焦维度。而微生物电的维度为下焦维度，泥丸九真敕令肺魄启动心官为上焦维度。

六识返熏的心生物电维度经过肝魂升阳的传导入肝，入肝后经过肝功能的转化，肝官再次启动疏泄生发之功能而运化精气，此状态进入了运化精气范畴。以什么为标志呢？就是肝血生化而运转，我们说肝官再次启动疏泄生发之功能而运化精气，以"肝藏血"所在的肝血的形态来给五脏六腑与五行之藏的全身补充气血。

《灵枢·本神》曰："肝藏血，血舍魂。"通过"藏"的肝官生化含义，肝官再次启动进入精气运化形态，从六识返熏传导的肝官到肝官再次启动运化精气，里面有一个交接转换的形态就是血舍魂。也就是说六识返熏传导的肝官为肝魂的主导作用，在这个过程里确实是心官与肝官同用，并以肝魂升阳接引。而肝官再次启动运化精气为肝血生化，此时的肝血生化为何叫血舍魂呢？因为肝魂作用在前，肝魂升阳入肝之后启动肝官的作用生了肝血进入运化精气态后，两套系统产生了交接转换，当进入了运化精气态后自然就因为交接转换而有血舍魂。肝官运化精气生化肝血精气，以此补充五脏六腑和五行之藏的全身，让全身皆有升阳的愉悦感，阳气生发充沛，这就是为什么行善会心安也会愉悦，而且会改变气色与人的气场，就是此意。全身通过肝血运化的精气升阳后，就带动了从心生物电传导到意识电升阳，从而以上升维度与动能返熏入业库。如何从心生物电形态转换成意识电形态呢？从人身七门所在的玉枕后门而进入泥丸九宫，肝官作用的升阳形态只要精气过人脑玉枕，善业就安枕无忧转换为意识电返熏，且道元维度和动能形态皆要远远高于无善业的从右命门堕落的恶业。

由六识传导与返熏发生的能量体动态过程，我们从意识三脑传导的右降左升螺旋形态，通过意识电维度→心生物电维度→微生物电维度过程，依赖肺官主降描述了六识传导能量体右旋下降的动态过程，在堕与升的善恶法则关联下，由于有善恶之法度，凡积善厚德法所主则有善业制约，呈现左旋精气能量上升而生阳，依赖肝官主升并联动肾官左肾阳，通过微生物电维度→心生物电维度→意识电维度过程，描述了意识返熏能量体左旋上升的动态过程。

以此六识传导与返熏发生能量体动态过程，从六识先天秉受并布局传导，自意识电敕令肺魄启动在五藏神的层面就已经启动了精气运化，而且是五行之藏的联动。从意识电敕令肺魄动而启动心生物电，心的君主神明之官启动为心神联动，以此来联动的肺官、心官、肾官、肝官、脾官并启动的五行之藏所在的五脏六腑，也由此启动了精气运化与升降，通过精气运化与升降在人体经络系统的联动，生理生命就这样被统御主导和启动。这里之所以从能量体动态视野来说经络系统以及精气源流，是因为要联系人身七处，也就是在藏象能量体精气神系统向人体命象能量体精气神系统的流变过程的人身七门，它是人体内精气神能量体非常重要的关窍。从藏象能量体到人体命象能量体的流变转换过程就可知，它要先于人体经络系统的生化形成，且能量体强度要高于人体精气神形态，但它又和先天意识秉受传导以及后天意识返熏紧密联系在一起，以此步入对精气源流的认知，既包含了维度视野，又是从动能义出发。

在六识返熏以升阳上升维度与动能返熏入业库，在此过程中从心生物电形态转换成意识电形态。我们说从人身七门（处）所在的玉枕后门（处）而入进泥丸九宫，依赖肝官作用升阳形态的精气过人脑玉枕，则善业转换为意识电完成返熏。那么在六识传导与返熏的右降左升螺旋动态过程中，又是如何联动人身七处（立于人体当以人身七处称之）呢？意识电先天秉受从百会天门处作用现量的人体，右旋入泥丸宫，泥丸宫对六识进行分别和了别，为泥丸宫六识分类。随后被分类的六识右旋出泥丸，经慧中前门处而降，此时出泥丸并经慧中前门处，肺魄动，为泥丸敕令魄助其动能，出泥丸宫意识电维度被右旋降低，需肺魄助其动能而降。降则经重楼楼门处，并以此处入心络脑空间体，在心络脑空间体入膻中房门处，从而启动心，生心生物电，入房门则为心脏器官亦获得动能，同时，心官启动亦联动肺官以及其他的五行之藏所在的肾官、脾官、肝官。此时顺承先天六识传导，会发生两种形态的返熏，顺承业识自然返熏者从右肾命门堕落，能量体走会阴地门处。从右肾命门到会阴地门处就发生了恶业的能量体滞留，为负阴抱阳机理下的能量体滞留。另一种形态的返熏，为肾官范畴的双肾两仪从左肾阳把心官、肝官、肺官联系起来完成左升的返熏，返熏的升阳能量体走夹脊中门处，返熏意识维度从微生物电维度上升到心生物电维度，并再次联动肺官与心官，依赖肝官作用持续左升形态，后过人脑玉枕后门处入泥丸宫，从而完成经过人身七门处来连贯六识传导与返熏，并且启动了善恶门。

从人身七门处连贯的六识传导与返熏，实际上就从先天六识层面连通了人体能量体，也就成了人体经络系统的能量体转换门户。除了人身七门处，还暗藏两个极其重要的内外命门。外命门为双肾两仪空间体所在三焦之下焦中心点，可称为下焦外命门处，它非双肾的右命门，也非命门穴。内命门则为命门宫所在的命门宫处，它为内证功态中通往窈冥功态极其重要的关窍，凡实证到此关窍者可入窈冥内景。联系三脑六识传导的右降左升双螺旋形态图可知，右降和左升的双螺旋形态在人体有两个交叉，上交叉为重楼楼门交叉，下交叉为黄老中宫与外命门交叉。这两个交叉就是六识传导与返熏能量体与经络系统以及经络系统中的精气源流发生独特的交融之所在，也正是这两个独特的交叉，赋予了生化动能与人体运化动能之间的交接融合，更是把人体经络系统以此联系起来，而发生直接关联的就是能量体之间的转换，它指向了精气源流。在重楼楼门交叉就发生了以肺魄启动心，产生心生物电，并启动心官以及肺官的联动，就是因为此状态把意识电维度形态与心生物电维度形态连接起来，同时把五行之藏所在的"官"启动，从精气运化到人体经络系统的联系，就构成了人体运化动能的有机运转。我们常说"舌下玄膺生死岸"，就是对玄膺和重楼之所指，在人身七门为玄膺，在人身七门处为重楼。为何能有"生死岸"之描述呢？除了"降华池在舌内，出名玉泉"的以金津玉液炼精化炁之饮刀圭实质，更深层的所指为从因缘与因果生灭的层面来说生死。从意识电维度到心生物电维度的为生命的先天因缘与因果秉受而降，先天因缘与因果一旦从现行秉受完成到传导的现量层面，就出现了从过去到现在的生灭，故先天因缘与因果秉受而降意味着灭的形态，就呈现了现行的灭与现量的生，再从现量的灭到未来返熏的生，就是一条三世两重因果的轮回之路。那么后天返熏之善路，为在死中求生，但也无法摆脱轮回打破生死，只能从无量的积善厚德之善行才能有内证解脱之时空际遇，方能立于生死之岸，所以玄膺和重楼尤其对返熏之意义十分重大。六识返熏是从右命门而下还是从重楼而上，才是自己真正的命运，而且能够主动去把握玄膺和重楼命运的又是黄老中宫与外命门交叉的善恶门。

在黄老中宫与外命门交叉就发生了通过善恶门给予了双肾两仪功能，从而从善恶之辨发生两种返熏的路线。双肾两仪功能为右命门与左肾阳，它是运化动能的范畴，而善恶门的赋予为六识传导与返熏的生化动能范畴，故又是关于生化动能与人体运化动能之间的交接融合。由于善恶门赋予的双肾两仪功能要在六识返熏的临界状态通过善恶之辨来选择两条返熏的路线，虽然它为微生物电动能形态下的双肾两仪功能，但此时右旋下降到右命门的临界态，如何选择两条返熏的路线，就要启动善恶之辨，从善恶之辨到善恶门实际上就联动了意识电、心生物电与微生物电同用，并且发挥心的君主神明之官的统御指挥功能调配五藏之官，在顺承业识自然返熏状态下，随时启动后天神志之德升阳返熏。既然是以心的君主之官来调配五藏之官以运转返熏，为何要说善恶门赋予了双肾两仪功能呢？那是因为肾主志，后天神志之德行以肾官主之，从五藏五行生克运转周行来看，在肾官的水性不会出现中断隔绝或停止，断绝了五行中的水，五行生克制约是无法周行的，故肾官的水性必然要在五行生克运转周行，这也就是所谓人有自发的善性，而且是自主之善。况且在有为法与无为法的积善厚德中，无为法的积善厚德受先天秉受的因缘制约，恒顺自然尽人之本分就是自发的自主的善，当然有为法下的后天神志所主的善只会增强升阳返熏。从善恶门赋予的肾主志来说，人体的阳气就是从肾生发出来并借助五藏之官相调和，以水性温煦全身，而且在人体中的津、液、血、脉，乃至包括精和气都跟水性关联，可见肾官从受先天秉受到运转善恶因缘，再到联系人体生理生命，其视野完全在因缘与因果生灭的层面赋予了肾的先天之本。而且肾官所在的空间体，以独特的内丹田气丹田与外丹田精丹田之结合成为先天之本，在外丹田的精丹田视野上为"封藏之本，精之处也"，故可主生殖并从后天的精气运化上以能生阳气而抵御外邪，而从先天视野启动了后天肾官的精气运化。

善恶门是否只有后天神志之德升阳返熏时候启动，而顺承业识自然返熏者右旋下降就不启动呢？实际上无论是顺承业识自然返熏，还是后天神志之德升阳返熏，都要依赖善恶之辨，善恶之辨均需启动善恶门，只有辨了善恶，才能依善恶而左右返熏的路线。能到这个层面的解读和认识，对现世现量当下的我们多么重要，尤其是把握生命当下的意义和未来的格局，因为大道好生之德一切向善，一切唯德，先天秉受的因缘和因果虽然我们无力改变，但先天意识和后天意识在受想行识发生的后天神志之能动作用，就是生命现量的当下的重大意义，为何很多人信心不坚悟性不足呢？就是因为往昔累业的善法不够，其福德的资粮少得可怜不说，现世还在以妄逐妄的错误追求。

从意识三脑传导的右降左升螺旋形态所关联的肺官主降与肝官主升，不仅把六识传导生化动能与精气升降人体运化动能交接融合在一起，还通过它们共同呈现的升降来反映的善恶法则可知，右旋下降为精气能量减弱呈现降阴，而降阴的本质在六识传导与精气升降的受想行识过程受不善业制约，而且呈现在返熏上右旋降阴为常态，故堕落是恒顺的大趋势，它也从大彰视野上接续了右旋的总体格局。但是在右旋降阴堕落的总体格局下，由于有善恶之法度，凡积善厚德法所主则有善业制约，呈现左旋精气能量上升而生阳，形成了后天神志之德升阳返熏。从升阳返熏以及升阳返熏过程中肝魂接引降阴堕落态的六识，再依左肾阳和肝官作用而有升阳传导与精气升阳的实质。

善恶业的传导与返熏，从善恶之辨发生两种返熏的路线，都是烦恼的形态，还无法断烦恼破无明，其善恶无记都只不过是无明的形态，只不过不善法下的顺承业识自然返熏形成了业障，是极深重的障碍，而后天神志之德升阳返熏是福德相的所在，会有人天福报的现报。从福德相来说，人们因为贪取人天福报也喜欢善的，但往往只顾贪而忘了善法，从因果来说不举善，不去积善厚德如何能升阳返熏而存人天福报呢？福德相上的福报都在旦夕之间，无论官禄与财富多大都是转瞬即逝，随因缘聚随因缘灭，从福德性来说，均是烦恼业之所在，也因其业力在缠而无有解脱的实质。《金刚经》曰："是福德，即非福德性，是故如来说福德多。"所以必须入福德性的根本，从明心见性的福德性的根本来说，任何福德多的善恶的贪取皆不可取，只不过在善恶之分里，要取善。只有不断地善的积累，才能有开悟并内证的机缘。要从世间福德相里积累福德资粮去入"德"性内证，方能走一条解脱之路。

那么说到升阳的本质，有为法和无为法的积善厚德法皆停留在德用外相积善厚德外修德行上，而内证功态的炼精化炁得真阳之炁的升阳可谓最直接和根本，而且不着德行之外相，从"德"的阴阳法则属性来说，应该结合证德体系来从德性根本入手，认清外德行和内德性最根本的心髓而立足于内证。同时，对于机缘不足者就要广修善行，以积善厚德为立世准则，从六识传导与返熏和精气升降的过程来说，善法所呈现的阴阳盈虚转化过程是分毫不差的，诸法因缘更是分毫不差，因果更是分毫不差，通过积善法的外修德行的重要积蓄，只有厚积入了"德"性才有承载万物并全息宇宙乃至打破无明的能量。

德的阴阳法则属性，证德体系

从善恶门的善恶之辨知晓在六识层面"德"是升阳气的法宝，那么如何来认知德的阴阳法则属性，如何来正德升阳呢？先从德性的阴阳法则属性上说起。在说阴阳法则属性前，先把这两个概念进行解析，德性为大道真性的具体形态，在某种程度上就可以认为是大道真性，为一切的本性，而阴阳是属于法则，法则属性为性作用于法的呈现与表现，这就有了性→法→相的问题。反过来，法则属性可以通过法则转换其本质，比如德性，以阴阳法则的阴阳属性来说，就可以有阴德与阳德之分，虽然都属于"性"的范畴，但还是有所区别，如何区别呢？就是圣态为至阳金性故为纯阳之德，而凡态为至坤至阴之地，故为至阴之德，也就是说乾坤按照各自的本性运转。乾德就是纯阳德，体现为大光明态，坤德就是至阴德，体现为无明包裹态。圣化凡，便是由乾的大光明态，转化为坤的无明态，原理就是无明沾染包裹，呈现的就是"乾→姤→遁→否→观→剥→坤"执迷妄失图，而凡转圣，便是由坤的无明态，转化为乾的大光明态。原理就是打破无明，从性→相→用的精气神为相的内证学说，到证德体系，呈现的就是"坤→复→临→泰→大壮→夬→乾"正坤返乾修真图。

在执妄迷失图与正坤返乾修真图中有一个连接转动的"中轴"，其真相便是"德"的阴阳法则属性的转化。执妄贪着则失德，内证阳蓄则厚德。所以，"以德而证"是一切最精湛的视野和转化的核心中枢，无有超出此等精妙与直达根本的，这也是养正观念里为何有"正德"之所在。

结合证德体系来说"德"的阴阳法则属性，在内证的转换机制中，通过神主精气中的炼精化气程式，通过丹田等太极器官的运转转化，从阳气蓄积到真阳出现，然后六脉丹轮渐次纯阳，为精气神三圆三全之命功。这个过程所内证的龙德在阴阳法则属性上，均体现出阳性，以阳德称之。与阳性内证阳德相对应的，便是证德体系中的德用外相积善厚德外修德行，以阴德称之，但此积善法之外修德行是在阴德的范畴内蓄积阳性。因为至坤之地为至阴，打破至阴无明，外修德行为行善法，凡善行，便积蓄阳气，这个过程就是从至阴通过积善行法逐渐的阴阳盈虚过程，由阴转阳的过程。在阳气积蓄到出真炁之前，都是阴转阳的过程。同时，积中累义成仁修身"行"与"性"结合的纳五德，便是阴阳体用动静的结合部，所以身纳五德既有德行的范畴，又有入德性的格局。

在这个"德"的阴阳法则属性里有个一定要明晰清楚的宏大空间关系，以人身为外来说德用外相积善厚德外修德行。人身为外的坤地世界为至阴，在至阴坤地以积善厚德之外修德行之善行，蓄积阳气。但这个蓄阳的过程，是在阴性的格局里，故积善厚德之外修德行的总体格局为阴性，以两仪来归类的话，可以准确地称为阴性仪。在阴性仪里积善法，便可以理解积蓄阳气的过程，这个积蓄阳气实际上是由阴性逐渐盈长到阳性的过程，入阴阳法则属性的。再以人身来说内证，神主精气中的炼精化气程式，从阳气蓄积到真阳出现，这个就在阳性仪的范畴。真炁带动的六脉丹轮至阳通过身体内部的经络运转开脉乃至温养色身，这就是从真炁的阳性本质转化色身的阴性，为阳性仪中，阳温养阴的过程。我们再来梳理，便有在阴性仪，外积善法，阴性逐渐盈长阳性过程。

在阳性仪，内证龙德，阳性逐渐温养阴身的过程。

阴性仪的格局中，德性是由阴转阳，而外部空间是阴性的，它的本质是由外部善行而导致内部德性的阴阳法则属性发生转变与转化。在阳性仪的格局中，德性是阳蓄积而温养阴身，它的本质是由内部阳德向外延展其阳性而导致色身阴性外部世界发生转变与转化。从阴性仪与阳性仪的阴阳法则属性格局来说，一个是由内"性"向外的本质性变化，一个是由外影响而向内的变化。

从"德"的阴阳法则属性所解析的阴阳盈虚转化过程，就可以明了所谓的外德行与证内德修持的关键所在了。其外德行为积善法，通过积善厚德的后天之象来蓄积能量，并在时机成熟时通往内证的究竟解脱之路，只有回归到性与命的阴阳盈虚的实质中，才能从根本上打破无明，摆脱坤尘的时空障碍。而这个积善厚德之外修德行，又是一个宏大的时空关系，之所以我们说为九卦所呈的用九天德，即九卦所呈的九卦世界而修"忠孝和顺、宽惠廉养、谦在其中"的德行。这个用九天德，我们在前面解析过了，它呈现用九可用与用九非用的格局，这个用九可用与用九非用，为用九天德的先天与后天交易联通关系，一般在上一个轮回轮转中其积善法修德行做得很好，通常说积了阴德就是此意，这个积阴德是九卦所呈的先天时空与当下时空的交易联系之关系，是逐步的积蓄过程。

这个积善法的外修德行在积蓄过程中，并不是直接可以步入内证的，而是宏大时空的因缘和合的积累。它体现在两方面，一方面是积善法的外修德行为步入内证机缘不断地种因缘种子，善行德行不够，就没有足够的福报与机缘闻思究竟解脱之法，故每一个机缘成熟的人都是无量的善行积蓄而来的，并非凭空而来。机缘不足者就要广修善行，以积善厚德为准则，这个善法所呈现的阴阳盈虚转化过程，是分毫不差的，诸法因缘更是分毫不差，因果更是分毫不差。另一方面是在人身上体现为积中累义成仁修身"行"与"性"结合的纳五德，这个身纳五德便是积善法的外修德行的重要积蓄。这两方面的积累，用一个字来表达就是"厚"，积善厚德，厚德载物等，只有厚积入了"德"性，才有承载万物并全息宇宙乃至打破无明的能量。

由此可见，证德体系的外德行与证内德最根本的心髓，为全息交易道德合无疆，积善厚德内德证本来，其视野和根本必须落在内证上，任何外修德行的世间善法，都无法得解脱。在《道统》中说人身长大、独善其身对于修证知见上时，就围绕世间法的修证观给予了解析，这里更深入一点，就是其积善厚德外修德行的一切行为都是在坤尘地象的世界中，以人与人的关系、人和社会的关系，以及人和自然的关系发生的思想与行为。但这一切以宏大的轮转来说，只不过是九卦所呈的轮转世界，这些世界的体为性显。有了这个格局的认识，就必须回到依性起用，以德而证上来，并且证内德时，可以全息交易用内德合外宇宙，直接步入"德"的阴阳法则属性上来，内证龙德。当六位丹轮以纯阳态时，其全息交易的全时空宇宙，便处于证悟态，还有比这更通透直达根本的吗？

再来说积中累义成仁修身"行"与"性"结合的身纳五德，以人身而修其德行与德性，人身长大独善其身的人身，便是德行与德性的交融与交汇点。这也是为何在人身长大独善其身上对于修证知见有非常重要的认知，无法透彻人身长大独善其身的内涵，无从谈修证圆满的义理认知。从身纳五德的"行"与"性"的结合，更能看出，德之性是通过外德积善厚德，一分善一分行积累而来的，如果说内证性命达乎圆满为相对于明举来说为暗藏传统的话，那么对于众生有用的普世价值便是明举积善厚德广行善法。只有积善厚德广行善法，其阳气是上升的，才不会在无明世界里更加严重地无明包裹，以至于恶性循环。这也是一个广行善法的人和身纳五德之人显正气与和气的原因，而且做善行会令他人以及自己感到身心愉悦，通过自己和他人而通达社会的和谐。这就是积善厚德的外象所在，以及外象所感染的时空格局所在。为何会有积善厚德的外象感染其他时空格局呢？这就是善法中的阳性发挥能量的作用，阳性能量是张扬的、扩散的、上升的，是带有向外延伸性质的。所以，一个积善厚德的善人不光是利他利己的，而且还在改变时空关系，时空关系所呈现的本质就是无明因果关系。

如果积善厚德之外修德行，在大道真性妙显的总摄下，在证德体系的"德"性阴阳法则属性中，这个九卦"履""复""恒""损""益""困""井""巽""谦"所呈的"和孝忠宽、惠廉养顺、谦在其中"的外德修养，就可以落在"是以圣人后其身而身先，外其身而身存"的视野中。通过外德修养的"外其身"，而有阴德的"身先"，从阴德性的"后其身"入内证龙德阳德性的"身存"，就是一部证德体系的"德"证宝典。作为可以步入圆满圣境的证德体系中的外修德行，可以总览儒家精义，只要见其"德"性，以其"性"的落脚点修德，便是不二法门。在学术的范畴里，我们通常把"和孝忠宽、惠廉养顺、谦在其中"纳入到儒家体系。若以大道真性总摄、入其德性阴阳法则属性的见识和视野里，再去修儒德，那自然就是超凡入圣的圣人之道了。由此可见，往昔圣人的各种提法都是精辟入里的，只是我们没有从根本上达至圣人思想的高度，以自己的短视丈量圣人的伟大，而且我们经常站在别的门户见识上，去评价其他的圣贤，以此较量高低而出分别之见，更有甚至贬之、谤之。《抱朴子内篇》曰："儒教近而易见，故宗之者众焉；道意远而难识，故达之者寡焉。道者，万殊之源也；儒者，大淳之流也。三皇以往，道治也；帝王以来，儒教也。""夫儒者所修，皆宪章成事，出处有则，语默随时，师则循比屋而可求，书则因解注以释疑，此儒者之易也。钩深致远，错综典、坟，该《河》、《洛》之籍籍，博百氏之云云，德行积于衡巷，忠贞尽于事君，仰驰神于垂象，俯运思于风云，一事不知，则所为不通，片言不正，则褒贬不分，举趾为世人之所则，动唇为天下之所传，此儒家之难也。所谓'易中之难'矣。笃论二者，儒业多难，道家约易，吾以患其难矣，将舍而从其易焉。世之讥吾者，则比肩皆是也；可与得意者，则未见其人也。若同志之人，必存乎将来，则吾亦未谓之为希矣。"从儒者所修之易与儒家之难而说其修证，尤其是以"世之讥吾者，则比肩皆是也"的视野才是脚踏实地的修行者应该所为。要对圣贤有敬畏之心，要在修行之难证悟之艰下照见圣人的光辉，儒家诸多经典皆有深邃入里的说性与命，说儒德修养，均是达乎根本的直入大道真性，与圆满大成证悟之学相比，同样的丝丝相扣，圆融无碍，并非浅显。不要以门户之短见而论高低，所论的高低所指向的均是浅薄无知的自己。

　　从九卦所呈的积善厚德外修德行，是九个时空卦体的综述，如果从先天与后天联系来说，就呈现了宏大的时空关系。这个时空关系的真相就是六道中的轮回轮转，以九个时空世界的往昔因缘来因缘和合到后天的人身。这里面有两层含义，一是往昔九个卦体世界所经历的轮回轮转呈现，二是通过九个卦体世界所和合的因缘种子汇聚到了现世。在这两层含义里面，就有往昔的修行与现世修行的结合。如何结合呢？为往昔的积善厚德外修德行的善以厚积的方式成为"德"性，表现在现世的人身就是仁、义、礼、智、信这与生俱来的五德，所以，身纳五德显著的德厚之人一定是往昔轮回轮转过程中积了善法，而且是广积。《周易·坤卦》曰："积善之家，必有余庆；积不善之家，必有余殃。""余庆"便是行善法阳气上升，入德性从而能改变时空格局。"余殃"便是积不善之行，无阳气上升，无阳气能量改变，反而徒增无明，继续包裹堕落。此"殃"为根本之殃，而有"地势坤，君子以厚德载物"，圣人发出谆谆教诲，无上教言，现今人们全都抛之脑后，唯利是图，不昧因果，但最终还是会以其余殃回报在自己身上。

　　从九卦所呈的宏大时空的德行修为可见，一切并非眼见那么点空间与视野，而是庞大与复杂得不可思议。从德之行到积蓄入性，"行"与"性"结合的身纳五德的内涵就远远非常规的儒家义理所能表达了，身纳五德兼顾了先天与后天的众多不可尽说的因缘关系，而且是建立在行善法的基础上。

人身长大独善其身，纳仁、义、礼、智、信五德。如何构成这五德呢？也是多个层次的含义，一为先天时空的善行因缘和合，二为人身所处的宇宙空间，其四象五行属性所统摄的天人合一全息交易，三为现世依因缘而行的善法的积蓄。积善厚德外修德行与身纳五德，均是由"行"的积蓄渐变而入"性"的，这个入"性"除了积蓄内证德性的机缘，还有天人合一全息元象所构成的四象五行法则性。这两个入"性"的层次含义又是建立在"行"的积善法上，没有一点一滴的积善法，是无法构成阴阳法则中的阴阳盈虚属性。故积善厚德之行善法为宇宙中人处世的根本准则，以世间福祸来说，人人皆习惯贪求崇尚富贵喜乐平安，这必须有积善厚德法为保证。

"行"与"性"结合的身纳仁、义、礼、智、信五德，以四象五行规则，呈现人与宇宙的全息交易天人合一的宏大视野观，其中四象为外宇宙呈现的青龙、白虎、朱雀、玄武"四灵"所喻的四象二十八宿的代称。古人以太阳经行之黄道为参照，将恒星分为二十八宿，每七宿一组，分别以四灵命名。参照《河图》所呈现的宏大宇宙观，其四象与五行统一起来，而有东方青龙，属木，主生长、生发，具有柔和、条达舒畅、慈爱，行善之性，故显仁；南方朱雀，属火，主炎上、升腾，具有明亮、谦让、谨慎之性，故显礼；西方白虎，属金，主从革、清肃，具有崇善弃恶、顺理、收敛之性，故显义；北方玄武，属水，主润下、滋润，具有润化、滋补、细密之性，故显智；中央属土，主生化、承载、受纳，具有稼穑、给予、顺承之性，故显信。如果以《河图》与《周易》的象与数来说四象五行的话，呈现的就为一六同宗、二七同道、三八为朋、四九为友、五十同德的深刻内涵。这个宗、道、朋、友、德都是与五德相对应和匹配的取象比类，这种取象比类就又是先天与后天的时空交汇，以及人身与宇宙的全息交易。

　　四象五行为涵下的仁、义、礼、智、信五德，不仅联通先天与后天的时空关系，而且从身纳五德的"身"来说，是以人身天人合一全息交易宇宙，在内证体系下，更是依托天人合一全息元象学说。若没有此落点，便不能理解四象五行之于仁、义、礼、智、信的深刻内涵，其思维与智慧就只会限制在儒学的常规义理解读上，没有这般宏大的视野。四象五行中的四象说的是时空关系，而五行却是性与体的综合属性。什么样的综合属性呢？比如金性统于五行之先，在圣态的法身（元神）为如如不动之至阳金性，而道体以德性而生时，以循顺置返方法论，便有"长、育、成、熟、养、覆"的生变易过程。把"长、育、成、熟、养、覆"换算成数来说，便有"天一生水，地六成之"的根本真相。以这个根本真相的循顺置返方法论，恒顺道生之的生势，便有"天一生水，地六成之；

地二生火，天七成之；天三生木，地八成之；地四生金，天九成之；天五生土，地十成之"的水火木金土五行属性，以及"天一，地二；天三，地四；天五，地六；天七，地八；天九，地十"的根本天数地数。有了这个根本真相，便不难理解体与性综合属性所呈现出的五行属性。道体与德性同体承载具足而具五行属性，无论是在圣体，还是在凡体，以及圣化凡、凡转圣的过程，都是道体与德性同体承载具足的道生之道体内容，兼具五行。若四象五行的在凡态，其四象又以神、气、精、形入内证体系，而有从性→相→用的精气神为相的内证学说来讲证德体系。

自然清净止习气，精气神与道德养生

从无明染浊大光明，并依顺而堕落，明了"顺"从何而来。如果以顺来进行生活，只会以落入消耗并堕落的"圈套"中，从而明了"顺"的后果是什么。从生命的健康本身来说，是病从何来的根本，也会因为习气染浊加重妄习而影响身体，逐渐走入非健康的体质，对于身心来说都是极大的干扰。所以，我们找到止顺之道最关键的转换枢纽——德，并认知了德在德性、身德、外德不同维度的含义，而且与站桩静坐开始的修行与内证结合起来，形成系统的认识论——德证体系。

那么说到德的外化表现，除了人与人、人与社会的积善厚德之德行，呈现在自身上的就是习气和妄习，这就是从德"性"来说的自我失德的一种表现，在生活中做好了止习气，它关乎到如何止失德，也只有止了失德，才能带动精气神状态的连锁反应——止习气→止失德→止消耗→止堕落，而形成止顺之道。

如何来说止习气呢？我们要了解习气的来源，除了先天六识因缘的牵引，无外乎思维与见识习惯、身体里的微生物菌群而生发的业习、违背阴阳四时的衣食住行等生活陋习这三大系统，而且这三大系统说到根本还是要深刻围绕精气神广大含义来理解精气神中正状态，它应该如何呈现在身体健康和生活中。在思维与见识习惯上，就要"君子以经纶"，从经典中获取正知正见，并及时更新思维与思想习惯，说白了要开悟，开不了大悟也要有目标和目的地渐悟，积小而成大。身体里的微生物菌群而生发的业习，在生活中就懂得从饮食调节，并且通过一定的方法和手段去改善肠道环境，让肠道环境避免长时间处于阴寒糟粕之地，以此来减少微生物因嗜好导致的繁殖——当口味与习气的嗜好一旦持续和加重，则微生物的繁殖和游走就会迅速，从而影响健康，所以要懂得身体中宿业的形成缘由以及与健康的直接关联，更重要的是懂得升清阳恩泽雨露这些微生物群、寄生虫等，以此来行传道的"变化"。

止习气要从自然清净原则入手。自然清净原则，为从道法自然所具足的自然性并因果性，以清静无为的道家思想和养生治术，让心灵虚寂，坚守清静，复返自然的养生境，为道医学心性纯正恬静的修身养性原则。

自然，为道法自然所具足的自然性并因果性，也是道和法两个事物的自然性并因果性的常自然。道和法两个事物是分而说之，实则无可分也。法，以法相来显，法作用于法相，而道又是法的根本；道，包含道纳的德性、法层次的规律与法度、往象内容，无道则法无所依，无法则道无所表。道和法又通过道之法相来给予呈现、表达、显象，虽然道、法、法相互相以藏相法则深入交互，从这个角度来说，以往象为道生之中易相的显象，基于一个体、用、相之间关系的末端即"象"，所以道之法相为道所呈现的末端，道之法相显自然性并因果性而常自然，故道和法所包含的一切均显自然性并因果性而常自然。

"道法自然"显自然性并因果性而常自然说的一切皆自然，是包括道、道纳的德性、法、法相，乃至任何显象的象。道如来如去所能包纳的任何一切都是有为的极致，每一个运转的环节、整体与部分的结构都是极尽所能的有为，且有为到无有可为的无为态，非无所作为乃至不去作为。并且在这一切都具足的自然性并因果性之中，就连自然性并因果性里所需要构成的自然性与因果性这两者的要素，需要具备的一切条件都将分毫不差，都在极其精密地运转，这个精密就是每一个可以作用的因素、条件、因与缘都是有为的极致态，分毫不差。

清静，为清静无为道家思想和养生治术，主张心灵虚寂，坚守清静，复返自然，它遵从"道法自然"哲学，依大道自然性并因果性而常自然的修养境界。它是哲学思想与修养治术的结合与融合。所谓清静，在《云笈七签》曰："专精积神，不与物杂，谓之清；反神服气，安而不动，谓之静。"从精气神的关系而言说了精气神之清和静的根本，以哲学思想指导了养生治术。在哲学思想与养生治术上，其清静常与无为联系。"无为"就是修养境界的描述，非不作为，而且修身养性中至高的内景，为证悟道法自然之境，一切任运无为而无不为真性妙显，达无上智慧，而非常规思维下的消极避世，或悲观厌世。无为境，要从有为做起，以有为的修持，让心性达纯正恬静的清静之无为境。何为从有为做起呢？为遵从道和法所包含的一切均显自然性并因果性的常自然。

清静的最高境界为心清性净具足清净的真如，显清、净、不动等特征。清，为寂寥至极的清，为大道心，为心清，为无极体"源"视野层面的大道本源体特性。净，为至刚不染，为性净，从心清到真如体域界，在圣法身为至阳金性显至刚，玄德性和圣德性彰显的道生之周遍十方圆明境而不染，一丝不挂。心清寂寥至极，从《道德经》"先天地生，寂兮寥兮"的描述为"清"的寂寥圣境。道教以三清与三尊言说"源"的问题，实际上是对"清"的哲学本原义的延伸，"清"含义下的本原哲学的一种形式，道教的经藏言说也好，佛教的经藏也有诸多表述，且儒家、中医皆有"清"含义下的哲学属性，基于"清"的内容而相互关联，成为立于哲学属性上的诸多言说。

说到如何指导习气方面的养生，很多人说应该指导如何有规律的睡眠，在衣、食、住、行中都注意些什么，哪些是该做的，哪些是不该做的，等等，应该说这些方面。实际上，要明白我们为何把站桩静坐说成一本而万利，意思是就算说一万个生活起居以及精神情志需要注重和改善的地方而有一万个利益的话，都赶不上站桩静坐这一好事，何况在实际生活中，我们根本无法面面俱到，更无法谈如何去严格执行哪些该做哪些不该做，哪些又过度了，等等，不该做的自有法律、伦理、道德三方面的约束，它是"德"呈现在常理上的自然向心力，如果连起码的社会与人伦常识都不具备的话，又何谈把站桩静坐坚持下来并理解好呢？

最根本也是一本而万利的就是回到本书的主题——通过

站桩静坐来达到藏象平衡，与蓄养精气神并以精气升阳来说养生的根本，从五行之（连五脏六腑）郁来说，就需要以精气充足来梳理畅达。消耗的根本为消耗精气动能，那么升阳存储的根本就是提高精气维度以增强精气动能，为围绕精气来养，气升阳则为精动能升高，从而发生实质的精气关联并且影响到"神"形态，进入"神"形态所在的因缘与因果生灭层面，去降伏先天秉受的六识，并把诸因缘的现行与现量转识成智，这就是精气神之于养生的根本。在中医里，围绕五行之藏的"郁"，以木郁达、火郁发、土郁夺、金郁泄、水郁折形成了治疗原理，而根本解郁的方法就是蓄养精气神，以精气升阳来循身，从而让全身气机畅达，《素问·五常政大论》曰："夫经络以通，血气以从，复其不足，与众齐同，养之和之，静以待时，谨守其气，无使倾移，其形乃彰，生气以长，命曰圣王。"从坚持站桩静坐调节习气并调理身体开始，到经络以通，血气以从，以此养之和之，来做自己的圣王。

藏象平衡围绕精气的生化与消耗动态，建立起藏象内在与生理外在的桥梁，而从因缘和因果生灭的实质来说，消耗总格局下的精气生化似乎只是维持现量生命时间的一种短暂形式，因为无论人体精气运化如何生化，在总格局上都是消耗的态势，且是不可逆转的，而且会逐渐地动态消耗先天源总能量体，直到现量生命的因缘全部生灭完结。既然视野落在此处，把消耗从生理外在上升到因缘与因果生灭的层面，那么就一定存在围绕两种消耗而有两种存储补充的藏象平衡形态。基于生理外在消耗而发生精气生化的存储为精气升阳，以及基于先天源总能量体提取消耗而有打破现量的秉受赋予的精气神三态总升阳。对比先天源总能量体的提取来说精气神三态总升阳为升阳总存储。无论是精气升阳还是精气神三态总升阳，都要通过内证养生。

如何通过内证养生达到精气升阳和精气神三态总升阳呢？其实就是基于内丹学的三关程式，从精气神在气数哲学的精气本根的根本入手。精气神三大界域的流变以及人体精气神能量体的形成原理和过程，就是内证养生的指导哲学。从藏象平衡来说消耗大于生化，就算常规消耗与人体运化精气有短暂的平衡，但从右旋堕落的总格局、人体物质域范畴的物质形态转换动能消耗，以及因缘与因果微观生灭的消耗来说，人体运化精气就不足以提供平衡，就必然会出现总能量体的提取状态而产生实质性的消耗，出现生老病死的生命状态。那么升阳存储的原理就是首先把常态的消耗节约或者积累起来，常态的消耗是因为动，那么升阳存储就需要静。从站桩打坐来说，不仅以身静和意静来达到减少常态消耗的目的，还能从独特的功法中做到积累以及存储，久而久之，就能改善藏象平衡中的非平衡和亚平衡，把常规平衡的状态持续久一点，就能把维度升降下总能量体的消耗周期时间变长一点。

从站桩来说，一般的站桩功法姿势通常是把走路动态静止化，双腿微曲就如走路时膝盖的弯曲，把走路要消耗的身体能量静止化，就逐渐节约了消耗。在把身体调静的同时，虽然减少了外动态动能的消耗，但生理还在代谢运化，生命的因缘还在秉受赋予。若在站桩的基础上再以凝神入静，调节呼吸方式和节奏，并以呼吸来调节并控制意念飞驰，较少内运化消耗，久之就能从节约消耗变成精气积累，长时间的积累就会有精气积蓄，精气的积蓄就会发生升阳转化。

内证三关的精气神三态关联的以人身为用的内证视野里，要利用人体独特的能量体结构，来分层次和维度去解读炼精化炁、炼炁化神、炼神还虚的含义。第一个维度层面为外丹田精气能量体层面，从精气神三界域流变过程的外丹田为视野，从外丹田的精气形态与人体对应部位来说，外丹田的精丹田在人体的下部，外丹田的气丹田在人体的中部，而神在上部，此时的"神"指六识所在的识神。以此外丹田精气能量体层面，便可赋予内容精髓，为转换外丹田的精丹田来化炁，很多人会认为外丹田的精丹田在人体的下部就是转换生殖浊精，前面已经讲了生殖浊精有个根本，从阴阳跷脉及太冲脉的元阴入手，就可从浊精的生化源处来转换，切记这个要诀。既然不是转换浊精，而是从浊精的生化源处入手，就是让阴阳跷脉及太冲脉所在的肾官空间体，通过肾与上下二眼以及降华池于舌内的关联，让肾气升阳上注出玉泉，以玉泉所在的金津玉液来炼精化炁，这就是饮刀圭之所在。饮刀圭功法中有个神意升降导引法，神意升降需呼吸升降来依赖身体转换，那么呼吸升降中就对应了外丹田的气丹田关联，就能通过呼吸升降再次关联外丹田的气丹田，让炼精化炁与调精化炁同步进行。

为何叫调精化炁呢？是因为外丹田的气丹田在人体的中部，也就是心肺部，实际上是通过呼吸转换光子素，同时肺关联魄，从光子素到魄都是需要用呼吸升降来"调"的，它们都是"精"形态的主要内容，所以叫调精化炁。"精"的素材都有了，也明晰了真相，可是在哪里化呢？就在玄牝关窍，玄牝关窍一开就有了安炉立鼎之所，这个时候无论是外丹田，还是身体运化所在的"精"形态和"气"形态，就都能转化成真阳，真炁源源不断地生发灌溉，就可补充生理外在的一切消耗，同时还以此真阳之炁开脉，痰膜结构和痰病所在的病灶都会被真阳之炁所化，就会从根本上达到祛病养生的目的。

第二个维度层面为内丹田精气能量体层面，在外丹田精气能量体层面的基础上，其精气态已经升了一个维度，精气动能也在真阳的基础上。从内丹田的精气形态与人体对应部位来说，内丹田的气丹田在人体的下部，内丹田的精丹田在人体的中部，而神在上部，此时的"神"为入神与化神的"神"形态参与精气态。内丹田的气丹田下部为从真阳层面接入先天之炁，内丹田的精丹田在人体的中部，为接入先天之炁的同时联动身体内魄的高能精气形态。而无论是接入先天之炁还是联动魄形态，都需要破七门关窍和十二结节，把内外肉体的界打破，融入"神"形态唯识因缘所在的"虚"内景真境中，从而步入内景功态，以此入神而化神。在入神与化神的"神"形态参与精气态过程里，"神"形态传导的意识三脑，必然要通过精气升维度和动能，来把意识三脑中的心络脑和肺肠脑调到同一个维度，心络脑和肺肠脑所主的生理代谢在精气升维度和动能的状态下，就会出现生理代谢暂停或极缓，此时就能入大禅定，从而进入"神"形态入神与化神，解析"神"形态的种子和种子因缘，入先天内景并转识成智。

外丹田精气能量体层面和内丹田精气能量体层面的内证三关，就从精气升阳到精气神三态升阳，也以此做到了存储功能。生命的一切形态，无论是相虚义的精气态还是肉身的物质态，都是种子和种子因缘唯识变现所形成的现量。当从精气升维度和动能的状态进入"神"形态所在的入神与化神，藏象平衡的总消耗就停止了，而且精气神关联的三关内证功态会源源不断进行存储，那么也以此进入了第三个维度层面的炼神还虚的清净圆满之圆觉态。

从藏象平衡以藏象内在与生理外在的桥梁，在藏象平衡所在的消耗与存储视野下，就让我们根据原理形成了如何养生的视野与内容。说到藏象养生，从藏象平衡所在的消耗与存储原理入手，就能形成精气神养生与道德养生所在的藏相论养生观。精气神养生观以天人合一全息元象为格局，在天、地、人三才的时空经络里，视野宏大地将时空体外历法与人体内经络精气内历法交融相互，从"藏"含义的视野出发，要无为清净而藏神，从"相"含义的视野出发，要恒顺因缘而不攀缘附会以妄逐妄，从"象"视野出发要立于人身，从经络的子午流注、生活情志等遵循大道法则，以精气神内外历法关联为时间轴，以人体经络与脏腑机理的藏象系统为空间轴，从藏相系统中的能量流变、精神与物质转换关系，形成精气神的养生观。

道德养生观，为在精气神养生观的基础上，从精气神的身体健康转入道德健康。道德健康的养生，就要深入明了道德层面的善恶行因，从善恶行关乎福德相根本来联系道德养生不仅关联生老病死，还是人间福祸的标尺，更重要的是人在现世的一切现量因缘和因果的生灭，皆由它来具体呈现。道德养生，分世间法积善厚德广善行和内证法证德性圆大道两个层面，前者为从世间俗谛道象的层面积德行，后者为从德性的层面证大道，无外乎全提道德。

后　记

华龄出版社欲推出"新时代健康丛书"，向我发起了约稿，接到邀请时，我正在修订《藏相论》和《道医论》两书，为了阅读的简便和传播的方便，我向该社推荐了在华夏出版社已出版过的《养正》一书，以大字本（再版）的形式加入此丛书。

养生需要智慧，更需要养生常识的传播和养生观念的纠正，还依赖在正确的养生道路上持之以恒地坚持。《养正》一书在经华夏出版社出版时，出版社编辑提炼推出了"从于道、依其度、立之德、重心养、治身疾、贵教化"的王爱品道医养生思想，是对《养正》一书智慧养生的总结。

　　所谓"从于道、依其度"，是研究与探讨生命学要有道法可依，要上升到"道"的高度，要遵守自然法则而研究生命之常度，或者结合自然法则来研究生命的法则等，都要持有必然的敬畏心；所谓"立之德"，是要恒于德养，此德养非世间君子学范畴的道德修养，而是德学十德系统所指的"德"性，是心性层面的广义且深度德养；所谓"重心养"，在于心、识之静养和意识的净化，一切病与周遭变化皆是心、识逐妄所化，故而要在这个根本上找到养生之本；所谓"治身疾"，要依托中医的专业性来治病，在已病的问题上，不可迷信更不可愚昧于其他"神叨"无用且无效的方法，要深入学习中医对生命的深刻认知，而增添自己的生命学智慧；所谓"贵教化"，更要注重养生哲学的教化和养生常识的普及传播，故而"中华养生智慧丛书"的出版责任与意义重大。

　　在养生的问题上，背靠着几千年的文化传统，想要深度，可从生命内证找途径，往道家内丹寻根源；想要精度，可学习中医来找生克制化的平衡原理，以及对具体病症来对症下药的精确；想要广度，衣食住行无一事不涉及养生。

　　是以为记。

王爱品

二零二四年八月于武汉